骨病与骨肿瘤
临床影像诊断图谱

◉ 主　审　刘　勃　杨　萍

◉ 主　编　刘　平　杨团民

　　　　　段海峰　巫　勇

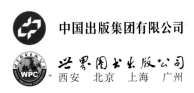

中国出版集团有限公司

世界图书出版公司

西安　北京　上海　广州

图书在版编目 (CIP) 数据

骨病与骨肿瘤临床影像诊断图谱 / 刘平等主编 .
西安 : 世界图书出版西安有限公司 , 2024.10. -- ISBN
978-7-5232-1562-3

Ⅰ . R680.4-64；R730.4-64

中国国家版本馆 CIP 数据核字第 20245F6Z43 号

书　　名	**骨病与骨肿瘤临床影像诊断图谱**
	GUBING YU GUZHONGLIU LINCHUANG YINGXIANG ZHENDUAN TUPU
主　　编	刘　平　杨团民　段海峰　巫　勇
责任编辑	岳姝婷
装帧设计	非凡至臻
出版发行	世界图书出版西安有限公司
地　　址	西安市雁塔区曲江新区汇新路 355 号
邮　　编	710061
电　　话	029-87214941　029-87233647（市场营销部）
	029-87234767（总编室）
网　　址	http://www.wpcxa.com
邮　　箱	xast@wpcxa.com
经　　销	新华书店
印　　刷	西安雁展印务有限公司
开　　本	889mm × 1194mm　1/16
印　　张	17.25
字　　数	460 千字
版次印次	2024 年 10 月第 1 版　2024 年 10 月第 1 次印刷
国际书号	ISBN 978-7-5232-1562-3
定　　价	158.00 元

医学投稿　xastyx@163.com‖029-87279745　029-87285296
（如有印装错误，请寄回本公司更换）

编者名单

主　审

　　刘　勃（西安交通大学附属儿童医院影像科）

　　杨　萍（西安高新医院核医学科）

主　编

　　刘　平（西安工会医院影像科/西安雁塔天佑医院影像科）

　　杨团民（西安交通大学附属红会医院骨肿瘤科）

　　段海峰（陕西中医药大学附属医院医学影像科）

　　巫　勇（西安高尚医学影像诊断中心）

特邀副主编

　　徐志伟（福建中医药大学附属泉州市正骨医院影像科）

　　李亚宁（西安交通大学附属红会医院影像诊断科 CT 室）

副　主　编

　　同志超（西安交通大学附属红会医院骨病骨肿瘤科）

　　蔡江义（核工业四一七医院）

　　史　超（西安工会医院骨科）

　　董　斌（陕西中医药大学第二附属医院/名医工作室）

　　刘耀飞（西安市第五医院影像科）

　　张　鹏（西安市儿童医院影像科）

　　贾本治（陕西省康复医院脊髓损伤康复科）

　　付　华（西安市红会医院大数据中心）

　　曾思先（湖南医药学院附属平江医院放射科）

序

很高兴为刘平的又一新作——《骨病与骨肿瘤临床影像诊断图谱》作序，这本书的创作历时 32 年，是一部不可多得的骨病与骨肿瘤临床影像专著。

在骨病与骨肿瘤的诊断中，术前确诊往往比较困难。临床症状、影像表现中"同病异征，异病同征"十分常见。病变在 DR 中仅显示大致影像特征，精准定位、定性、定病诊断需要 CT+MRI+ 图像重建后处理软件系统。受临床诊断经验所限，易遗漏微小细节。ECT/SPECT 中将衰减较快的锝 −99m 放射性核素注入体内（72h 半衰期），对于骨病与骨肿瘤代谢活跃的部位，放射性核素摄取增高，局部浓聚，可明确显示病灶，遗憾的是解剖定位不清楚。PET/CT+PET/MRI 具有核医学与 CT、MRI 的共有功能，一次检查获取大量的信息资料。加之同步扫描后强大的计算机重建后处理功能，骨病与骨肿瘤被明确定位、定性。然而，对糖尿病患者血糖控制不佳的，图像分析难度较大；多发性浆细胞肿瘤，虽有骨骼 − 脊柱多发病灶，放射性核素摄取阴性，诊断仍有漏诊。目前，CT 引导下微创骨介入的诊断方法成为提高术前诊断疑难骨病与骨肿瘤的常规方法之一。

刘平是我带教的一名学生，她永远对工作满怀热忱与敬畏，孜孜不倦地学习和实践，从最基础的解剖、病理、影像学特征入手，积累并随访了大批病例，收集和整理了大量极具价值的临床信息，同时不断拓宽知识领域，目前在普放（DR/CR）、CT、MRI、PET/CT 影像诊断方面已游刃有余。刘平不仅是一位优秀的现代影像诊断医生，而且由于她具备深厚的儿科临床功底，已成为临床与影像学完美结合的实践者。她始终不忘初心，在服务医疗第一线的同时笔耕不辍，已正式出版了多部影像专著。

《骨病与骨肿瘤临床影像诊断图谱》中以常见病为主，还纳入许多少见、罕见病例，部分病例还提供了基因定位诊断报告。丰富的临床资料，融汇多种影像检查图谱，复杂的病例还辅以最终病理诊断，是非常值得推荐的一部实用参考书。

杨平

主任医师

西安高新医院核医学科 PET/CT 中心

前　言

影像科医生是医院的全科医生，以影像检查的循证方法，进行诊断与鉴别诊断。各种骨病与骨肿瘤有其发病规律，还有许多特殊表现，病理诊断是最终诊断。作者在完成"CT引导下骨介入检查"科研项目中，收获了许多意外发现，例如："视神经母细胞瘤并骨转移"多见于5岁前幼儿；在股骨颈病理性骨折穿刺活检中，发现了一例60岁的患者。我们要在"异症同病、异病同征"中，认识疾病的特殊表现。本书病例中许多患者经多科室诊断、检查、治疗，最后才经手术病理证实确诊，这提醒同道在诊断时注意多思、多辨。

随着老龄化加剧，"股骨头置换术"成为骨关节科常见手术。但术后并发症，如感染、脱位、松动、假体柄折断等常困扰临床医生。通过影像学方法评估，早期发现，预警临床医生及时防范与纠正，也可减少不必要的纠纷发生。

如今，随着高端影像检查技术的应用，图像获取、后处理、收集、整理信息量急剧增多，使我们认识疑难骨病有了"利器"。编写过程中，作者间积极沟通、查询，以期保证内容的准确性和实用性，帮助读者减少临床漏诊、误诊率，提高诊治水平。

本书吸纳、邀请了全国多家医院优秀的中青年医生参与编写。在此，感谢他们的一路相助。要特别向尊敬的前辈姚安晋主任、常新民主任、方虹博士、姚建峰主任致敬，感谢他们的帮助和支持。

最后，对多年关心我们的同道、师长、读者再次道谢！笔者虽不断追求完美，仍有不足之处，请大家批评指正。

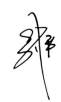

目 录

骨先天发育异常

第1节 颅－锁骨发育不全

颅－锁骨发育不全，是一种先天性的全身性膜性骨化不全，尤其是颅顶骨与锁骨发育障碍。本病罕见，发生率约为1/10万。为遗传性发育障碍，致病原因是6号染色体短臂21突变，约2/3的患者呈家族性常染色体显性遗传。此外，因耻骨受侵、牙齿发育不良，本病又称骨盆－颅锁骨发育不全或骨－牙形成障碍。

1. 临床表现

• 头颅增大，颅骨软化；颅缝、囟门增宽，闭合延迟或不闭合；面骨小，眼距过宽，鼻梁塌陷。

• 锁骨短小或缺如，胸廓狭窄，双肩下垂，肩关节活动度大，双肩可在胸前互相靠拢。

• 牙齿小，多生齿或个别牙齿缺如，齿列不整齐，出牙或脱牙不正常，牙釉质不良，易发生龋齿。

• 骨骼病变较重者，可致四肢骨短小或细长，累及关节时影响肢体活动，行走困难。

2. 影像学特点

（1）X线检查 ①颅骨：颅盖骨变薄，骨质稀疏，骨化不均；囟门和颅缝增宽，并可见大小不等的缝间骨。②锁骨：一侧或双侧的部分或全部缺如；双侧锁骨完全不发育少见，最常见锁骨骨干和肩峰端缺如。③牙齿小，齿根细短，排列不齐；牙槽骨内可见延迟脱落或长期保留的乳牙；恒齿不发育或延迟。④胸廓狭窄呈圆锥状；肋骨细短，向下倾斜，偶见部分肋骨缺如；胸骨不发育或发育不全。⑤四肢骨发育延迟，常见长管状骨发育不全或缺如，骨干变细，干骺端变窄；股骨颈变短，股骨头发育不良。⑥骨盆骨化障碍，耻骨骨化，但发育不良；耻骨联合加宽，髂骨翼狭窄，形成骨盆狭窄。

（2）CT 颅骨前囟不闭合或闭合延迟，颅骨膜性骨化障碍及缝间骨增多。

3. 诊断与鉴别诊断

（1）诊断要点 本病是以颅骨及锁骨化骨障碍为主的全身性化骨障碍综合征。颅骨横径大，囟门、颅缝增宽。乳齿及恒齿发育迟缓。X线平片和CT示颅骨可见缝间骨，锁骨部分或全部缺如。血清钙、磷及碱性磷酸酶均正常。

（2）鉴别诊断 ①成骨不全：颅骨也有多发相嵌的缝间骨；有反复多发的骨折造成肢体畸体，并常见蓝色巩膜。② 18三体综合征伴锁骨发育不全：患儿呈特殊面容，哭声似猫叫；X线、CT、血生化/染色体检查可鉴别。

病例 1

男性，7岁。因急性肾小球肾炎就诊。查体：前囟未闭。头颅平片：前囟未闭合（图1.1.1，图1.1.2）。进行家族史调查，发现其母前囟未闭合，双侧锁骨部分缺如（图1.1.3，图1.1.4）。本例患者为1987年就诊时收集，限于当时条件未做基因检测。诊断（疑似）：颅－锁骨发育不全。

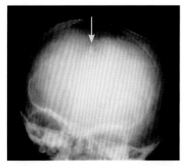

图 1.1.1　患儿头颅 X 线平片示前囟未闭合

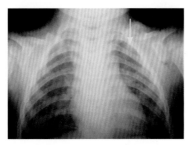

图 1.1.2　患儿胸部 X 线片示左侧锁骨近端骨性缺如，右侧锁骨远端骨性缺如

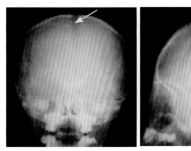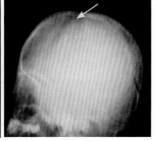

图 1.1.3　患儿母亲的头颅 X 线平片（正侧位）示前囟未闭合

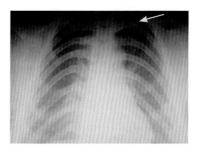

图 1.1.4　患儿母亲的胸部 X 线片表现与患儿相似

病例 2

女性，16 岁。车祸伤及头部 3h。CT 平扫骨窗显示：前囟未闭合（图 1.1.5）。头颅 CT 检查后查体：前囟门未闭合。追问其家族史：其父、兄前囟均未闭合。推测其为常染色体显性遗传。诊断：颅 - 锁骨发育不全。

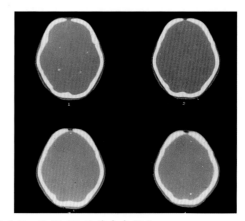

图 1.1.5　头颅 CT 示前囟未闭合

第 2 节　先天性高肩胛症

先天性高肩胛症，是一种由于胚胎时期肩胛骨下降不全所致的发育异常。1863 年 Eulenberg 首先描述本病，1891 年 Sprengel 详细报告 4 例。先天性高肩胛症发病率低，是一种很罕见的先天畸形。多为单侧发病，且多伴有颈部其他异常，颈椎脊柱闭合不全，隐裂、神经管发育畸形。异常的肩胛骨与颈椎或上段胸椎之间常可伴有肩椎体骨形成。临床表现：双肩关节不对称、患侧肩高耸、短颈、斜颈、颈段脊柱侧凸、阻滞椎，胸椎畸形。患侧肢体上举受限。影像学检查：DR、CT 平扫 + 三维 + MPR 重建图像能够完整地显示畸形所在。

病例 1

男性，3 岁。左肩畸形 3 年。个人史：患儿出生后家长即发现其左肩畸形，但未发现肢体其他部位畸形。足月顺产，母乳喂养，添加辅食后患儿饮食尚可。其母妊娠期体健，无特殊病史。

体格检查：患儿左肩部较右侧高，左肩胛骨上升，左肩关节外展上举功能受限，左肩上举活动度为 30°；左肩胛带肌肉欠发达，左肩胛骨发育小；左肩胛下角较右侧升高、上下径变短、横径变宽；左上肢其余各关节活动度良好，指端感觉及末梢血运正常。右肩关节无畸形，右侧肩关节活动良好。其他肢体关节未见明显异常。

影像学检查：DR示左肩部较右侧高，左肩胛骨上升，左肩胛骨发育小；左肩胛下角较右侧升高、上下径变短、横径变宽；左肩胛骨与颈椎间隙见肩椎骨形成（图1.2.1）。CT扫描＋三维重建后处理图像与DR表现一致（图1.2.2）

病例2

男性，5岁。自幼颈肩部偏斜，无外伤，活动不受限。查体：一般情况好，颈项部活动、左上肢上举不受限，肩背活动无疼痛，无上肢放射性麻、痛、无力。左侧肩胛骨高。临床诊断：左侧高肩胛症畸形。

CT定位片示颈椎生理曲度变直，各椎体形态及密度未见异常，椎间隙大小正常，轴位示椎管及双侧侧隐窝未见狭窄，硬脊膜未见受压，黄韧带无明显增厚。椎管内未见异常密度影。三维重建图示颈椎（C）生理曲度变直，$C_4 \sim C_6$ 椎体畸形，$C_4 \sim C_6$ 棘突未闭合，左颈部可见 $C_5 \sim C_7$ 过长的横突斜向左第二后肋，左肩胛骨与颈椎间隙见肩椎骨形成。

胸部CT：胸廓对称，左侧肩胛骨短而宽，上缘高出锁骨，所见肋骨及胸壁软组织未见异常。肺窗示双肺纹理增粗、变多，呈片絮状改变；肺野透光度良好，双肺未见异常实变影，双肺门不大。纵隔窗示纵隔无偏移，心影及大血管形态正常，纵隔内未见肿块及肿大淋巴结；无胸腔积液及胸膜肥厚。三维重建图示左侧肩胛骨短而宽，上缘高出锁骨。左颈部可见 $C_5 \sim C_7$ 过长的横突斜向左第二后肋，左侧高肩胛骨形态小而宽短，肩肱关节间隙增宽（图1.2.3）。

诊断：神经管闭合异常致左高肩胛症综合征（$C_4 \sim C_6$ 椎体、棘突先天发育畸形，左侧高肩胛症）。

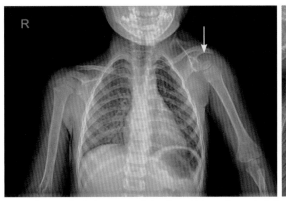
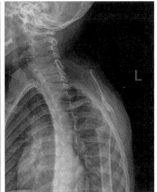

图1.2.1 DR（双侧肩关节正位、左侧肩胛骨侧位）示左肩抬高，左肩胛骨上升，左肩胛骨发育小；左肩胛下角较右侧升高、上下径变短、横径变宽；左肩胛骨与颈椎间隙见肩椎骨形成

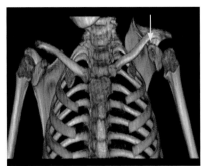
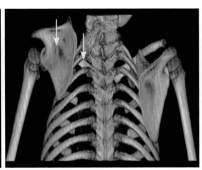
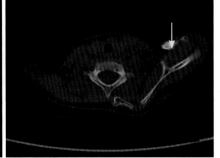

图1.2.2 CT平扫＋三维重建后处理图像示左肩部较右侧高，左肩胛骨上升，形态发育较右侧小；左肩胛下角较右侧升高、上下径变短、横径变宽；左肩胛骨与颈椎间隙见肩椎骨形成

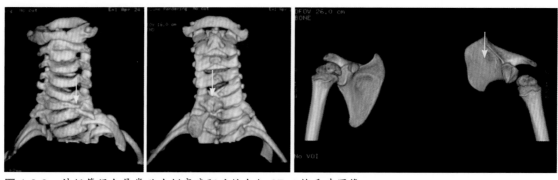

图1.2.3 神经管闭合异常致左侧高肩胛症综合征CT三维重建图像

第3节 胸廓肋骨发育畸形——叉状肋（单侧、双侧）

叉状肋，是常见的肋骨变异，最常发生于右侧第3~4肋或双侧。肋骨前段呈"叉状"，不影响健康发育及胸廓活动。

病例1

男性，37岁。车祸伤后左侧前胸疼痛。行胸部CT检查，平扫可见右侧第2~3肋间有骨桥形成（图1.3.1），双侧肋骨未见错位性骨折。诊断：右侧第2~3肋弓"叉状肋"。

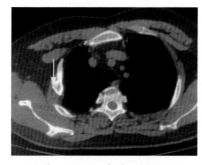

图1.3.1 右侧第2~3肋间有骨桥形成

病例2

男性，7岁。咳嗽、痰多1周，发热伴喘半天。临床诊断为支气管炎。CT检查示两肺支气管纹理增粗，部分可见支气管壁增厚。CT三维重建图示右侧第3前肋叉状肋（图1.3.2）。CT诊断：两侧支气管炎，右侧第3前肋叉状肋。

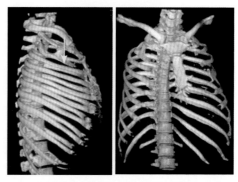

图1.3.2 右侧第3前肋呈"叉状"改变

其他部位的"叉状肋"见图1.3.3和图1.3.4。

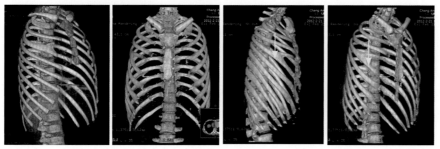

图1.3.3 三维重建图像示右侧第3前肋呈"叉状"改变，并旋转多个角度

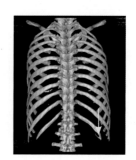

图1.3.4 三维重建图旋转360°可见右侧第12肋呈"鱼钩状"

第 4 节　阻滞椎

阻滞椎，是指脊柱的先天性骨融合畸形，常累及 2 个或 2 个以上椎体骨性融合，有的还伴有椎弓根融合，称为颈椎分节不良。有时伴棘突吻合，称为吻椎或对吻综合征。有的病例还合并颅内发育异常。本病于 1912 年首先由 Klippel 和 Feil 报道，故称为克利佩尔 - 费尔（Klippel-Feil）综合征。多见颈椎数目减少，颈项缩短，头颈部运动受限，枕部发际降低并伴有其他部位的畸形。胸椎、腰椎少见。

阻滞椎在其他部位的表现于 DR、CT、MRI 均可显示清楚，在骨性融合椎体间隙变细，呈"蜂腰状"（图 1.4.1~ 图 1.4.11）。

病例 1

男性，35 岁。发作性头晕、头痛、眩晕。诊断为颈椎病，住院康复。DR 矢状位 + 前屈位示寰枢椎与枕骨融合（图 1.4.1）；C_2~C_3 椎体后缘部分融合。DR 诊断：颈椎先天发育异常，寰枕骨融合，C_2 阻滞椎。

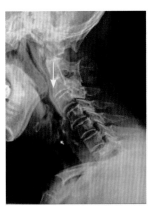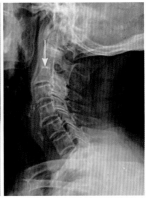

图 1.4.1　DR 图示 C_2~C_3 椎体后缘部分融合，椎体形态呈"蜂腰状"并见 C_2~C_3 椎体 + 棘突融合

病例 2

男性，9 岁。间断性头晕 2~3 个月。行头颅 CT、颈部 DR 检查发现异常。颈部 DR 示 C_2~C_3 棘突对吻，颈椎生理曲度变直，颈椎序列及其他椎体附件正常（图 1.4.2）。诊断：① C_2~C_3 椎体阻滞椎；②颈椎生理曲度变直。

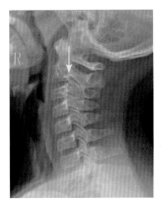

图 1.4.2　DR 图示 C_2~C_3 阻滞椎，棘突对吻相互吻合

病例 3

男性，47 岁。发作性眩晕，右侧肩颈不适。诊断为颈椎病，住院康复。DR 矢状位 + 前屈位显示：C_2~C_3 椎体、棘突、椎弓根融合成一体（图 1.4.3）。DR 诊断：C_2~C_3 阻滞椎伴棘突对吻。

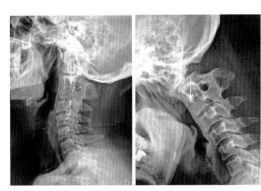

图 1.4.3　DR 矢状位 + 前屈位示 C_2~C_3 椎体、椎弓根、棘突融合成一体

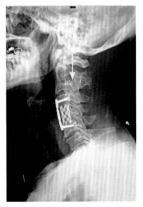

图 1.4.4　DR 示生理曲度变直，C_2~C_3 椎体后缘部分融合，同水平棘突亦有相连融合。C_5~C_6 椎体内固定术后

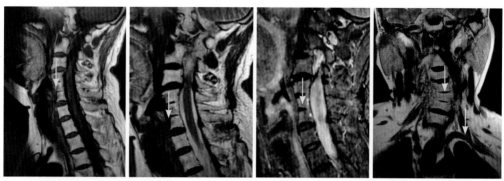

图 1.4.5　MRI 示椎体序列异常，生理曲度变直，C_4~C_6 后缘融合成一体且形态较小，呈"蜂腰状"。椎体局部走行扭曲，冠状位示脊柱曲度序列偏斜

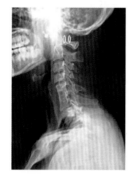

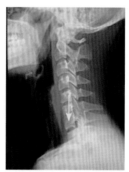

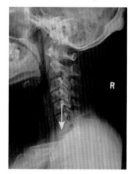

图 1.4.6　DR 示 C_5~C_7 多椎体骨性融合，生理曲度变直

图 1.4.7　DR 示颈椎生理曲度变直，C_6~C_7 至 T_1 椎体后缘骨性阻滞融合，C_6~C_7 棘突吻合

图 1.4.8　DR 示 C_7~T_1 椎体完全融合

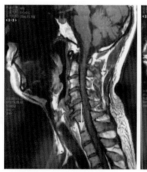

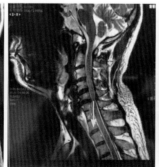

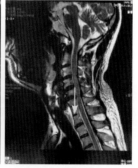

图 1.4.9　MRI 示 C_6~C_7 至 T_1 椎体骨性完全融合，融合椎体呈"蜂腰状"，信号未见异常

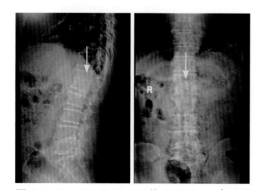

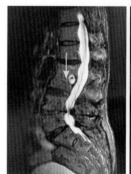

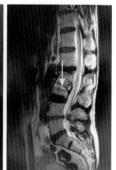

图 1.4.10　DR 示 T_{12}~L_1 椎体融合，畸形椎体呈"蜂腰状"，生理曲度变直

图 1.4.11　MRI 示 L_2/L_3 椎体形态异常，分节不全，骨结构部分相连，椎间隙变窄，呈细缝状，未见异常信号

第5节　脊柱 – 椎体异常及生理变异

寰椎后桥是临床常见的一种颈椎解剖生理变异。解剖：寰椎上关节凹椎动脉沟到达寰椎后弓上方形成的骨桥，也称沟环，椎动脉和第一颈神经在此骨桥内（沟环）行走。我国的发病率为7.4%。分型：单侧型、双侧型、完全环、不全环型。

影像检查示颈椎生理曲度变直，寰椎棘突后上方有一骨性的桥与枕骨相连，椎间隙正常。

临床表现：患者常以"头痛、头晕、颈项疼痛不适"就医，在拍摄颈椎片时发现异常。有的患者头颈部疼痛，行颈部CTA或MRA血管成像可发现一侧椎动脉变细，颅底动脉环血管变异。有的可见一侧感音性神经性耳聋。

病例1

女性，52岁。发作性头晕，转颈时明显。颈椎生理曲度变直，椎列连续；寰椎后弓可见弧形高密度影，余各椎体、附件形态、骨密度正常；骨质结构完整，未见骨质增生及骨破坏；各椎间隙及椎间孔未见异常狭窄；椎旁软组织未见异常；张口位未见异常（图1.5.1）。

DR诊断：寰椎后桥形成。

病例2

女性，5岁。"落枕"后颈部疼痛，转颈

时明显。查体：颈部棘突两侧肌肉轻度压痛，颈部扭转受限。DR（正侧位）示颈椎生理曲度变直，椎列连续；寰椎后弓可见类圆形高密度影，余各椎体、附件形态、骨密度正常；骨质结构完整，未见骨质增生及骨破坏（图1.5.2）。

诊断：寰椎后桥形成。

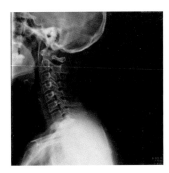

图1.5.1　DR图示寰椎后弓可见弧形高密度影

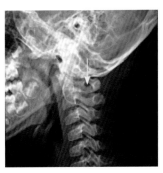

图1.5.2　DR示颈椎生理曲度变直，椎列连续；寰椎后弓可见类圆形骨性密度影

第6节　先天性脊柱发育畸形

先天性脊柱发育畸形，是指颅骨 – 脊柱中线发育异常，常伴有颅骨缺损、脊髓脊膜膨出。病变段椎体形态异常，有"半椎体"、蝴蝶椎，临床常出现脊柱侧弯畸形，椎管内出现各类畸形。

一、脊髓脊膜膨出

脊髓脊膜膨出，指脊髓、脊膜通过中线缺损的骨组织向外突出到皮肤下面形成囊性包块；

其内如无神经组织称为脊膜膨出。为脊柱闭合不全的严重畸形。临床特征：背部中线皮下有囊性包块，啼哭时饱满，或包块柔韧度增加，或伴下肢肌肉萎缩或神经系统检查异常，或行走时步态不稳。全球发病率为0.05%~0.1%。无性别差异。我国高发，发病率为0.1%~1.0%。

1. 病　因

原因不明。妊娠第4周胎儿脊柱开始发育，

生骨节的细胞围绕着脊髓和脊索，形成了有节段性的间充质的脊柱。呈节段性起源是椎体的发育的特点，但随着时间的延长，也会逐渐发育成熟和完整。在胚胎的第3周，颈段的脊椎骨在中线处发生融合，然后又在头、尾侧发生不规则的融合。如果不同于节段性起源的或者是生骨节段发生不对称的融合时，最终可发生半椎体。如果发生节段间对称性的发育异常，可导致椎体的形态和数目异常。主要是胚胎早期起源于中胚层的脊髓、脊椎先天发育异常。国内外文献报道，本病除个别有家族史外，一般认为起因于胚胎期有害环境因素的作用，如感染、代谢性疾病、中毒、气候等因素的影响。国内外专家共同建议，在妊娠前后3个月服用叶酸可降低本病的发生率。笔者在陕西蒲城县、华阴市、商洛市、丹凤县、洛川县等地见到多个散发病例。

2. 病理

大体所见：疝出的囊壁突向椎管外。囊内含有脑脊液、脊髓膜、脊髓、脊神经、马尾神经等，有时可见神经与囊壁或周围组织粘连。镜检：囊壁由蛛网膜、硬脊膜及皮肤各层组织构成。囊内充满脑脊液、脊髓，有时也可见脂肪组织。

3. 临床表现

背部近中线附近的皮肤有囊性包块隆起，患儿啼哭时包块饱满。大多表现为双侧或一侧小腿和足部肌肉对称性或一侧性软瘫、萎缩。踝反射大都缺如。常合并有其他先天性畸形。以腰骶部最常见，约占70%。颈椎次之，胸椎少见。常见多个椎体的椎弓根受累。脊膜由此向后膨出。颈椎的脊髓脊膜膨出，80%的患儿有 Chiari II 型畸形、脑积水。胸腹部脊柱前方则伴有其他内脏畸形。神经系统表现及受累范围、程度与病变部位有关。骶部受损时可表现为大小便失禁，伴会阴区皮肤感觉缺失，但运动功能正常。中腰部脊柱缺损，局部有软组织包块，下肢有软瘫。腱反射、触觉、痛觉均消失。足部畸形，髋关节半脱位，肛门括约肌松弛。

4. 影像学特点

（1）DR　脊柱正侧位片见椎板缺如，脊突游离，背部靠中线有软组织肿块。

（2）**椎管造影后CT检查（CTM）**　椎管内注入造影剂后扫描，显示造影剂可随凸出的脊髓脊膜经向外达囊内。有时囊内可见异位脊髓，脂肪组织影。延迟扫描可见囊袋内有强化。

（3）**CT**　可观察骨质、椎弓、椎板、棘突的骨发育缺陷的程度和范围。椎骨异常和脊膜通过发育不全的椎管后方膨出，呈圆形或椭圆形的软组织肿块影，密度同脑脊液或略高于脑脊液密度。并发脂肪瘤时，膨出部位的CT值低于脑脊液而呈脂肪密度。

（4）**MRI**　T1WI 显示脊膜膨出的全貌，向后膨出的囊袋与椎管内蛛网膜下腔相通。如有脊髓膨出，可见脊髓或神经根信号。T2WI 囊内液体呈脑脊液样高信号，其内脊髓组织信号低。如有脂肪瘤，可见 T1、T2 均呈高信号。T1WI 显示囊腔边界及与椎管相通的窦道。在颈、胸椎脊膜膨出中，还可检出 Chiari II 型畸形、脊髓空洞症及脑积水。

病例1

女性，出生3d，娩出后发现枕部囊性肿块。CT可见由枕部疝出的囊性包块，窄基靠颅骨外板，其内为脑脊液样密度影；颅内可见双侧侧脑室后角扩张、第三脑室扩张；同时可见少量脑实质也疝出颅外。骨窗：可见枕部囊性肿块，颅骨骨缝增宽（图1.6.1）。

诊断：枕骨缺损并脑脊脑膜脑膨出。

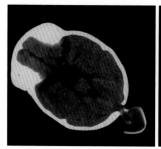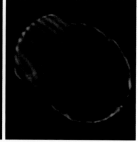

图 1.6.1　CT 图示由枕骨缺损部疝出的囊性肿块

病例2

男性，9月龄。后枕部囊性包块，哭闹时膨出体积较大，平静时变小，可部分回纳，包块随前囟门搏动变化。CT示枕部颅缝增宽，有一囊性肿物突出（图1.6.2）。诊断：脑脊膜脑膨出。

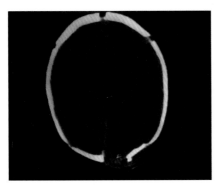

图1.6.2 CT图示枕部颅缝增宽，有一囊性包块突出

二、脊髓纵裂

脊髓纵裂，是指脊柱先天发育畸形，在畸形段椎体椎管内脊髓、圆锥等被纤维组织、软骨、骨嵴一分为二，脊髓全部或部分被分开。而畸形段的相邻椎体及脊髓正常。

1. 发病情况

本病多见于女性。在脊柱后凸、侧弯患儿中尤其多见。有文献指出，其发生率占先天性脊柱畸形的40%~90%。85%病变发生于T_9~S_1（T：胸椎；S：骶骨），其中20%在胸椎，18%在胸腰椎，60%在腰椎（L）。近年来随着CT检查的普及，本病的检出率较文献报告增多。

2. 临床表现

局部皮肤异常。一侧肢体发育畸形，患侧下肢无力、肌肉萎缩、跛行、高弓足。排便异常，儿童3岁以上会有自主排便，但患儿仍有遗尿，或合并泌尿系统畸形。

3. 病因

病因不明，目前认为可能的机制为：①胚胎14~21d时，神经管闭合不全，有迷走的中胚层细胞从前方长入神经组织，形成纵向骨嵴，导致脊髓纵裂。②胚胎早期内、外胚层粘连，形成一个副神经肠源管，间片质束围绕此副管

凝聚，将发育中的脊束一分为二，形成两个半侧神经板，导致脊髓纵裂。

4. 病理

大体所见：脊髓完全或部分分开，多不对称，在正常脊髓的上下分布。约50%可见分开的两个脊髓同在一个硬膜囊内，其背侧有纤维组织相隔。约50%的脊髓纵裂内有骨性、软骨性或纤维性间隔。由前向后将椎管完全分开。每半个脊髓有其独立的硬膜囊，脊髓都有中央管、前后角和神经根。纵裂上下的脊髓行走、分布仍完整。

5. 临床表现

主要有腰背疼痛。一侧下肢发育畸形，高弓足、内翻足。步态拖曳，跛行。儿童3岁不能形成自主排尿，甚至10余岁仍有遗尿。在年长儿中，病程较长者可有下肢、足骨神经营养不良，偶见足部皮肤溃烂。

查体：患儿背部棘突皮肤有凹陷、皮窦、簇状毛发丛、痣斑、咖啡牛奶斑、脂肪瘤等。脊柱弯曲畸形。患侧小腿三头肌萎缩、肌力减退，感觉减退或消失。自主神经：肛门括约肌反射差或消失。

6. 影像学特点

（1）DR ①脊柱侧后弯曲畸形；②脊柱隐性裂；③病变阶段半椎体、蝴蝶椎、棘突、附件缺如或发育不全。

（2）B超 新生儿、婴幼儿脊柱背侧皮肤异常，可探及椎管内骨嵴及脊髓纵裂异常回声。

（3）脊髓造影 可见纵裂的半脊髓，神经鞘充盈缺损，或仅有外侧/内侧缺如。本项检查展开少，现多被无风险、安全的CT、MRI检查取代。

（4）CT 病变阶段椎体宽大、扭转畸形。椎管内中央或偏向一侧有纵向的骨棘连接于椎体后缘或有一骨性间隔，或纤维软骨间隔连接于椎体和椎板之间。将椎管一分为二，呈"眼镜状"。对椎体、椎管内棘突骨发育畸形的探查更为详细。多螺旋CT扫描三维重建图像可显示脊髓纵裂的起止点、范围。

（5）CTM 横断面脊髓纵裂显示脊髓呈

圆形或卵圆形。两半脊髓常对称或不对称，直径较纵裂水平上下正常脊髓纤细。分裂的脊髓可同时被包裹在一个硬膜囊状蛛网膜下腔，或分别位于骨嵴两侧的硬膜囊。CTM延迟扫描，还可显示脊髓中央的低密度积水影。

（6）MRI　显示病变阶段脊髓纵裂全长。T1WI显示脊髓纵裂形态与CT横断层面所见相仿，信号同正常脊髓，脊髓水肿、脊髓低位栓系，常合并脂肪瘤、脊髓脊膜膨出等其他软组织异常。但MRI对纤维性软骨和骨性间隔难以显示。

7.诊断与鉴别诊断

（1）诊断要点　患儿多见于女性。表现为跛行和背部皮肤异常，患肢感觉、运动障碍，二便失禁，足畸形。结合X线平片和CT、MRI检查做出诊断。

（2）鉴别诊断　椎管内肿瘤、黏多糖病：临床表现相似，结合CT、MRI（平扫＋增强）扫描后方可排除。

病例3

女性，14岁。脊柱侧弯、后背隆起5年，月经来潮后加重半年。CT冠状位示脊柱向右侧弯畸形，肋骨如"蟹爪"分布；软组织窗显示畸形段的椎管扩大，左侧椎板局部缺如的骨结构不完整，形态异常；椎管形态异常（图1.6.3）。

诊断：脊柱侧弯伴脊髓纵裂畸形。

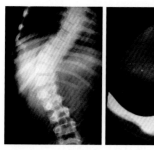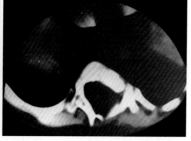

图1.6.3　CT示脊柱向右侧弯畸形，畸形段的椎管扩大，左侧椎板局部缺如的骨结构不完整，形态异常

病例4

女性，12岁。腰背不适、下肢乏力1年。查体：脊柱向后向右侧弯畸形。CT示病变段椎体呈"眼镜状"畸形，纵裂的骨组织将脊髓一分为二，左右脊髓不等（图1.6.4）。

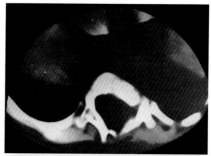

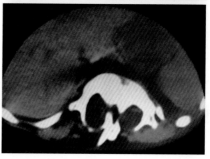

图1.6.4　CT示病变段椎体呈"眼镜状"畸形，纵裂的骨组织将脊髓一分为二

病例5

女性，12岁。自幼脊柱侧弯，加重半年。CT示脊髓纵裂畸形，$T_{11} \sim T_{12}$椎体由右向左旋转伴椎管内骨嵴，似"眼镜状"（图1.6.5）。

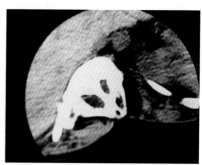

图1.6.5　CT示脊髓纵裂畸形，$T_{11} \sim T_{12}$椎体由右向左旋转伴椎管内骨嵴，呈"眼镜状"

病例6

女性，2岁3个月。胸背包块2年，反复有白色浆液或淡红色液体流出。查体：$T_7 \sim T_8$椎体水平皮肤有脐凹及黏液泌出。X线平片示病变部位椎体发育畸形（图1.6.6，图1.6.7）。

CT示病变段椎体为多骨畸形，椎管扩大，内有骨嵴，将脊髓脊膜一分为二；左侧脊髓腔内为脂肪密度组织，向后无棘突，中线棘突骨组织未闭合，从骨缺如部疝出的囊块为脑脊液密度影。

诊断：胸椎半椎体畸形伴脊膜膨出症、脂肪瘤。

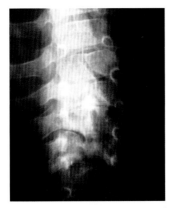

图1.6.6　X线平片示病变部位呈半椎体畸形

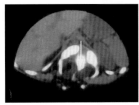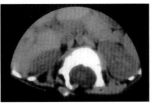

图1.6.7　CT示椎体为多骨畸形，呈"半椎体"，病变段椎管扩大，内有骨嵴形成

病例7

男性，14岁。出生时发现腰骶部有一囊性

物膨出，未予以特殊处理。2年前发现双足部畸形，并逐渐加重，无法正常行走。患者足月顺产，否认难产及缺氧史，出生时无高热、惊厥、黄疸史。

DR+CT检查：L₃~S₃椎体水平皮下包块，椎体棘突未闭，可见囊性包块由此疝出，脊柱旁有一额外骨组织，形态呈蘑菇状（图1.6.8）。MRI检查：椎管内与皮下组织相通并疝出至皮下的囊性包块，T1WI序列呈低信号，T2WI/STIR序列呈高信号（图1.6.9）。

诊断：腰椎棘突未闭并脊髓脊膜膨出骨发育异常。

病例8

女性，7岁。出生时腰背部有一囊性包块。CT示L₁~L₂水平椎体、椎管、脊髓纵裂畸形，同时可见双侧畸形的脊膜突向皮下（图1.6.10）。MRI冠状位T1加权像可见L₁~L₂水平脊柱畸形；T1WI显示脊膜脊髓由缺损疝出，并有低信号与皮下相通。

诊断：脊髓纵裂伴脊膜膨出症。

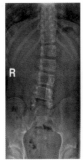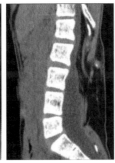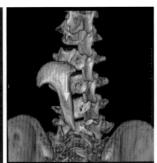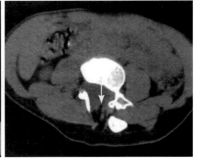

图1.6.8　DR+CT+三维重建图示L₃~S₃椎体水平皮下包块，椎体棘突未闭，可见囊性包块由此疝出，脊柱旁有生一额外骨组织，形态呈蘑菇状

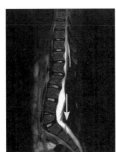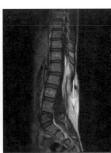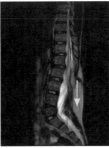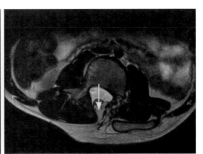

图1.6.9　MRI示椎管内与皮下组织相通并疝出至皮下的囊性包块，T1WI序列呈低信号，T2WI/STIR序列呈高信号

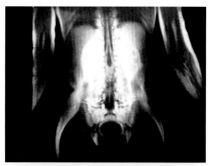

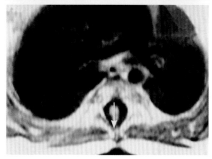

图 1.6.10 CT 示 L₁~L₂ 水平椎体、椎管、脊髓纵裂畸形。T1WI 显示脊膜脊髓由缺损疝出，并有低信号与皮下相通

病例 9

男性，出生 2d。娩出时胸腰段水平背侧有一肿块，不断有血性渗出。查体：腰背部有一暗红色囊性包块，大小约 10cm×7.5cm。中间有破溃口，血性渗液。CT 示 L₄~L₅、L₅~S₁ 椎体附近皮外囊性灶所在位置；L₄~L₅、L₅~S₁ 椎体、棘突骨性结构不完整，脊髓脊膜经缺损部位膨出体外；体表有一囊带状影，边缘呈等密度，其内呈水样密度（图 1.6.11~图 1.6.13）。诊断：多椎体-棘突、神经管未闭合并脊髓脊膜膨出症。

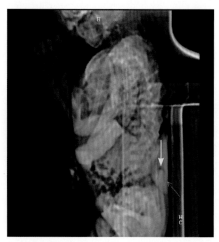

图 1.6.11 CT 示 L₄~L₅、L₅~S₁ 椎体水平体表囊性灶，有淡红色浆液渗出

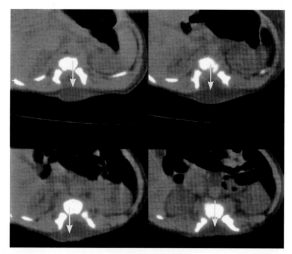

图 1.6.12 CT 示 L₄~L₅、L₅~S₁ 椎体、棘突骨性结构不完整，经由缺损部位，脊髓脊膜膨出体外

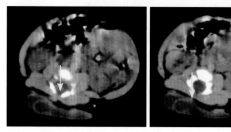

图 1.6.13 CT 示 L₄~L₅、L₅~S₁ 椎体、棘突骨性结构不完整，脊髓脊膜膨出体外，体表可见囊带状结构

三、脊髓栓系综合征

脊髓栓系综合征由脊髓圆锥低位，终丝增粗并位置固定。通常伴椎管内脂肪瘤，为隐性脊柱裂中常见的一种畸形。

1. 病 因

在胚胎发生中，初期脊髓与脊柱的椎体同一水平发育，随脊柱伸长而上升。胚胎晚期脊髓比脊柱生长慢，正常情况下出生后脊髓圆锥位于 L₁、L₂ 椎体间隙，脊髓末端位于 L₁ 水平。当胚胎时期脊髓圆锥周围组织发生出血、炎症或脂肪沉积时，导致脊髓不能随脊柱的伸长而上升。最终表现为脊髓位置低于 L₃ 椎体水平，并栓系固定于此，终丝的直径大于 2mm。

2. 临床表现

患儿在 3 岁后仍不能自主排便，临床症状逐渐明显，无性别差异。严重畸形则于出生既有下肢、足部异常。表现为一侧或双侧下肢、足部、腿部肌肉不对称，弓形足，马蹄内翻，肌肉萎缩。肢体活动不对称、蹬腿无力、跛行、感觉迟钝，或下肢弥漫性疼痛。儿童较常见神经源性膀胱炎，3 岁以后仍有遗尿。寒冷季节常有足冻伤。脊柱后凸或侧弯畸形。有些体征出现早，亦可延至成人时才出现。约 70% 的儿童背部中线出现脂肪瘤、皮肤血管瘤、毛发丛、色素沉着症的皮肤凹陷。

3. 影像学特点

（1）DR　不能显示脊髓形态，常可发现脊柱骨性畸形。

（2）CTM　一般显示脊髓圆锥位置低于 L_2 椎体及伴有低密度脂肪瘤。

（3）**多螺旋 CT 及图像后处理**　可见畸形所在的椎体、附件（小关节突、椎弓、脊突等）骨性畸形。

（4）MRI　畸形位置，T1WI 显示脊髓圆锥位于 L_3 椎体以下，终丝增粗，直径大于 2mm。合并脂肪瘤或脂肪瘤堆积时，椎管内 T1WI 呈高信号。如有脊髓纵裂或脊柱裂，脊髓膨出位置均能发现。

4. 诊断与鉴别诊断

诊断要点：出生既有足部、下肢畸形，肌力改变，感觉异常，背部中线皮肤、毛发异常，儿童遗尿，甚至青春发育期仍有遗尿。CTM 或 MRI 检查图像重建后处理可发现骨结构畸形而确诊。

病例 10

女性，65 岁。腰痛并双足踩棉感，进行性加重 1 月余，发作性尿失禁。MRI 示脊髓圆锥位置较低，位于 L_2~L_3 椎体水平，椎管内可见片状短 T1、稍长 T2 信号，抑脂序列呈低信号；包绕同水平脊髓圆锥及马尾神经；S_2 椎体水平可见类圆形长 T1 长、T2 信号，边界清楚（图 1.6.14）。

诊断：①L_2~L_3 椎体水平椎管内异常信号，考虑脊髓低位、脊髓栓系、骶部隐性脊柱裂；②L_2~L_3 椎体水平脂肪瘤可能，骶管囊肿。

病例 11

女性，5 岁。跛行、左下肢无力 3 年。MRI

T1WI 显示 L_3 椎管水平内脊髓向后粘连（图 1.6.15）。诊断：脊髓栓系综合征。

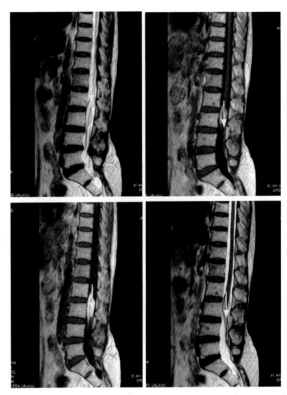

图 1.6.14　MRI 示脊髓圆锥位置较低，椎管内可见片状短 T1、稍长 T2 信号。压脂序列呈低信号

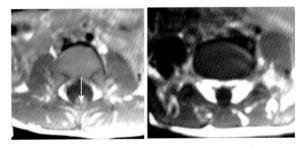

图 1.6.15　MRI T1WI+T2WI 序列可见 L_3 椎管水平内脊髓向后粘连

病例 12

男性，4 岁。遗尿、排尿困难、尿不尽 3 年。MRI 示 L_4 椎管水平内脊髓固定粘连，T1WI 硬膜囊内脑脊液信号（图 1.6.16）。骨盆平片示骶尾部骨结构不完整，膀胱充盈不明显。膀胱逆行造影后 2h 显示造影剂仍未排泄（图 1.6.17~图 1.6.19）。CT 显示 L_4 椎弓、椎板缺如；脊髓栓系固定于缺损处。三维重建图示 L_4 椎弓、椎板缺如（图 1.6.20，图 1.6.21）。

诊断：脊髓栓系并神经性膀胱炎。

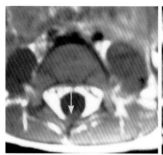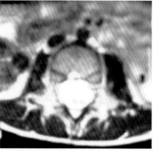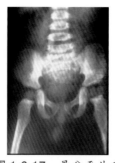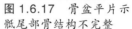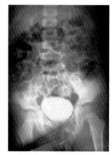

图 1.6.16　MRI示L₄椎管内脊髓固定粘连，硬膜囊内呈长T1、长T2脑脊液信号

图 1.6.17　骨盆平片示骶尾部骨结构不完整

图 1.6.18　膀胱逆行造影显示充满造影剂

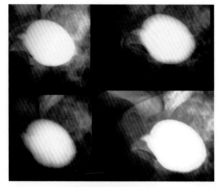

图 1.6.19　膀胱逆行造影后2h显示造影剂仍未排泄

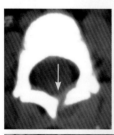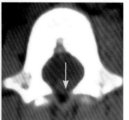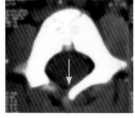

图 1.6.20　CT图示L₄椎弓、椎板缺如；脊髓固定拴系于L₄椎体缺如处

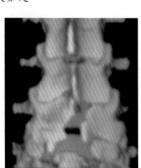

图 1.6.21　CT三维重建图示L₄椎弓、椎板、棘突骨性结构均缺如

病例 13

女性，2岁。右足内翻畸形2年，蹬腿无力。腰骶皮肤可见皮毛窦（图1.6.22）。MRI矢状位T1WI示脊柱椎体后方附件缺如，脊髓圆锥向下达S₁椎体水平，并向后拴系于椎管内后方组织（图1.6.23）。诊断：脊髓栓系综合征并皮毛窦。

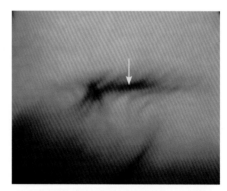

图 1.6.22　皮肤外观：腰骶部皮肤有皮毛窦

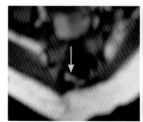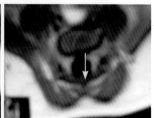

图 1.6.23　MRI T1WI显示脊柱后方椎板、椎弓根骨性缺如，脊髓向下抵达S₁椎体水平，与椎管后方粘连

病例 14

女性，8岁9个月。行走困难5年。查体：颈后部C₆~C₇至T₁椎体水平局部皮肤可见隆起包块，腰部皮表可见毛发丛及色素沉着，双下肢伸侧皮肤色素沉着（图1.6.24）。

MRI：C₅~C₇椎体水平脊髓内可见长T1、长T2信号，颈部皮下可见团块状等T1、短至

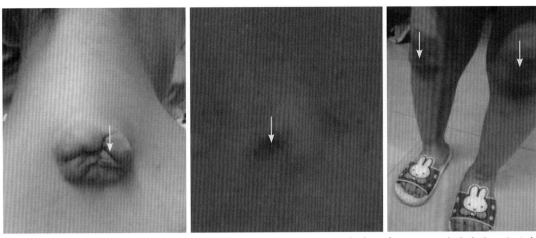

图 1.6.24 皮肤改变：颈后部皮肤可见隆起包块；腰部皮毛窦及色素沉着；双下肢膝关节伸侧皮肤色素沉着

长 T2 信号，病变与椎管相通；$T_7 \sim T_8$、$T_{11} \sim L_1$ 椎体水平脊髓内可见条片状长 T1、长 T2 信号；脊髓位置低，平 L_4 水平，脊髓与后方硬膜囊关系密切，$L_2 \sim L_4$ 水平脊髓分成两束，L_1 椎体水平脊髓内可见条片状长 T1、长 T2 信号与椎管相通（图 1.6.25~ 图 1.6.28）。

诊断：脊柱侧弯畸形，颈、腰段脊髓脊膜膨出，脊髓低位，脊髓栓系，脊髓纵裂，颈、胸、腰段多发脊髓空洞，积水症。

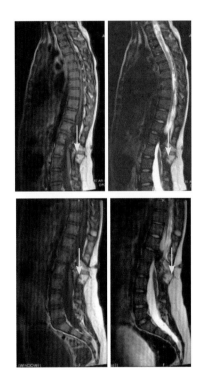

图 1.6.27 MRI 示 $T_7 \sim T_8$、$T_{11} \sim L_1$ 椎体水平脊髓内可见条片状长 T1、长 T2 信号；脊髓位置低，平 L_4 水平；$L_2 \sim L4$ 水平，脊髓分成两束，L_1 椎体水平脊髓内可见条片状长 T1、长 T2 信号与椎管相通

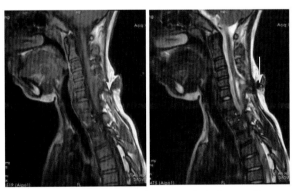

图 1.6.25 MRI 示 $C_5 \sim C_7$ 椎体水平脊髓内可见长 T1、长 T2 信号与颈部皮下相通

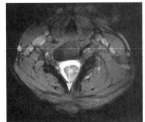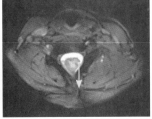

图 1.6.26 MRI 增强扫描显示：$C_5 \sim C_7$ 椎体水平脊髓内可见长 T1、长 T2 信号。$C_5 \sim C_6$ 椎体水平颈部皮下可见团块状等 T1、短 – 长 T2 信号，病变与椎管外相通

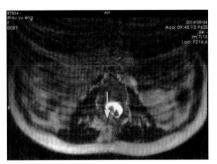

图 1.6.28 MRI 示脊髓位置低，$L_2 \sim L_4$ 椎体水平，脊髓分成两束。平 L_4 椎体水平两束脊髓与后方硬膜囊粘连

四、脊柱侧弯畸形伴椎管内畸胎瘤

女性，26 岁。自幼脊柱侧弯畸形，进行性加重 3 年，双下肢无力 2 个月，突然截瘫，二便失禁 1 周。CT 扫描后三维重建图示胸椎严重畸形，左侧弯后凸 175°，左侧肋骨呈"蟹爪"状畸形。CT 曲面重建图示在脊柱畸形呈角最明显处，椎管内有多发低密度囊性影由棘突穿出（图 1.6.29，图 1.6.30）。

转归：经手术矫形及椎管内占位性病变切除，术后病理证实畸胎瘤。

最后诊断：脊柱侧弯畸形伴椎管内畸胎瘤。

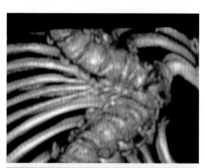
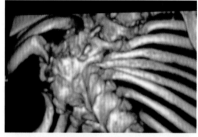

图 1.6.29　CT 三维重建图示前后位胸椎严重畸形

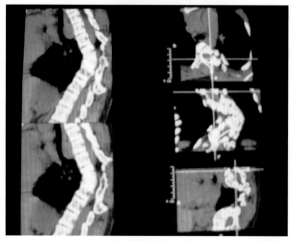

图 1.6.30　CT 曲面重建图示在脊柱畸形呈角最明显处，椎管内有多发低密度囊性影由棘突穿出

五、脊柱侧弯畸形并半椎体

女性，13 岁。脊柱侧凸 5 年，逐渐加重。CT 三维重建侧位图示 L_1 左侧呈楔形"半椎体"。CT 曲面重建显示半椎体，上下相邻椎体均发育畸形（图 1.6.31，图 1.6.32）。诊断：脊柱侧凸伴半椎体。

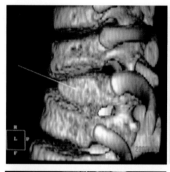
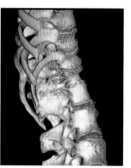
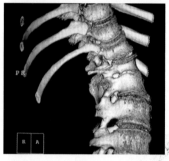

图 1.6.31　CT 三维重建图像示 L_1 左侧位呈楔形的"半椎体"，旋转到右侧位可见半椎体形态小，呈楔形嵌于上下椎体间，局部脊柱侧弯成角

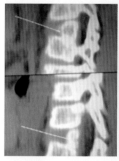
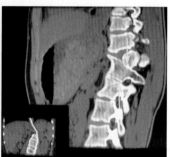

图 1.6.32　CT 曲面重建图示半椎体位置的上下椎体均发育畸形伴下位椎体"阻滞椎"

男性，14 岁。自幼脊柱后凸畸形，近来侧弯明显。CT + 三维重建图像前后位可见 T_7 椎体楔形"半椎体"，脊柱在此成角约 68°（图 1.6.33）。诊断：脊柱侧弯畸形伴半椎体。

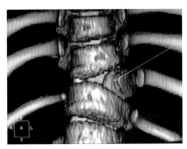

图 1.6.33　CT 三维重建图示 T$_7$ 椎体楔形半椎体，脊柱在此成角约 68°

六、脊柱侧弯畸并半椎体、椎管内纵裂畸形

病例 18

女性，13 岁。脊柱歪斜 10 年余，加重 2 年。CT 示胸腰段脊柱向左侧侧弯畸形，可见 L$_1$ 椎体呈楔形样变的半椎体；椎管内显示脊柱侧弯成角畸形部位椎管内有骨性纵裂畸形；脊髓被骨嵴一分为二，均完整、纤细且有各自的硬膜囊（图 1.6.34，图 1.6.35）。诊断：脊柱侧弯畸形并半椎体、脊髓纵裂畸形。

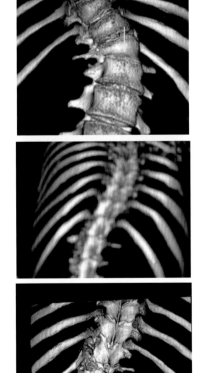

图 1.6.34　CT 三维重建图示胸腰段脊柱向左侧侧弯畸

形最明显处，可见 L$_1$ 椎体呈楔形样变的半椎体

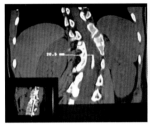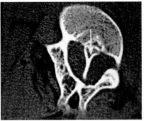

图 1.6.35　CT 曲面重建图示在脊柱侧弯成角畸形明显处，椎管内有骨性结构，并将脊髓从中纵向分开

七、T$_{10}$ 蝴蝶椎体畸形

病例 19

女性，66 岁。腰背酸痛、乏困 10 年余。双下肢活动、二便正常。查体：胸背部皮肤未见异常，无脐窝及皮毛窦；脊柱后凸不明显；皮肤感觉无异常。DR 示脊柱生理曲度变直，轻度侧弯，序列正常；T$_{10}$ 椎体中间稍凹陷，呈"蝴蝶状"畸形（图 1.6.36，图 1.6.37）。

诊断：①T$_{10}$ 蝴蝶椎体畸形；②脊柱生理曲度变直，轻度侧弯。

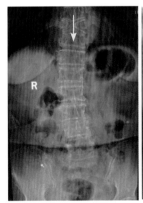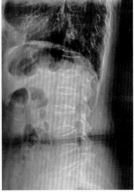

图 1.6.36　DR 图示 T$_{10}$ 椎体呈"蝴蝶状"畸形，腰椎体侧弯畸形

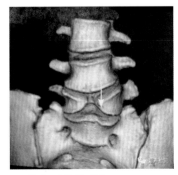

图 1.6.37　L$_5$ 椎体"蝴蝶椎"

第7节　脊柱－椎体生理变异

腰椎体的生理变异，是指腰椎形态、数目与正常的有所差异。例如：腰椎体胸化，13 胸椎体；腰椎骶化，4 腰椎；骶椎腰化，6 腰椎。临床很多见。此类患者发生椎缘骨质增生、椎间盘退行性变、老化较正常人多见。影像检查时应拍摄一张标准解剖位全脊柱或胸腰段脊柱 DR 片，由上至下或由下至上，参照 T_{12} 椎体肋骨或 L_3 椎体的最长横突定位，或骶髂关节定位。

病例1

男性，34 岁。因胸部外伤行 CT 检查，三维重建图示胸椎 13 个，腰椎体胸化并有 13 肋骨（图 1.7.1）。诊断：①双侧肋骨未见面错位性骨折；②腰椎体胸椎化（胸椎 13 及第 13 肋骨，生理变异）。

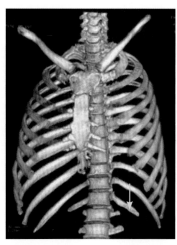

图 1.7.1　CT 图示胸椎 13 个，腰椎体胸化，13 肋骨

病例2

女性，59 岁。腰痛，活动受限，弯腰不能，活动后加重 5d。DR 示腰椎生理曲度轻度变直；腰椎体序列呈 6 个，T_{12} 椎体双侧肋骨形态短，与 L_1 椎体横突等距；L_4 椎体轻度向前滑脱移位；$L_6 \sim S_1$ 椎间隙变窄；各椎体前缘骨质增生（图 1.7.2）。诊断：①腰椎体移行椎，T_{12} 椎体腰化，L_4 椎体滑脱、腰椎体骨质增生；②$L_6 \sim S_1$ 椎间盘病变。

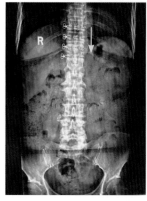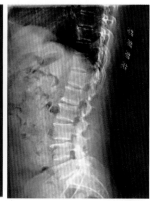

图 1.7.2　DR 图示腰椎生理曲度轻度变直。腰椎体序列呈 6 个，T_{12} 椎体双侧肋骨形态短，与 L_1 椎体横突等距

病例3

男性，37 岁。腰痛不适 2 个月，加重 1 周。DR 示腰椎体向右侧弯，生理曲度存在；L_4 椎体双侧横突肥大，与髂骨形成假关节，呈骶椎化状态；椎体边缘变尖（图 1.7.3）。诊断：L_4 椎体骶化，L_4 椎体双侧横突肥大（生理变异）。

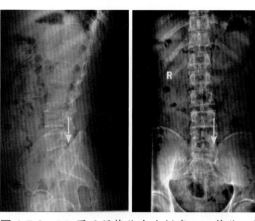

图 1.7.3　DR 图示腰椎体向右侧弯，L_4 椎体双侧横突肥大，与髂骨形成假关节，呈骶椎化状态

病例4

男性，31 岁。腰骶部隐痛不适。行脊柱正侧位摄片。DR 示腰椎体稍向右侧弯，生理曲度存在；L_5 椎体双侧横突肥大，与髂骨形成关节面，呈骶化移行；腰椎体边缘变尖；椎体附件未见异常（图 1.7.4）。诊断：①腰椎移行，腰椎骶化，4 腰椎体；②腰椎轻度侧弯并骨质增生。

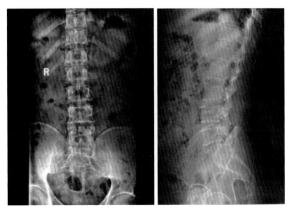

图 1.7.4 DR 图示腰椎体稍向右侧弯，L₅ 椎体双侧横突肥大，与髂骨形成关节面，呈骶化移行

病例 5

女性，51 岁。腰痛 3 年，偶有向左下肢放射痛。DR 示腰椎序列 6 腰椎体，腰椎轻度侧弯，生理曲度变直；椎体前缘略有骨质增生（图1.7.5）。诊断：腰椎体移行椎 – 骶椎腰化 6 腰椎体。

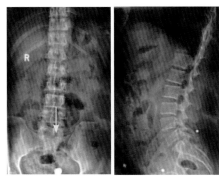

图 1.7.5 DR 图示腰椎序列 6 腰椎体，腰椎轻度侧弯

第 8 节 永存骨骺

永存骨骺，又称生理性骨块分离。在骺板发育成熟阶段，骨骺未完全被骨化融合，影像片中呈骨断离或骺板不能完全融合。

病例 1

男性，38 岁。由梯子摔下 40min 伴口鼻出血、短暂意识不清。CT 平扫 +MPR 重建图像示齿状突形态不规则，其旁有一斑点状致密影，边缘清楚，密度增高（图 1.8.1）。诊断：齿状突旁永存骨骺。

病例 2

男性，51 岁。颈项僵硬，转颈时头晕、眩晕发作，加重 1 周。DR 示枢椎齿状突与椎体分离，不连续，间隙增宽，其内见点状高密度影；齿状突与寰椎两侧间隙不等，左侧大于右侧（图1.8.2）。诊断：枢椎齿状突永存骨骺伴寰枢椎失稳。

病例 3

男性，27 岁。群殴中颈部损伤，疼痛、转颈不适 1d。查体：颈项局部压痛，皮肤无红肿。DR 示 C₇ 棘突骨皮质连续性中断，断端移位（图1.8.3）。CT 示 C₇ 棘突骨皮质连续性中断，断端缘骨密度增高，棘突游离（图 1.8.4）。诊断：C₇ 棘突永存骨骺。

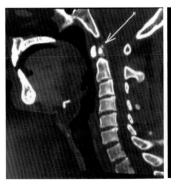
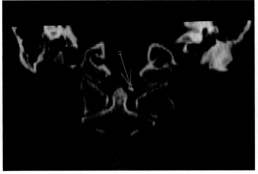
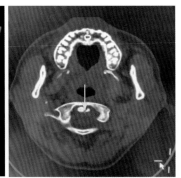

图 1.8.1 平扫 +MPR 重建图示齿状突形态不规则，其旁有一斑点状致密影，边缘清楚，密度增高

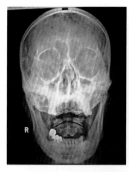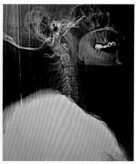

图 1.8.2　DR 图示枢椎齿状突与椎体分离，间隙增宽，其内见点状高密度影

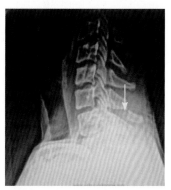

图 1.8.3　DR 图示 C_7 棘突骨皮质连续性中断，断端移位

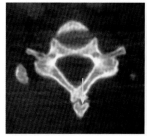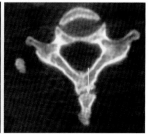

图 1.8.4　CT 图示 C_7 棘突骨皮质连续性中断，断端缘骨密度增高，棘突游离

病例 4

男性，41 岁。右手腕部酸痛不适，向内侧旋转时明显 20d。否认外伤、扭伤、过度负重。查体：右腕部皮肤压痛，无红肿、屈曲、旋转障碍。DR 示右侧尺骨茎突游离状态，基底部与尺骨不连续，内侧仅少量骨组织相连，断缘骨密度增高（图 1.8.5）。

诊断：右侧尺骨茎突永存骨骺。

病例 5

女性，20 岁。久坐后腰骶部隐痛 2 周。CT 示 L_4 椎体前缘椎体骨质不连续，断端密度高，且见弧形低密度间隙（图 1.8.6）。诊断：L_4 椎

体前缘椎缘骨（永存骨骺）。

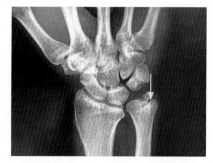

图 1.8.5　DR 图示右侧尺骨茎突游离状态，基底部与尺骨不连续

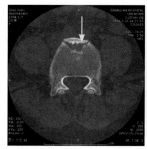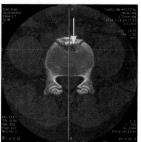

图 1.8.6　CT 图示 L_4 椎体前缘椎体骨质不连续，断端密度高，且见空隙

病例 6

男性，30 岁。搬重物后出现腰骶部疼痛伴左下肢酸胀 4~5d。一般情况可，腰骶部叩击痛阳性，放射痛可疑。

定位片示：腰椎生理曲度变直，L_4 椎体后缘有片状软骨影，边缘可见骨性影随间盘软组织影向左后缘脱出；L_4~L_5 椎间隙变窄（图 1.8.7）。轴位像见 L_4~L_5 椎间盘后缘向左后局灶性突出，并可见条状高密度影，相应硬脊膜囊受压，神经根淹没征，椎管前后径狭窄，黄韧带略增厚，椎旁未见异常软组织影。

诊断：L_4 椎体后缘椎缘骨（永存骨骺）骨折并 L_4~L_5 椎间盘左后突出、同侧神经根受压。

病例 7

女性，26 岁。持续腰痛半年，久坐后、活动后明显。CT 示 L_5 椎体右侧小关节突骨质分为两部分，断端缘骨皮质密度增高；L_4~L_5 椎间盘向椎缘轻度膨出软组织影（图 1.8.8）。

诊断：① L_5 椎体右侧小关节突永存骨骺；② L_4~L_5 椎间盘轻度膨出。

男性，34岁。6h前扭伤致右踝部疼痛，伴活动受限。查体：一般情况可。右踝局部肿胀、压痛明显，活动受限，无感觉减退，足背动脉波动可及。DR和CT示右距骨形态失常，其上方部分骨质缺损，边缘骨质硬化；余踝关节骨质结构完整，骨皮质连续，骨密度无明显异常，踝关节面间隙不窄，关节面光滑，周围软组织无明显肿胀（图1.8.9，图1.8.10）。诊断：右距骨永存骨骺。

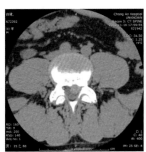 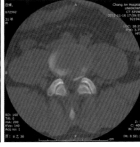 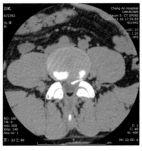

图1.8.7　CT图示L₄椎体后缘有半弧状骨性结构影，可见骨性影随等密度椎间盘的软组织影向中央偏左后缘突出

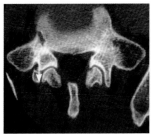 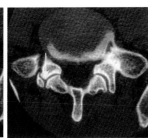 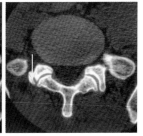

图1.8.8　CT图示L₅椎体右侧小关节突骨质分为两部分，断端骨皮质密度增高

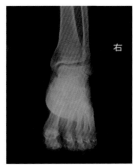 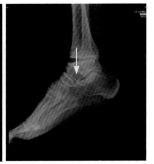

图1.8.9　DR图示右距骨形态失常，其上方部分骨质缺损，边缘骨质硬化

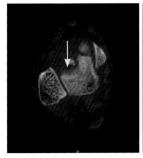 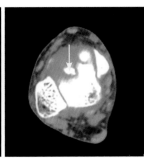 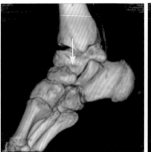 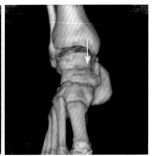

图1.8.10　CT平扫+三维重建图示右距骨形态失常，其上方部分骨质缺损，边缘骨质硬化

第9节　先天性血管瘤

先天性血管瘤病，也称血管骨肥大综合征（Klippel-Trenaunay-Weber syndrome）。为一种罕见的、复杂的先天性血管-骨骼畸形疾病。患儿出生即有体表、脏器深部的血管痣（瘤），或血管淋巴瘤、静脉曲张、骨与软组织增生、肥大、巨趾。

1. 病　因

Tiam 等证实，先天性血管瘤病由人类 5 号染色体短臂上的血管基因 VG5Q 突变导致胚胎时期血管发育异常。呈家族聚集，同胞兄弟姐妹共患本病，为常染色体显性遗传。

2. 病理改变

肉眼所见：患肢皮肤有大片暗紫色肿胀，有的可见单独巨趾。剖面：皮下软组织间隙内可见孤立、境界清楚的血管团块。镜检：血管团内为薄壁的血窦，无发育成熟的血管肌层和弹力层，血窦之间夹杂有增生的胶原纤维、钙化及含铁血黄素沉积。

3. 临床表现

体表多部位有血管瘤、血管痣，范围大小不一，分布于颅面、臀部、躯干、四肢。有的血管瘤中可见夹杂淋巴样肿。双下肢有时见静脉曲张。在骨与软组织增生肥大中，为单纯性巨趾，踇趾肥大畸形。

4. 影像学特点

（1）X 线平片　对称性巨趾。单纯双侧大踇趾肥大畸形，踇趾周径 ≥ 12cm。骨皮质光滑，骨密度正常。舟状骨、楔骨骨皮质变薄，骨密度降低。足中部诸骨间隙增宽。

（2）CT　仅见软组织肿胀，患侧趾骨骨皮质光滑，骨密度较健侧稍有降低。三维重建后，发现受累的骨组织有溶骨性破坏，包括足的舟状骨、楔骨、距骨及远端的趾骨均呈不规则形溶骨性破坏。

（3）单光子发射计算机断层成像（SPECT）用 ^{99m}TC- 双膦酸盐骨扫描，患侧骨破坏区域放

射性核素呈高摄取、浓聚。

（4）MRI　血管瘤 T2WI 高信号，在 MRV 血管成像可检出全身深部的血管畸形。

5. 诊断与鉴别诊断

（1）**诊断要点**　患儿体表皮肤有毛细血管痣、血管瘤、静脉曲张，骨与软组织增生肥大，巨趾。符合前述任意 2 项即可诊断。

（2）**鉴别诊断**　颅面血管瘤病：本病的血管痣呈葡萄酒样痣，不高出皮面，同侧巩膜也有淡褐色色素沉着。主要分布在三叉神经上颌支。伴有癫痫发作，对侧肢体轻瘫，智力减退。头颅平片可见颅内有双轨状钙化；CT 可见脑表面呈脑沟回状粗大的钙化灶。

病例 1

男性，12 岁。右足红斑、肿痛 12 年。加重伴行走困难、青紫 3 个月。足部皮肤红斑出现间断性紫蓝色-青紫色隆起。当患肢抬高，平卧休息后青紫色有所缓解。查体：发育、营养状况均较同龄儿差。右下肢皮肤呈大片紫色，伸侧有局部高于皮面的结节。右足肿胀明显，肤色亦呈淡紫色。当下肢或足下垂持续时间增长，皮肤隆起，肤色逐渐呈现深紫色。足背动脉搏动可触及。足面压痛阳性。

X 线平片示右足距骨、舟状骨、楔骨、距骨的骨形态正常，骨组织间隙增宽，骨皮质变薄（图 1.9.1）。CT 平扫 + 三维重建图像示右足肿胀明显；舟状骨、楔骨形态异常，皮质欠光滑；骨组织呈虫蚀样溶骨性破坏，破坏区骨组织皮质变薄、小梁稀疏、骨密度降低（图 1.9.2）。SPECT：用 ^{99m}TC- 双膦酸盐放射性核素骨扫描，可见右足放射性核素高浓聚（图 1.9.3）。

病理活检：片中可见少许骨组织和纤维、脂肪组织，其内可见小团状增生的短段性细胞，细胞间有小腔隙形成（图 1.9.4）。病理诊断：考虑血管内皮肿瘤。

最后诊断：右下肢血管畸形伴骨肥大综合征。

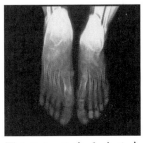
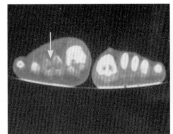
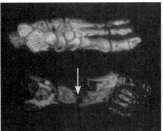
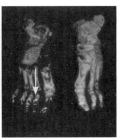

图1.9.1　X线平片示舟状骨、楔骨骨皮质变薄，骨密度降低

图1.9.2　CT平扫＋三维重建图示右足软组织肿胀；患侧趾骨骨皮质光滑，骨密度较健侧稍有降低；受累的骨组织有溶骨性破坏

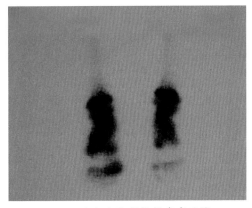

图1.9.3　SPECT示右足放射性核素高浓聚

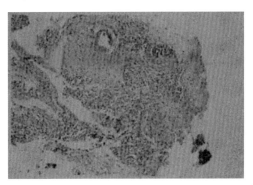

图1.9.4　HE染色：低倍镜下（×10）可见少许骨组织和纤维、脂肪组织，其内可见小团状增生的短段性细胞，细胞间隙有小腔隙形成

第10节　血友病（A型）致关节瘤样变

病例1

男性，10岁。自幼常有牙龈渗血。3岁时撞伤后出现皮肤瘀斑，左膝关节肿痛持续不退。2018年10月诊断为血友病A型。此后，因反复皮肤黏膜瘀斑及左膝关节肿痛，静脉输入凝血因子Ⅷ，初始2~3次/月，方能缓解。随出血频率的增加，改为1次/周。近期2~3次/周，左膝关节肿痛仍无法缓解。

查体：精神一般，神志清楚。皮肤黏膜未见黄染、瘀斑、出血点。浅表淋巴结未及。左膝关节肿胀，压痛明显，活动障碍，浮髌试验阳性。神经系统未检出异常。

2020年9月查凝血功能活化部分凝血活酶时间（APPT）64.3s，血沉25mm/h。左膝关节彩超示左膝关节少量积液伴多发滑膜结节增生

及骨侵蚀。DR示膝关节诸骨密度降低，骨端膨大，股骨髁间凹增宽、加深，关节边缘骨质破坏，关节面不平整，关节间隙狭窄；髌上囊肿胀、密度增高，周围软组织萎缩（图1.10.1）。MRI T1WI+PDWI示滑膜明显增厚，可见结节样双低信号（含铁血黄素沉积），关节腔积液，信号不均匀，骨质疏松，骨骺增大，关节软骨下不规整，髁间窝增宽（图1.10.2，图1.10.3）。诊断：血友病A型并左膝关节骨关节病。

诊断要点：血友病A型患者有自幼反复全身出血史。实验室检查可发现凝血因子Ⅷ浓度降低。DR+MRI示滑膜均匀增厚，无结节形成，在滑膜内壁与关节囊内有含铁血黄素沉积，髁间窝增宽。

鉴别诊断：①色素沉着绒毛结节关节炎，

23

儿童少见，多见于 20~40 岁，有反复发作关节肿痛史。关节腔穿刺活检可见褐黄色关节液；病理活检可见滑膜增生，内有含铁血黄素沉积。②幼年特发性滑膜炎，16 岁前发病，病程 6 周以上，病因不明。累及多系统的慢性炎性疾病，是儿童期常见的自发性炎症性骨骼肌肉系统疾病。MRI 可见滑膜增生、关节积液、骨髓水肿、软骨损伤和骨侵蚀。③滑膜软骨瘤病，MRI 可见骨侵蚀，关节腔内多个游离体，关节软骨破坏。

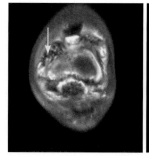
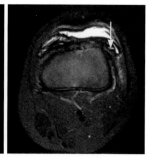

图 1.10.3　MRI 示关节腔积液，关节滑膜增厚；T2WI 呈低信号

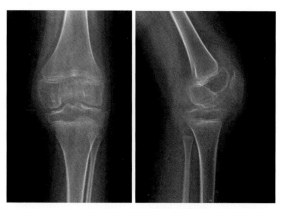

图 1.10.1　DR 图示膝关节诸骨密度降低，骨端膨大，股骨髁间凹增宽、加深，关节边缘骨质破坏

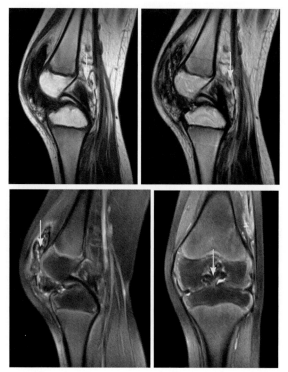

图 1.10.2　MRI 示膝关节软骨侵蚀、破坏，关节腔积液，关节滑膜不规则增厚、信号不均，内可见斑片状及结节状双低信号（含铁血黄素沉积）

病例 2

男性，34 岁。骑电动车与汽车相撞后短暂性意识不清，头晕 3d。自幼反复皮肤瘀斑，8 年前因肘关节反复肿胀及屈曲功能活动障碍确诊为血友病 A 型。

查体：意识清，回答切题。右枕部头皮裂开，皮下血肿，瞳孔等大，对光反应灵敏。双侧膝关节稍有强直，功能活动障碍。腱反射未引出。

DR 示右肘关节骨性结构不完整，桡骨小头及尺骨形态不规则，尺桡关节、肱尺骨皮质毛粗，失去正常骨结构形态，骨密度降低（图 1.10.4）。头颅 CT 示脑干出血。

诊断：①重型闭合性脑损伤 - 头皮血肿、脑干出血；②血友病 A 型。

转归：入院后经凝血因子Ⅷ治疗后，情况逐渐好转，颅内出血停止。

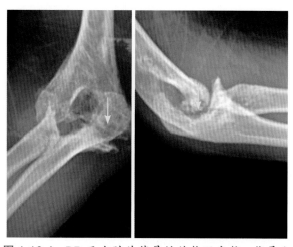

图 1.10.4　DR 示右肘关节骨性结构不完整，桡骨小头及尺骨形态不规则，尺桡关节、肱尺骨皮质毛粗，失去正常骨形态，骨密度降低

第11节　软骨发育不全

软骨发育不全，又称软骨营养障碍性侏儒症，是一种常染色体显性遗传性疾病或自发性基因突变。近期文献报告，基因突变约占发病的75%~80%。

1. 病　因

第4对常染色体短臂成纤维细胞生长因子受体的基因位点发生突变。

2. 临床表现

患儿出生时头大、躯干长、四肢短小，四肢远端粗短、膨大，尺桡骨短缩。面部特征：前额宽、塌鼻梁、下颌突。上、下肢短而弯曲呈弓形，腕关节或踝关节肌肉臃肿。

查体：上部量大于下部量，双腕关节、踝关节可触及关节间隙增宽。

3. 影像学特点

（1）**颅骨**　颅盖骨大，前额突，顶枕骨隆突，颅底短小，枕骨大孔变小或呈漏斗形，其直径仅为正常人的1/2~2/3，伴发脑积水。

（2）**四肢**　长骨短，骨干厚，髓腔小，骨骺碎裂或不整齐，骨化中心近骨干，膝关节间隙增宽，可见骨端呈"V"形分开，骨骺的骨化中心嵌入其内。上肢尺骨长于桡骨，下肢腓骨长于胫骨，肢体呈弓形，"O"形腿。

（3）**胸廓**　肋骨短，胸骨宽短，肩胛骨不对称，肩胛盂浅小。

（4）**脊椎**　椎体高度降低，L_1~L_5椎体椎弓间距逐渐变小，且伴椎间盘突出。

（5）**骨盆**　骨盆狭小，髂骨扁圆，内径小；髋臼向后移位接近坐骨切迹，髋内翻，髋臼与股骨头不对称。

4. 诊断与鉴别诊断

（1）**诊断要点**　典型身材、特殊面容；肢体短小，手指食指与中指呈"三叉戟"状分开。

（2）**鉴别诊断**　与其他软骨发育畸形鉴别。

病例1

女性，9岁10个月。身材矮小，体力差，生活自理能力较差。足月顺产二胎，母乳喂养。自幼较同龄儿矮小，智力尚可。查体：身高102cm，体重18kg，一般情况尚好。方颅，颈软；可见双腕关节、踝关节"手镯、脚镯"，肢体粗短（图1.11.1）。神经系统：生理放射存在，病理体征未引出。3年前使用生长激素治疗，第1年身高增高5cm，第2年仅2cm。家族史：否认同类疾病，父亲身高185cm，母亲165cm，其兄170cm。基因测定：第4对常染色体短臂基因突变。

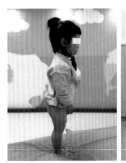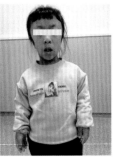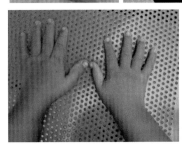

图1.11.1　软骨发育不全外观

头颅CT：颅骨骨结构不完整，右额骨有颅骨钻孔，可见脑积水行脑室－腹腔分流术后引流管穿出。颅盖骨大，前额突，顶枕骨隆突，颅底短小，枕骨大孔变小，最大径为23mm；双侧侧脑室前后角形态正常，大脑白质区无异常密度影；脑室系统形态正常，脑沟回形态可见双侧额、颞叶增宽加深（图1.11.2）。诊断：①软骨发育不全并颅底骨狭小，脑积水行脑室－腹腔分流术后改变；②双侧脑额、颞叶发育迟滞（皮层型）。

胸部CT示双侧肺下叶呈磨玻璃样改变（图1.11.3）。三维重建图像示右前皮下－胸壁可见脑室－腹膜分流术后引流管（图1.11.4）。

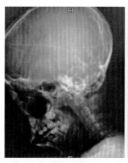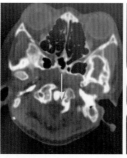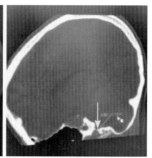

图 1.11.2　头颅 CT 图示枕骨大孔小，最大径 23mm（仅为正常人的 1/2）

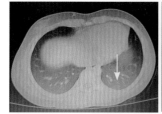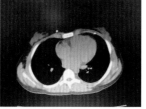

图 1.11.3　胸部 CT 图示两肺下叶磨玻璃样变

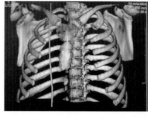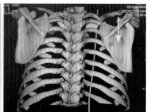

图 1.11.4　胸部三维重建图示胸骨宽短，肩胛骨不等高

11 岁时复诊，检测骨龄（图 1.11.5）。指骨：第 3 远端指骨骨骺的桡侧缘已开始覆盖骨干，指骨向尺侧略有偏斜。掌骨：第 5 掌骨骨骺的尺桡侧的白线为其部分掌缘，指骨、掌骨干骺端中心呈"V"形凹陷；骨骺形态小且不规则，密度降低。腕骨：远排形态小，近似方形，密度降低，近排诸骨数目、形态、密度均好。尺桡骨：尺骨干骺端近端膨大，似手镯状，且向外侧偏斜。桡骨骨化中心扁平、薄，密度低。尺骨茎突骨骺已形成，尺骨远端形态短小，骨干厚，所见髓腔略变小。

左膝关节 DR 示双侧股骨头呈"方形"，股骨远端、胫腓骨近端骨骺形态增大。关节间隙增宽，骨端呈"V"形，骨骺的骨化中心嵌入其内，腓骨长于胫骨，下肢肢体略有弓形改变（图 1.11.6）。

病例 2

男性，7 岁。1 岁后生长发育较同龄儿缓慢，行走摇摆，乏力。足月顺产头胎，母乳喂养。自幼较同龄儿矮小，智力尚可。经多家医院均诊断为软骨发育不全。染色体＋基因检测：父母核型均正常，患儿核型属自发性基因突变。查体：身高 101cm，体重 15kg。神清，精神尚好。四肢短小，步态不稳。脊柱无侧弯。腕关节、踝关节呈"手镯、脚镯"（图 1.11.7）。否认家族史。

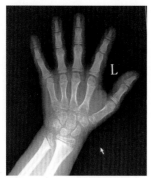

图 1.11.5　骨龄早熟，符合 11 岁

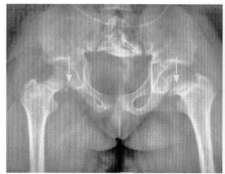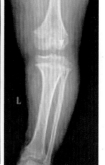

图 1.11.6　四肢 DR 图示双侧股骨头呈"方形"，股骨远端、胫腓骨近端骨骺形态增大

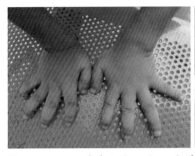
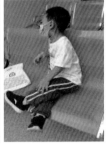

图1.11.7　双手中指与环指不能并拢，右手腕畸形外翻，肌肉臃肿

骨龄测定：指骨、掌骨骨干骺端中心呈"V"形凹陷，骨骺形态小且不规则，密度降低。腕骨，远排形态小，近似方形，密度降低，近排腕骨骨化中心未显示；尺桡骨，尺骨骨化中心未显示，尺骨干骺端近端膨大，似手镯状，且向外侧偏斜。桡骨骨化中心扁平薄；密度低（图1.11.8）。

胸部X线片示双侧肋骨的椎肋、胸肋的骨端可见"杯口状"改变（图1.11.9）。左膝DR

图示股骨远端、胫腓骨近端干骺端膨大，中间呈"V"形凹陷，骨骺密度降低（图1.11.10）。

诊断：软骨发育不全，骨龄7岁。

病例3

男性，6月龄。身高98cm，四肢短粗，皮肤粗糙。浅表淋巴结可及。胸部畸形，肋膈沟、肋外翻。可见双侧"手镯、脚镯"。站立位双下肢呈"O"形。步态不稳，如鸭步。

DR示手掌骨指骨粗短、等长，掌指骨干骺端膨大，双侧尺桡骨远端干骺端膨大（图1.11.11）。腰骶椎体稍变扁，椎弓根间距自上而下逐渐变窄，胸腰椎体前缘部分缺损变尖，以L$_1$~L$_4$为著；骶椎后翘；双侧股骨、胫腓骨短粗、轻度弯曲，干骺端增宽，骺板倾斜，长骨骨骺较小，下肢部分骨骺呈半包埋状（图1.11.12）。

诊断：软骨发育不全。

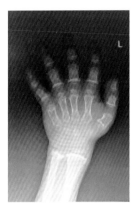

图1.11.8　手部X线片

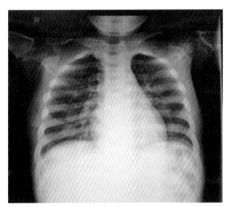

图1.11.9　胸部X线片示双侧肋骨的椎肋、肋胸骨的骨端可见"杯口状"改变

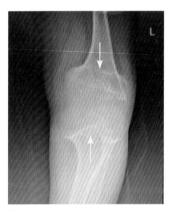

图1.11.10　左膝DR图示股骨远端、胫腓骨近端干骺端膨大

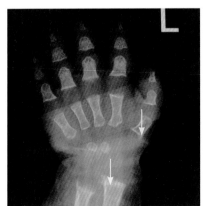

图1.11.11　手掌骨指骨粗短、等长，掌指骨干骺端膨大

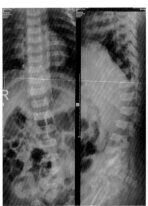
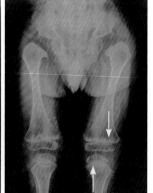

图1.11.12　DR图示腰骶椎椎体稍变扁，椎弓根间距自上而下逐渐变窄

第 12 节　双侧先天性髋内翻畸形

先天性髋内翻，也称婴儿性髋内翻，是指股骨颈与股骨干轴线构成的颈干角小于120°，大转子上移，导致的髋关节畸形。双侧先天性髋内翻畸形，也称双侧髋关节发育不全，是一种十分罕见的髋关节发育畸形。病因不明。

1. 病理改变

大体所见：股骨近端骺板颈干角变小，大转子升高。镜检：股骨颈内侧部分软骨结构缺损，柱状细胞排列不规则，有异常骺板骨化、断裂、消失。软骨与骨中间有结缔组织。股骨头颈下表面有骨小梁重建。

2. 临床表现

患儿出生不久可发现畸形。8~9个月站立时及10~14个月学步时出现跛行、鸭步。幼儿期有髋部疼痛。查体：患侧肢体短缩，大转子突出。患肢外展，内旋活动受限。Trendelenburg试验阳性。学龄前期发现脊柱侧凸畸形。

3. 影像学特点

（1）X线检查　颈干角变小，测量颈干角度小于120°。大转子向外上抬高、移位，高出股骨头。在颈内侧，近股骨头处有三角形骨缺损或骨发育不全区。

（2）CT　髋臼窝变浅，股骨头骺与臼窝之间距离增宽。股骨头骺向前外、后外或内下移位。三维重建图像显示股骨头骺与髋臼关系，去股骨头骺图像示髋臼像浅盘状改变。

4. 诊断与鉴别诊断

（1）诊断要点　患儿髋部疼痛、跛行，单侧或双侧肢体短缩，大转子突出，外展、内旋受限。Trendelenburg试验阳性。结合X线平片或CT即可确诊。

（2）鉴别诊断　①发育性髋关节脱位：患儿有臀位产史。双侧腹股沟皮纹不对称，跛行，关节弹响，患肢短缩，轻度外旋。Telescoping试验阳性。结合X线平片、B超、CT扫描诊断。②股骨头骨骺坏死：患儿有跛行、患肢短缩。结合X线平片、CT示股骨头致密扁平、颈粗短等诊断。③股骨头骺滑脱：部分患儿有生长激素治疗史，跛行、患肢短缩。结合X线平片、CT示股骨头后向髋关节内下脱位。④髋关节结核：患髋疼痛，跛行，外展、内旋活动受限。X线平片、CT示患髋骨质疏松，关节间隙变窄，骨破坏，当有冷脓肿形成则关节间隙增宽。

病例 1

男性，6岁。跛行、下蹲困难4年余。X线片示双侧颈干角度小于120°，双侧大转子升高，高于股骨头；在颈内侧缘近股骨头呈三角形骨缺损区（图1.12.1）。诊断：先天性双侧髋内翻畸形。

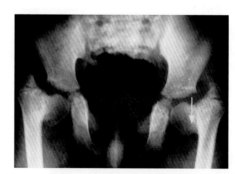

图1.12.1　X线平片示骨盆内径形态异常；股骨头内翻，大粗隆形态小，且向外上方移位

第 13 节　双侧髂骨翼发育畸形致骨盆内径及左侧髋关节异常

病例 1

男性，9月龄。双下肢不等长，蹬力不对称。查体：臀纹不对称。双下肢不等长，相差2cm。髋关节弹响征可疑。

DR 示骨盆骨结构形态畸形，内径不对称，左侧明显异常，髂骨内缘变窄、短小，左侧髋臼较右侧变浅、拉长（图 1.13.1）。股骨头骺形态小，密度低；双髋关节 Higenreiner 线呈右高左低，左侧髋臼角较右侧增大，左侧股骨头部分不在 Perkin 方格内下象限，左侧 Shenton 线不连续，右侧 Shenton 线连续；双侧股骨骺线清晰。

诊断：双侧髂骨翼内径发育畸形并左髋关节半脱位。

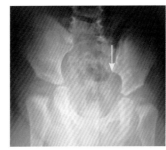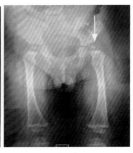

图 1.13.1　DR 图示骨盆内径骨结构形态畸形，双侧髂骨翼不对称

第 14 节　黏多糖贮积症Ⅳ型致骨发育畸形

黏多糖贮积症Ⅳ型，是指因组织细胞的溶酶体内缺乏黏多糖降解酶，使酸性黏多糖不能完全降解，贮积在全身各个组织内，导致骨骼畸形。本病为常染色体隐性遗传，患儿可检出基因突变。

1. 病　因

黏多糖广泛存在于体内各种细胞内，构成结缔组织细胞间的主要成分。黏多糖因电泳带不同而分为多种，人体最重要的病理性黏多糖是硫酸皮肤素、硫酸肝素等。结缔组织有黏多糖组成的大分子类聚合体，细胞的溶酶体内缺乏各种黏多糖降解酶，大分子类聚合体不能降解而积聚，尿中硫酸皮肤素、硫酸肝素等排泄增加。

2. 临床表现

患儿出生时正常，随年龄增长，逐渐出现生长发育迟滞、矮小、皮肤粗糙、颈短、发际较低等症状。Ⅳ型患儿的面容、智力均正常；但关节进行性畸形，双膝关节外翻；下蹲、盘腿不能。

3. 实验室检查

尿内黏多糖排泄定量和电泳：硫酸皮肤素、硫酸肝素。

4. 影像学特点

（1）DR　脊柱椎体形态呈子弹头样或喙突样改变。肋骨呈飘带样改变，近端变细，远端增宽。双侧股骨头骺小而畸形，以右侧为主。

（2）CT　患侧股骨头骺不发育，形态异常，亦呈子弹头样。头颅 CT 可见脑室扩张。

（3）MRI　脑室系统扩张，出现脑积水征象。

5. 诊断与鉴别诊断

（1）**诊断要点**　患儿出生时正常，随年龄增长，逐渐出现生长发育迟滞、矮小、关节进行性畸形。结合尿中黏多糖排泄、影像学检查诊断。

（2）**鉴别诊断**　①与其他类型黏多糖贮积症鉴别，骨骼畸形明显，智力、面貌均正常；②与其他类型髋关节发育异常鉴别；③与生长激素缺乏致矮小症鉴别。

病例 1

男性，4 岁。因矮小、关节发育异常就医。查体：身高 74cm，体重 11kg。面容异常，皮肤粗糙。DR 示飘带肋，近端变细，远端增宽，脊柱椎体形态呈子弹头样或喙突样改变（图 1.14.1）。骨龄：指骨骨骺骨化中心未出现，拇指近端骨化中心未出现；腕骨大多角骨、三角骨、月骨骨骺骨化中心均未出现，桡骨骨骺未出现（图 1.14.2）。黏多糖排泄：硫酸角质素。

诊断：黏多糖贮积症Ⅰ型。

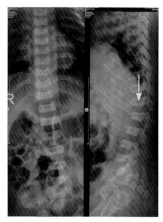

图 1.14.1　DR 图示飘带肋，近端变细，远端增宽

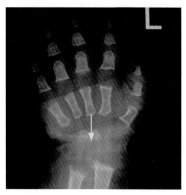

图 1.14.2　腕骨仅见头、钩骨且形态小，其他骨未见出现

病例 2

女性，9 岁。生长发育迟滞、身材矮小，膝关节外翻，右髋疼痛，下蹲困难 2 年，进行性畸形加重 6 月余。无外伤。查体：双侧膝关节外翻，髋关节活动及双下肢内收、外展、内外旋无障碍。右髋局部叩击疼痛，盘腿、下蹲困难。

DR 示飘带肋，近端变细，远端增宽，脊柱椎体形态呈子弹头样或喙突样改变（图 1.14.3，图 1.14.4）。骨盆 DR 可见双侧股骨头变小，骨骺显示模糊，以右侧为主，双侧髋臼间隙增宽，髋窝变浅变平，外侧角变小；患侧股骨头骺不发育，形态异常，亦呈子弹头样（图 1.14.5）。

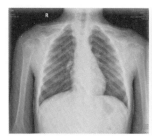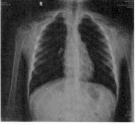

图 1.14.3　DR 图示飘带肋，肋骨近端变细，远端增宽

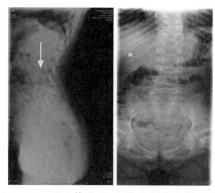

图 1.14.4　DR 图示椎体呈子弹头或喙突样改变

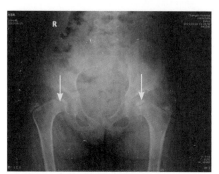

图 1.14.5　DR 图示双侧股骨头骺形态小而畸形

尿中黏多糖排泄：硫酸皮肤素。

诊断：黏多糖贮积症Ⅳ型。

病例 3

女性，13 岁。身高 130cm。膝内翻 4 年，加重 2 年。尿黏多糖排泄试验：硫酸角质素阳性。双膝关节矫形术前胸部 X 线片示脊柱侧弯畸形，肋骨呈飘带状改变（图 1.14.6）。

诊断：黏多糖贮积症Ⅳ型伴脊柱侧弯畸形。

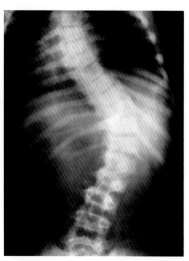

图 1.14.6　胸部 X 线片示脊柱侧弯畸形，肋骨呈飘带状改变

第15节 石骨症

石骨症，又称大理石骨，原发性脆性骨硬化，是一种罕见的骨发育障碍，发病率约为 5/1 000 000。特征为全身广泛的骨皮质增生硬化，软骨钙化，骨松质致密，髓腔缩小。Alport-Schonberg 于 1904 年首次报告。

1. 临床表现

患儿易自发性骨折、贫血。髓外造血有淋巴结、肝脾肿大、生长发育迟缓、性腺发育不良，佝偻病，脑积水。成人发病较晚，有腰痛、脑神经受压、髋内翻、股骨偏外侧呈弓形。

2. 影像学特点

DR 示全身骨皮质增厚，髓腔狭小，骨密度增高硬化，骨小梁变粗、模糊。四肢、肋骨和骨盆尤其明显。掌骨、跖趾关节、肋骨内可见骨中骨及骨岛。椎体呈"夹心蛋糕征"。髂骨翼呈年轮样改变或"同心圆征"。颅骨穹隆、颅底增厚硬化，以颅底为著。

3. 诊断与鉴别诊断

（1）诊断要点　为罕见遗传性疾病，诊断主要依据家族史，生化、免疫学检查，结合影像学检查。

（2）鉴别诊断　①氟骨症：常年生活在高氟流行区，氟斑牙、腰腿关节疼痛，静息时重，活动时轻，为一种慢性侵袭性全身性骨病。尿氟排泄增加，血清碱性磷酸酶增高、肾功能受损、尿蛋白阳性。DR 显示骨周骨质增生、软组织钙化或骨化，骨畸形。②地中海贫血：为一种先天性遗传性血红蛋白病，贫血貌、特殊面容（头大、额突、顶凸、颧高、巩膜黄染、塌鼻）。淋巴结肿大、肝脾肿大。实验室检查显示小细胞低色素性贫血。③白血病（幼年型单核细胞白血病）：不规则发热、贫血、肝脾肿大，外周血可见幼稚细胞。④雅克什贫血：反复感染并发贫血、肝脾肿大、脂肪肝。⑤遗传性球形红细胞增多症：反复发作性贫血、肝脾肿大。血常规示小细胞低色素性贫血，红细胞形态呈小球形，渗透脆性增加。⑥肾性骨病：有慢性肾病、尿毒症、长期透析史，维生素 D 缺乏，骨硬化，骨质疏松。

病例 1

男性，11 岁。摔倒后致左下肢疼痛。

骨盆 DR 示构成骨盆各骨密度增高，关节间隙存在，关节面边缘可见硬化征象；左侧股骨上段骨质结构紊乱，形态不规则，且有成角，股骨颈未见显示；软组织正常；骶骨、髂骨骨质边缘密度增高，骨质硬化；腰椎体上下软骨板密度增高，呈"夹心蛋糕"征（图 1.15.1）。跟骨骨骺密度增高，跟骨周边骨硬化，髓腔变窄。左股骨下段、胫腓骨近端呈膨胀性改变，骨皮质密度增高，左腓骨上段可见骨皮质断裂影；所见关节密度增高，关节面光滑，关节间隙不窄；左踝关节骨质骨密度增高，左胫腓骨远端可见骨皮质断裂影，胫骨断端轻度移位，踝关节面间隙不窄，关节面光滑，周围软组织无明显肿胀征象（图 1.15.2）。

诊断：①骨盆、左侧胫腓骨及左踝关节各骨边缘骨密度增高，考虑石骨症；②左股骨颈陈旧性病变；③左腓骨上段及胫腓骨下段骨折。

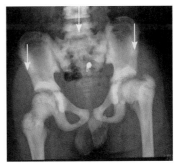

图 1.15.1　DR 图示构成骨盆各骨皮质骨密度增高；左侧股骨上段骨质结构紊乱；骶骨、髂骨骨质边缘密度增高，骨质硬化；腰椎体上下软骨板密度增高

病例 2

男性，4 岁。右髋部疼痛、活动受限 1d。查体：右髋部疼痛，叩击痛阳性，内旋、外展活动受限。DR 示双侧骶髂关节硬化；骶骨、双侧髋臼缘密度增高；右侧股骨头骨骺略变扁，股骨粗隆骨

皮质密度增高，形态结构紊乱，股骨头骨骺内密度降低影（图1.15.3）。余构成骨盆各骨骨质结构完整，未见明确骨折及脱位征象；软组织正常。

诊断：①双侧骶髂关节硬化；骶骨、双侧髋臼缘密度增高，考虑石骨症。②右侧股骨粗隆陈旧性骨折畸形愈合，骨骺较对侧变扁。

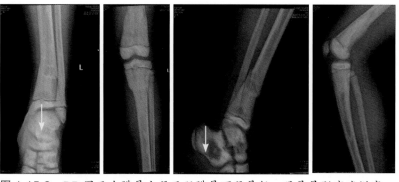

图1.15.2　DR图示左腓骨上段及胫腓骨下段骨折，跟骨骨骺密度增高，跟骨周边骨硬化明显，髓腔变窄

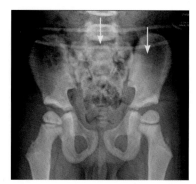

图1.15.3　DR图示双侧骶髂关节硬化

第16节　脊椎骨骺发育不良

脊椎骨骺发育不良，是一组脊柱、腕骨、跖骨的骨骺发育异常，由基因突变而致。于1997年首次被临床报道。临床表现：新生儿期四肢短小，眼距增宽，唇裂，腰椎生理曲度大，臀部后凸，关节错位。

1. 影像学特点

①"梨形椎"；②髂骨翼短小，髋臼水平状。

2. 诊断与鉴别诊断

（1）**诊断要点**　特殊面容，身材矮小，跛行。"梨形椎"、水平髋。结合影像检查和染色体基因分析定位诊断。

（2）**鉴别诊断**　黏多糖贮积症Ⅰ型：特殊面容，身材矮小，肝脾肿大；DR显示椎体呈喙突样或子弹头样变。

病例1

男性，3岁7个月。跛行，双膝内翻。DR示左手指粗短，第2~5掌骨近端较尖，左腕骨可见头钩骨，形态较小。尺桡骨远端干骺端增大、变平、倾斜。腰椎生理曲度存在，椎体变扁，前上下缘骨骺缺损，呈梨形椎；椎间隙、椎弓间距正常（图1.16.1，图1.16.2）。双侧髋臼顶变平，

双侧股骨、胫腓骨干骺端膨大，骨骺较小，骺板边缘稍毛糙，骨纹理清晰、连续；软组织间隙未见异常（图1.16.3）。诊断：脊椎骨骺发育不良。

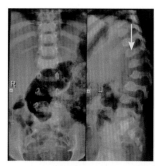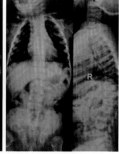

图1.16.1　DR图示椎体变扁，前上下缘骨骺缺损，呈梨形椎

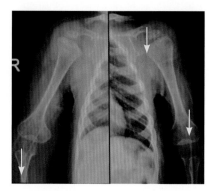

图1.16.2　DR图示肱骨近、远端骨骺形态小，干骺端膨大

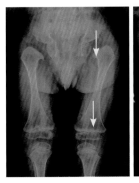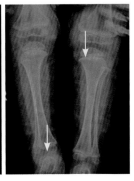

图 1.16.3　DR 图示股骨及胫腓骨近、远端骨骺形态小，干骺端膨大

第 17 节　迟发性佝偻病

佝偻病，是儿童保健科及儿科临床最常见的疾病之一，约 95% 是由于营养性维生素 D 缺乏所致。5% 是由内分泌和遗传代谢病所致的非营养性佝偻病，即迟发性佝偻病，是指发病年龄 ≥ 5 岁的儿童患活动性佝偻病，多见于 7~15 岁。女性多于男性。常因膝关节疼痛、双下肢 "O" 形或 "X" 形腿就医，或意外发生骨折后行基因检测发现。

1. 实验室检查

- 血清碱性磷酸酶增高。
- 血清 25(OH)D_3 或 1,25(OH)$_2D_3$ 早期降低。
- 血钙、血磷降低；尿磷排泄增高。
- 基因检测出突变，定位异常。

2. 影像学特点

双侧手腕部 DR 显示：临时钙化带模糊、消失、增宽，边缘不整，呈毛刷状或杯口状；干骺端增宽。骨龄迟滞。

一、肝豆状核变性

肝豆状核变性，1921 年由 Wilson 首先描述，又称威尔逊（Wilson）病，为一种常染色体隐性遗传病。先天性缺乏线粒体脂质过氧化酶使铜代谢障碍，引起脑基底节、肝、肾变性。国外文献报道发病率为 1/30 000~1/10 000。无性别差异。

本病主要因体内铜离子及结合蛋白代谢紊乱，在肝细胞内的溶酶体沉积，其排出、转运发生异常，进而累及脑基底神经节、肾脏、子宫内膜及角膜。使细胞内线粒体脂质过氧化酶作用异常，引起肝脾肿大、急性重型肝炎、肾性佝偻病、神经 – 精神症状、溶血性贫血，成年女性可发生习惯性流产等。

本病为多系统受累，临床症状复杂，早期极易误诊、误治。学龄前期或学龄期儿童，病初以急性肝炎起病，或反复发生溶血性贫血，肾损害、骨关节肌肉损害更罕见。10 岁以上儿童常以神经系统症状起病，如进行性震颤、书写痉挛、字迹不整、动作不协调，常不被人注意。后来发展为粗大震颤、流涎、言语表达不清、"面具脸"。神经症状出现愈早，病情进展愈快。未治疗者，脑部的病理损害呈进行性加重。经治疗临床症状可减轻。年长儿有的出现神经 – 精神症状，表现为胡言乱语，具有挑衅行为。其他少见表现为溶血性贫血，急性重型肝炎可导致突然死亡。

本病眼部特征性体征：角膜 K-F 环（＋）。

1. 实验室检查

- 血清游离铜水平降低。
- 血清铜蓝蛋白水平降低。
- 尿铜排泄定量增加。
- 血清铜氧化酶水平降低。
- 染色体检查异常基因定位 q14~q21。
- 当患儿有急性溶血性贫血时，红细胞计数、血红蛋白水平降低，网织红细胞 > 5%。
- 尿常规：持续隐性血尿及蛋白尿。

• 基因检测：对于常规检查不能确诊，早期筛查病例及基因携带者，考虑行基因检测。

2. 影像学特点

早期以皮层型损害为主，晚期则皮层、基底节区、丘脑、小脑、脑室系统均有异常。

（1）脑实质异常低密度影 主要分布于基底节区，尤其是豆状核、壳核、苍白球，其次是尾状核头部。丘脑、小脑齿状核、脑干，与病理解剖一致的低密度改变，其边缘、轮廓、境界显示不清。CT 值为 16~22HU。一般认为这种低密度影是由于铜离子沉积于血管周围，引起局部脑组织缺血、坏死、软化，甚至形成腔隙灶。CT 显示低密度影呈斑片状，经驱铜治疗后可见低密度影有所改善。

（2）脑萎缩 主要引起皮层性脑萎缩，好发于额、颞部。表现为脑沟、脑回、前纵裂池、侧裂池增宽加深；晚期则表现为全脑萎缩，脑皮层增宽加深及脑室系统扩张。

3. 诊断与鉴别诊断

（1）诊断要点 本病发生于学龄前期或学龄期儿童。多见以急性肝病起病。年长儿则有神经-精神症状。结合眼科检查角膜 K-F 环（+）。实验室检查：铜蓝蛋白水平降低。CT 扫描可见神经基底节区、丘脑等对称性低密度改变。

（2）鉴别诊断 ①扭转痉挛：患儿有肢体抽动、肌肉痉挛，但实验室检查（-），角膜 K-F 环（-）。头颅和颈部 CT、MRI 均无异常发现。②新生儿核黄疸后遗症：患儿出生不久出现黄疸，逐渐加重，可致脑瘫、智力低下。CT 显示全脑萎缩。③缺血缺氧性脑病后遗症：多见新生儿，有娩出窒息史，或迟发性维生素 K 缺乏致颅内出血。CT 显示急性期脑部为缺血缺氧、脑水肿、脑室系统受压、中线结构移位和各种颅内出血的表现。后遗症期 CT 可见脑萎缩、脑穿通畸形、脑内软化灶等。但各种关于铜代谢的检查均正常。④各种脑炎后遗症：病程中有高热、惊厥表现，脑脊液检查异常。CT 显示急性期为脑水肿，增强扫描可见病灶有强化特征。后遗症期出现脑萎缩或大脑半球白质区脱髓鞘改变。本组疾病角膜 K-F 环（-）。血清铜蓝蛋

白正常。⑤肾炎、骨关节肌肉损害，持续隐性血尿，要排除本病。

病例 1

男性，12 岁。双膝疼痛持续不缓解，隐性血尿 4 年。曾诊断为迟发性佝偻病，但治疗效果不佳。因意向震颤发现角膜 K-F 环（+）。血清铜蓝蛋白水平降低。尿常规隐血（++）。检出本病后用青霉胺治疗 10 年，复查病情平稳。因饮用啤酒再现明显震颤且较前加重，重新调整青霉胺剂量后前症逐渐好转。

双腕部平片示干骺端增宽，杯口状改变，骺线模糊。头颅 CT 示双侧基底节区对称性低密度影，边缘模糊（图 1.17.1）。经青霉胺治疗 10 年后复查 CT（图 1.17.2）。

诊断：肝豆状核变性伴迟发性佝偻病、肾脏损害。

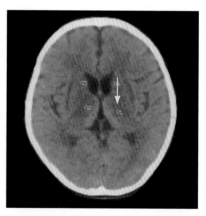

图 1.17.1 首次头颅 CT 图示双侧豆状核、丘脑呈对称性低密度影，CT 值为 24HU；侧裂池附近脑沟增宽

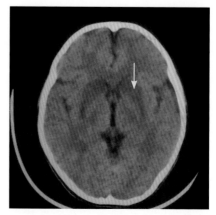

图 1.17.2 复查 CT 图示双侧基底节区对称性低密度影有所改善，但脑沟回增宽加深

二、低磷性佝偻病

低磷性佝偻病，也称低磷性骨软化症或骨质疏松症。由 *PHEX* 基因变异致病，遗传方式包括：X 连锁低磷性佝偻病，常染色体显性遗传低磷性佝偻病，遗传性低磷性佝偻病并高尿钙症，X 连锁隐性低磷性佝偻。临床表现：5~6 岁左右出现典型的活动性佝偻病，表现为骨骼畸形、侏儒症、习惯性骨折、肌张力降低。血磷降低，尿磷升高，钙磷乘积 < 30；血清碱性磷酸酶增高，有骨病增高的明显。血甲状旁腺激素增高，血 $1,25(OH)_2D_3$ 水平降低。

1. 诊断与鉴别诊断

（1）**诊断要点**　有活动性佝偻病症状，骨病、骨质疏松症骨折。血磷低、尿磷高，血清碱性磷酸酶增高。血甲状旁腺激素增高；血 $1,25(OH)_2D_3$ 水平降低。基因检测可检出突变的位点。

（2）**鉴别诊断**　①活动性佝偻病有临床症状及体征，血钙降低、血磷降低、血甲状旁腺激素升高，尿磷正常。维生素 D_3 治疗有效。②家族性抗维生素 D_3 病：四肢末梢抽搐、肌无力较重，血钙降低、血磷正常或增高。生理剂量或短期大剂量维生素 D_3 治疗有效。

2. 治　疗

• 口服 $1,25(OH)_2D_3$ 可使 90% 的病例骨痛症状改善。

• 治疗期间根据血钙、血磷、尿钙及骨片调节剂量，防止高钙血症。

病例 2

女性，6 岁。拾球时摔倒撞至马路道沿台阶致右股骨下段骨折，拍片发现右股骨下段骨皮质断裂，断端移位。查体：身高 116cm，体重 22kg。发育中等，消瘦。胸廓轻度畸形，左侧肋膈沟、肋外翻（图 1.17.3）。双侧手腕、踝关节，呈"手镯、脚镯改变"。

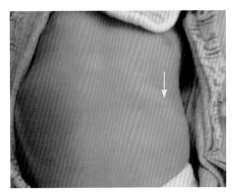

图 1.17.3　低磷性佝偻病（*PHEX* 基因突变）外观

否认家族史。

实验室检查：血钙、血磷降低，尿磷排泄增高。

患儿及其父母基因检测结果显示：*PHEX* 基因变异与所致疾病临床表型相符。结合其父母检查结果，推测该变异极有可能为新发变异，同时不能完全排除其父母为生殖细胞嵌合型携带者的可能。

骨龄：略迟滞，符合4岁2个月。第二掌骨近端的小多角骨关节面略有变凹；头骨、钩骨相邻面未见重叠，身骨骨化中心未出现；尺桡骨、尺骨骨骺骨化中心未出现（图 1.17.4）。

DR：股骨中下段可见骨皮质断裂，断端成角错位，软组织肿胀（图 1.17.5）。

最后诊断：低磷性佝偻病（*PHEX* 基因突变）骨龄略迟滞并右股骨中下段骨折。

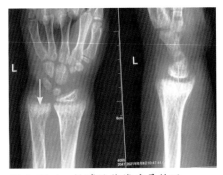

图 1.17.4　低磷性佝偻病骨龄观

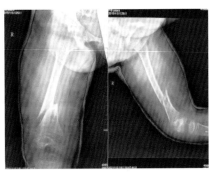

图 1.17.5　DR 图示右股骨中下段可见骨皮质断裂，断端成角错位，软组织肿胀

第18节 多趾（指）发育畸形

多趾（指）发育畸形，为一种临床多见的多基因或常染色体显性遗传病，由常染色体17q11.2 *NF1* 基因突变所致，本基因为人体抑瘤基因。少部分患儿可伴皮肤咖啡牛奶斑、皮下瘤样结节，偶有头颈部肿瘤，罕见颅内神经纤维瘤。

病例1

女性，10月龄。娩出时即发现双足多趾畸形。行X线检查发现双足第5跖骨远端膨大，远端呈"梯形"宽基底平台，第5趾骨由此分叉形成，余骨质结构完整，骨皮质连续，骨小梁走行规则，骨密度无明显异常改变，所见关节间隙不窄，关节面光滑；周围软组织无明显肿胀征象（图1.18.1）。诊断：双足第5趾重复畸形。

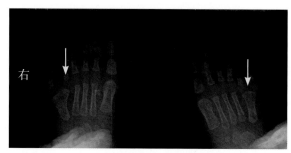

图1.18.1　DR图示双足第5跖骨粗宽，远端呈"梯形"宽基底平台，趾骨由此分叉形成

第19节　Chiari 畸形

Chiari 畸形，又称小脑扁桃体下移畸形，是颅枕颈结合部少见的一种后脑发育畸形。1896年由Chiari首先报告。临床症状因畸形部位而异。

1. 病　因

本病为后脑先天性的发育异常。病变基础为小脑扁桃体下疝到颈椎管内，致使延髓、脑桥和第四脑室均向下延伸。常伴有脊髓空洞、脑积水，以及颅颈部和脊柱、脊髓畸形。

2. 病理改变

Chiari 根据病理解剖畸形部位，将畸形分为4型。Ⅰ型：小脑扁桃体下移畸形，伴延髓部分下疝，无脑积水。Ⅱ型：小脑扁桃体伴第四脑室部分或全部疝入，同时伴有脊髓病变、脊髓空洞症。Ⅲ型：小脑、第四脑室均疝入颈椎椎管内，并伴有脑积水、脑膜膨出症。Ⅳ型：小脑发育不全，第四脑室扩张，后颅凹脑沟回、脑池增宽加深。

3. 临床表现

Ⅲ型、Ⅳ型患儿由于严重的畸形多于婴幼儿期夭折。Ⅰ型患儿主要在青春发育期或成年后出现症状，表现为颈项部疼痛、僵硬不适，尿急，尿频和进行性下肢痉挛。Ⅱ型患儿中仅10%自幼有症状，患儿爱哭闹，常发生呼吸暂停、喘鸣，头围进行性增大。下疝的脑组织压迫枕骨大孔区，出现后组脑神经症状和小脑症状，另外伴有脊髓空洞症时亦出现相应症状。患者可表现为头痛、肢体无力、麻木、颈部活动障碍、肌张力高，双手握力检查较差。后组脑神经麻痹，感觉障碍及共济失调。

查体：头围径线的数据较同龄正常儿增大，超过2个平均标准差（2SD）。囟门增宽、前囟膨出、落日眼、眼球震颤、后头变短。颈项强直，脑膜刺激征（＋或±）。下肢僵硬、痉挛。

4. 影像学特点

（1）X线检查　颅颈交界区断层最有诊断意义，表现为颅底陷入、寰枢关节脱位、寰椎枕骨化和颈椎融合顶颅颈交界区畸形。如果没有断层设备可用平片代替。

（2）CT　Ⅰ型：椎管或脑池造影（CTM）显示颈髓后方可见下疝的扁桃体呈舌形低密

度影，延迟扫描可见脊髓呈腊肠空洞形成。

Ⅱ型：CTM同样显示小脑扁桃体下疝。另外，额、顶和枕骨内板有多个小凹陷，内耳道变短，一半以上的患者大脑镰发育不良。四叠体、丘脑沟消失，中脑延伸到小脑半球之间。脑室系统畸形包括第三脑室、侧脑室扩大，第四脑室变小或消失，枕大池消失。Ⅲ型：颅底凹陷、枕大孔扩大、颈椎畸形，第四脑室受压，脑（脊）膜膨出，延髓、脑桥、小脑半球进入椎管内。

（3）MRI　Ⅰ型小脑扁桃体位于枕大孔连线5mm以下，下端扁平舌状，枕骨大孔前后径40mm左右。第四脑室轻度下移、延髓、上颈髓下移，延髓腹侧受压，枕大池狭小，脊髓变得冗长，枕大孔前后径为43mm，小脑扁桃体及下蚓部进入椎管内。约1/3的病例合并脊髓空洞。Ⅲ型枕大孔扩大，脑（脊）膨出，延髓、脑桥、小脑蚓部和小脑半球进入椎管，第四脑室受压，脑室扩大。

5. 诊断与鉴别诊断

（1）**诊断要点**　患者表现为头痛、肢体无力、麻木、颈部活动障碍、颈项僵硬，肌张力逐渐增高，双手握力检查较差。后组脑神经麻痹，感觉障碍及共济失调。结合影像学检查，诊断并不困难。

（2）**鉴别诊断**　Ⅰ型应与颅颈交界区正常所见鉴别。正常小脑扁桃体位于枕骨大孔下3mm。若3~5mm则为临界值，但小脑扁桃体下端浑圆。Ⅱ型需与颅内肿瘤和颈椎管内肿瘤鉴别，后者MRI增强显示肿瘤明显强化。

病例1

女性，39岁。外伤1h伴头痛、全身疼痛、皮下肿胀，行头颅MRI检查。追问病史，近2年感觉右手麻木。MRI矢状位＋轴位可见小脑扁桃体向椎管内疝入（约9mm），脊髓中央管扩张，呈断续状、部分呈串珠样长T2高信号。C_4~C_5、C_5~C_6椎间盘向后中央突出，范围为3.8~4.1mm，局部硬膜囊受压（图1.19.1，图1.19.2）。

诊断：①Chiari Ⅰ型畸形并脊髓中央管轻度扩张；②C_4~C_5、C_5~C_6椎间盘突出（中央型）并硬膜囊受压。

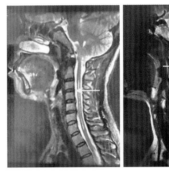
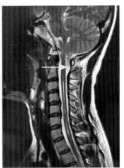

图1.19.1　矢状位MRI示椎管内脊髓中央管扩张

病例2

男性，28岁。进行性肢体僵硬、痉挛，行走困难20年余。查体：四肢肌张力增高，双手呈爪状。双侧拇指、食指对指不灵活。脑膜刺激征（＋）。病理体征巴宾斯基征（＋）。MRI矢状位T1加权像示小脑扁桃体有下移畸形，陷入枕骨大孔下，进入椎管内，髓内可见腊肠样改变（图1.19.3，图1.19.4）。

诊断：Chiari Ⅱ畸形并脊髓空洞症。

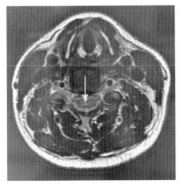
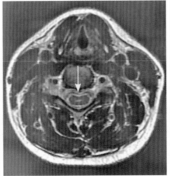
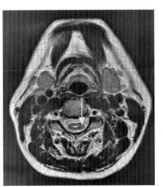

图1.19.2　MRI轴位可见C_4~C_5、C_5~C_6椎间盘向后中央突出，局部硬膜囊受压；脊髓中央管扩张，呈长T2高信号

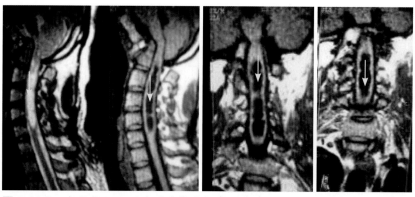

图 1.19.3　矢状位 MRI 示小脑扁桃体仍有下移畸形，陷入枕骨大孔下，进入椎管内，髓内可见腊肠样改变

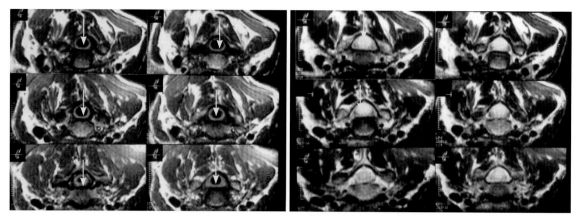

图 1.19.4　轴位 MRI 示小脑扁桃体仍有下移畸形，陷入枕骨大孔下，进入椎管内

第 20 节　神经皮肤综合征

本组疾病以皮肤 – 神经或（和）皮肤 – 骨骼损害为主要表现的一组疾病，包括 40 多种疾病。本节主要讲述皮肤与骨骼损害的疾病。

一、脑面血管瘤病

脑面血管瘤病，又称斯德奇 – 韦伯（Sturge-Weber）综合征。临床特征为癫痫发作、偏瘫、智力障碍，面部三叉神经支配区呈葡萄酒样血管痣。本病为家族性遗传病，呈散在发病，患病率约为 1/5000。

1879 年 Sturge 首先描述 1 例有癫痫发作的患者伴颜面部色素痣、同侧眼球突出和对侧偏瘫。之后，Kalischer 描述了同侧脑膜血管瘤。1910 年，Durk 首先报道了本病有脑内钙化灶。Weber 等用 X 线平片描述了颅内典型的灰质团

块状、皮质呈波纹状、脑沟回状钙化。

1. 病　因

在胚胎 4~8 周时，脑血管形成早期，端脑、眼与上颌面部皮肤血管相邻，这个阶段的脑、脑膜、颜面血管床发育异常，外胚层的血管分化，并长入颜面上部、脑枕叶。

2. 病理改变

肉眼所见：一侧颜面部三叉神经分布区毛细血管扩张。巩膜色素沉着。同侧脉络膜及枕叶的软脑膜上有微小血管瘤。病灶可以累及顶叶、颞叶、额叶或一侧大脑半球。患侧脑萎缩、钙化。脑灰质、白质、小动脉均可受累。镜检：软脑膜血管瘤为胚胎样毛细血管 – 静脉性畸形，弹力纤维及血管平滑肌缺乏。血管瘤附近神经细胞或神经纤维减少、变性、增生、钙化。

3.临床表现

患儿出生既有一侧颜面部呈葡萄酒色血管痣，不高出皮肤，与三叉神经分布范围一致。少数血管痣同侧脉络膜血管畸形，患儿有视力障碍（婴儿型青光眼）。80%~90%的患儿在1岁内有癫痫发作，表现为血管痣对侧肢体抽动、偏瘫或轻瘫，或者进行性智力减退和精神障碍。

4.脑电图

癫痫发作2周内，检出中度异常波。

5.影像学特点

（1）X线检查　颅内枕顶区有多发性钙化，呈"蛇形"或"双轨形"。2岁以后钙化逐渐增多。

（2）CT　①颅内多发性、多形性的钙化灶。多位于枕叶，也可见颞叶、顶叶、额叶，偶尔见于双侧。病理损害位于皮层表面，甚至伸入大脑半球。显示广泛的斑点状、锯齿状、脑沟回状、迂曲、波浪状钙化。CT值为86~120HU。②病变损害脑局部可见脑萎缩表现：大脑皮层局部脑沟、脑回、脑池增宽加深。增强扫描后，可见软脑膜的血管呈脑回状强化，异常引流静脉出现弧形强化。有的病例可伴动静脉畸形。③骨窗观察：患侧颅骨穹隆较对侧小，颅骨板障增厚，蝶骨嵴上抬。

（3）MRI　患侧大脑半球顶枕区呈弧状低信号，软脑膜上有血管流空征及团簇状高信号。

（4）数字减影血管造影（DSA）　患侧颞部皮质静脉减少，毛细血管静脉期弥漫性密度增高。

6.诊断与鉴别诊断

（1）诊断要点　本病主要表现为癫痫、智力低下、面部三叉神经支配区血管痣、轻瘫。CT显示颅内多形性的钙化灶与局部脑萎缩。

（2）鉴别诊断　①结节性硬化：癫痫发作、智力障碍，皮肤有咖啡牛奶斑、皮质腺瘤。颅内钙化见于基底节区、室管膜下，为结节状钙化。②神经纤维瘤：皮肤可见咖啡牛奶斑，虹膜Lisch小结节，皮肤神经纤维瘤，骨损害。颅内CT显示颞角脉络丛或延脉络丛钙化。蝶骨大翼发育不全，脑膜瘤，神经鞘瘤。③甲状旁腺功能减退：癫痫发作，低钙抽搐。CT显示颅内基底节区对称性钙化。④假性甲状旁腺功能减退：癫痫发作，智力减退。血钙正常。CT显示颅内对称性基底节钙化。

病例 1

男性，10岁。孪生二胎。发作性头痛、惊厥，智力轻度迟滞，轻瘫5年。查体：左侧额面上眼睑、面颊、口腔黏膜有葡萄酒样血管痣。巩膜呈褐色斑。神经系统：右侧肢体肌张力略增高，巴宾斯基征（+）。

CT示左侧枕顶叶皮层呈多发，宽大的锯齿状、迂曲样钙化，附近脑萎缩（图1.20.1）。DSA示左侧颞部皮质静脉减少，毛细血管动静脉期弥漫性密度增高（图1.20.2）。

转归：随访23年，于2015年11月因癫痫持续状态，抢救无效死亡。

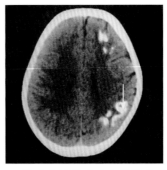

图1.20.1　CT图示左侧枕顶叶皮层呈多发、宽大的锯齿状、迂曲样钙化

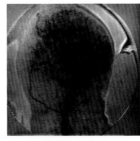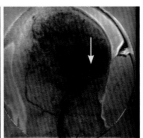

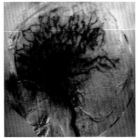

图1.20.2　DSA图示颈总动脉造影各个时段远端动脉期血管网丰富

病例 2

男性，17岁。反复抽搐、右侧肢体活动障碍13年。查体：神志清楚，左侧颜面可见葡萄酒样斑痣。心肺听诊未检出异常。腹平软，肝脾肋下未触及。脊柱四肢关节未见异常。神经系统检查：右侧膝腱反射亢进，右侧巴宾斯基征（+）。

头颅CT示左侧颅板下脑沟回增宽加深，左侧枕顶叶皮层呈多发、宽大的锯齿状、迂曲样钙化，附近脑萎缩，表面可见粗大钙化；局部颅板增厚（图1.20.3，图1.20.4）。

诊断：颅面血管瘤病。

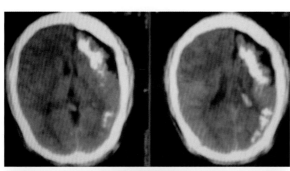

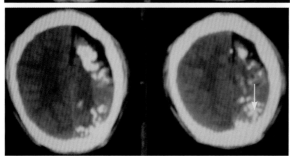

图1.20.3 CT图示左侧枕顶叶皮层呈多发、宽大的锯齿状、迂曲样钙化，附近脑萎缩

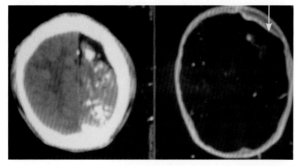

图1.20.4 CT图示左侧枕顶叶皮层呈多发、宽大的锯齿状、迂曲样钙化，额顶部颅板增厚

二、无痛无汗症

无痛无汗症，也称无汗性外胚叶发育不良，为一种罕见的常染色体隐性遗传疾病。*NTRK1*基因突变，使外胚叶的发育不正常所致。发病情况男性多于女性，女性可能为基因携带者。本症也属于神经皮肤综合征的一种。

1. 实验室检查

- 白细胞计数、分类均正常。
- 红细胞总数和血红蛋白检查正常，偶尔也可见降低。
- 新斯的明刺激发汗。

2. 病理改变

皮肤活检镜下：可见表皮的角化过度增生。皮下、皮内的汗腺、毛囊腺等皮肤附件缺乏。

3. 肌电图检查

双下肢均无异常电位信号引出。

4. 临床表现

患儿无汗腺，当气温超过30C° 时，体表无散热功能。夏天外界温度增高，患儿常有无故发热。当进入空调房间后，发热不经治疗即可自行下降。

查体：患儿毛发稀少、色黄、柔软、干燥。半数患儿指（趾）甲薄、脆，甲床表面有条纹状白色的突起，有时可见甲床表面有细小的脱屑。患儿恒齿缺如，并有特殊面容。前额及下巴隆凸，面颊凹陷，朝天鼻，唇厚而外翻，耳大如扇风耳。神经系统检查智力低下者占30%~50%。我们有7例患儿均合并痛觉、温觉障碍，其中1例患儿先后合并8次骨折，由于缺乏痛觉，骨折后一直未发现，当患儿出现肢体畸形愈合后，跛行、行走困难时才被家人发现。

5. 影像学特点

（1）**X线检查** 患肢正、侧位片显示曾发生骨折，并有骨痂形成、畸形愈合。

（2）**CT** 平扫软组织窗：骨折后骨痂形成，同时可见损伤局部伴有软组织肿胀。骨窗可见患肢或患部的骨骼畸形。例如，皮质连续性中断，其骨折断端的碎骨片发生移位和游离；或断端骨密度增高，皮质不光滑，有成角现象。

（3）MRI 中枢神经系统、脊髓、颅骨及脊柱均未见异常，仅显示骨骼畸形愈合部位的信号异常。

6.诊断与鉴别诊断

（1）**诊断要点** 患儿有无痛、无汗，以及夏季无故发热，经对症治疗后无效。并有多次骨折或畸形愈合，皮肤检查见真皮内缺乏皮肤附件结构。

（2）**鉴别诊断** 与其他类型的神经皮肤综合征成骨不全相鉴别。

病例 3

女性，9岁。多次骨折，行走困难，无诱因发热2年。患儿生性活泼、好动。3岁玩耍时摔倒，自行爬起，数周后家人发现患儿行走姿势异常。夏天无明显原因发热，很少出汗。一旦进入空调房间，体温自行降至正常。

X线平片示踝关节、胫骨下段、股骨上下段、骨盆、右侧股骨颈骨折并有骨痂形成（图1.20.5~图1.20.11）。

诊断：无痛无汗症并多发性骨折。

病例 4

男性，7岁。每逢酷暑无诱因发热，进入低温房间后体温自行降低。家人发现其跛行后就诊。X线平片可见足跟陈旧性骨折（图1.20.12，图1.20.13）。CT冠状位可见跟骨骨密度增高（图1.20.14，图1.20.15）。

诊断：无痛无汗症。

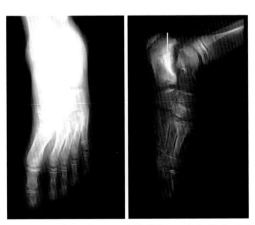

图1.20.5 X线平片示踝关节骨折，并有骨痂形成

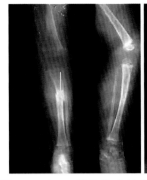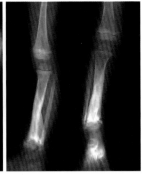

图1.20.6 X线平片示胫骨中上段骨折后高密度骨痂形成

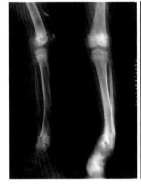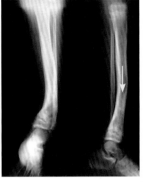

图1.20.7 X线平片示胫骨下段近踝关节骨折后高密度骨痂形成

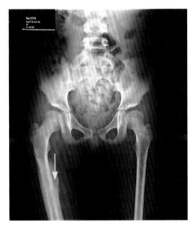

图1.20.8 X线平片示双侧侧股骨颈形态正常，右侧股中上段骨折后骨皮质骨痂形成

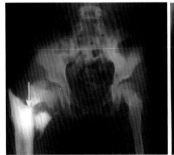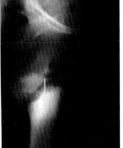

图1.20.9 X线平片示右侧股骨颈断离，断端骨密度增高，骨痂形成

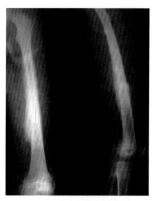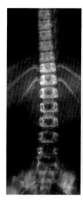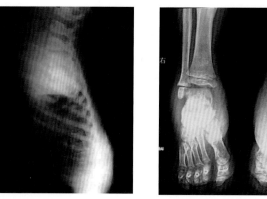

图 1.20.10　X 线平片示股骨中下段骨折后骨痂形成

图 1.20.11　X 线平片示脊柱椎体及附件形态、密度正常

图 1.20.12　X 线片示左足跟骨骨皮质断裂，移位，断端骨密度增高

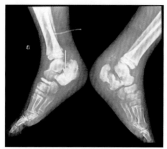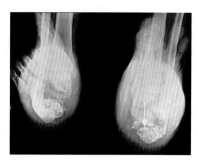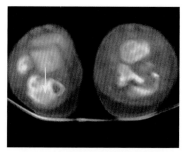

图 1.20.13　X 线平片示左足跟骨骨皮质中断、错位，断端骨密度增高

图 1.20.14　CT 图示左足跟骨骨皮质中断，断端骨密度增高

图 1.20.15　CT 图示左侧跟骨骨皮质连续性中断，右侧跟骨骨皮质下可见低密度囊性变，周边有骨密度增高的硬化带

第 21 节　先天性双膝关节半脱位

先天性双膝关节半脱位为罕见的骨病。本病女性多见，为男性的 2~8 倍。50% 的病例可并发其他先天畸形。无家族史及遗传倾向。

1. 临床表现

膝关节过伸、屈曲受限，股四头肌紧张呈挛缩状，髌骨多移位至膝关节外侧，胫骨平台位于股骨前方，呈半脱位或全脱位。

2. 影像学特点

（1）DR　胫骨及股骨内侧、外髁发育不良，髌骨多移位至股骨外髁的外侧。侧位片可见胫骨向股骨前上方移位。

（2）CT　扫描后重建后处理图像显示更清楚。

病例 1

女性，11 岁。行走困难 10 年，诊断为先天性髌骨脱位，来院进行康复训练。

生长发育较同龄儿迟滞。6 月龄抬头，1 岁独坐，2 岁可叫"爸爸、妈妈"。3 岁可讲简单单音节词语，吐字欠清。5 岁始独走，步态不稳。出生 6 个月时发现与同龄儿有异，曾做头颅 MRI、脑电图、血尿筛查及基因检测，未见明显异常。4 岁时曾注射鼠神经生长因子，间断综合康复训练 2 年。现肌力差，行走姿势异常，可独自站立、独行，但步态不稳，不能跑跳，可扶梯上下楼。言语可，吐字不清，理解力尚可。发病以来无发育倒退、无抽搐，身体无特殊气味，精神、食欲、睡眠尚好。

DR 示胫骨及股骨内侧、外髁发育不良，髌骨移位至双侧股骨外髁的外侧；侧位可见胫骨向股骨前上方移位（图 1.21.1）。CT 平扫 + MPR 重建 + 三维重建图显示股骨内外髁与胫骨平台髁间嵴错位，膝关节面间隙不对称，髌骨向股骨外髁的前上外侧移位（图 1.21.2，图 1.21.3）。

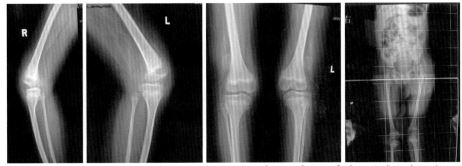

图 1.21.1　DR 图示胫骨及股骨内侧、外髁发育不良，髌骨向股骨外髁的前上外侧移位；侧位片可见髌骨向股骨前上方移位

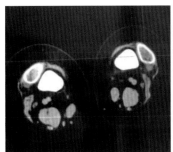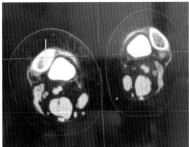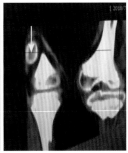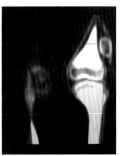

图 1.21.2　CT 图示股骨内外髁与胫骨平台髁间嵴错位，髌骨向外侧股骨外髁的前上方移位

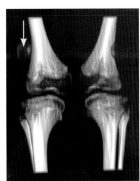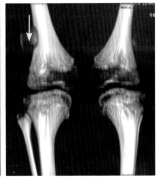

图 1.21.3　CT 图示股骨内外髁与胫骨平台髁间嵴错位，膝关节面间隙不对称

第二章

骨与软组织肿瘤

第1节　软骨源性肿瘤

一、内生软骨瘤

内生软骨瘤,是指发生于四肢短骨或长骨髓腔内的软骨病变。临床根据疾病起源部位分为单发性内生软骨瘤和多发性内生软骨瘤病。发病情况:多见于青少年;男女发病无差别。

1.病　因

主要是软骨内成骨紊乱,骺板软骨正常骨化障碍,干骺端软骨膨隆。

2.病　理

大体所见:病变部位,如手指掌骨畸形、关节脱位。镜检:有排列成团的单核小软骨细胞,细胞间有玻璃样软骨,间有钙化。

3.影像学特点

(1)DR　手部指掌骨单发性内生软骨瘤可见骨形态增粗、变形。皮质局限性膨胀性变薄,有圆形、尖圆形骨质稀疏透光区。

(2)CT　与X线平片相似。病变部骨呈粗大畸形,内有类圆形环套囊性扩张。皮质连续性中断。病理骨折处软组织肿胀。

4.临床表现

好发于四肢短骨,以手部指掌骨多见。手外形隆起、膨大、畸形。

5.诊断与鉴别诊断

(1)诊断要点　起源于手部指掌骨,外伤后肿痛、畸形,结合X线平片、CT可诊断。

(2)鉴别诊断　①指掌骨结核:起病缓慢,局部肿胀明显。X线平片、CT显示骨质疏松,髓腔骨破坏,偶见小死骨;软组织肿胀。②骨髓炎:有皮肤破损、感染史。局部皮肤充血、肿胀、发热、疼痛,病灶局部骨质呈溶骨性破坏或骨硬化密度增高;髓腔内无膨胀性改变。

病例 1

男性,11岁。打架后右手掌肿胀2周。X线平片示右手食指掌关节有透光区,部分皮质不连。CT示右手食指、掌部皮质变薄,呈类圆形囊性扩张,局部皮质连续性中断(图2.1.1)。手术病理活检:右食指内生软骨瘤。

诊断:右食指内生软骨瘤伴病理性骨折。

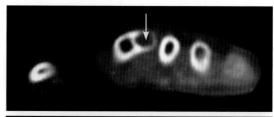
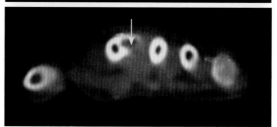

图2.1.1　CT图示右手食指、掌部皮质变薄,呈类圆形囊性扩张,局部皮质连续性中断

病例 2

男性，15 岁。左手环指肿胀 2d。X 线平片示左环指中节指骨内有 1.5cm×0.8cm 的肿胀性改变，近节指骨密度降低，第 4 掌骨有 1cm×0.5cm 的区域呈密度降低。CT 示左环指中节指骨有囊性扩张，左第 4 掌骨也有类似改变（图 2.1.2）。术后病理：左环指中节指骨、左第 4 掌骨内生软骨瘤。

诊断：左环指中节指骨、左第 4 掌骨内生软骨瘤。

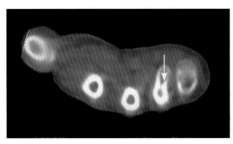

图 2.1.2　术后 2 年，CT 图示左环指中节指骨、左第 4 掌骨囊性扩张

二、骨软骨瘤

骨软骨瘤，也称外生性软骨瘤或外生骨疣，80% 的病例见于 10~20 岁的青少年，男性多于女性。好发于四肢长管状骨干骺端，如股骨下端、胫骨两端，扁骨亦可见到。但老年人中不规则小短骨少见。儿童邻近干骺端骺板长出，骨组织与干骺端相连的骨性突起。单发或多发，多发者与遗传有关，为常染色体显性遗传或伴性染色体遗传，多呈对称性发病。

1. 病　理

肉眼所见：瘤体较大，呈圆形或菜花状，蓝白色，带蒂有软骨帽的骨性隆起。年龄越小，软骨帽越厚。切面可见骨组织皮质、松质骨的广基与干骺端相连。镜检：可见瘤体由骨质构成，透明软骨帽，纤维组织包膜，髓腔内脂肪组织丰富。

2. 临床表现

一般无临床体征，偶尔触及关节附近骨性突起，DR 检出异常。

3. 影像学特点

（1）DR　单发性骨软骨瘤表现为邻近干骺端有骨性隆起，宽基底或带蒂呈圆形或菜花状。骨皮质、松质骨构成瘤体与基底部骨组织相连。瘤体密度不均，部分有钙化。

（2）CT　与 DR 相似。骨局部细微结构较 DR 更清晰。在干骺端广基底与骨组织相连的骨性隆起，顶端软骨帽可显示高密度钙化。CT 对髂骨、肩胛骨等少见部位发生的骨软骨瘤显示清晰。

4. 诊断与鉴别诊断

一般诊断较明确，结合发病部位的 DR、CT 表现即可诊断。

病例 3

女性，14 岁。右髋不适 2 个月。CT 示右侧股骨小转子有骨性隆起，广基底与骨干相连，软骨帽部分钙化（图 2.1.3）。诊断：骨软骨瘤。

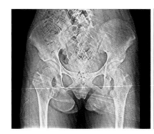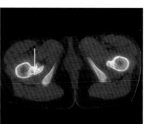

图 2.1.3　CT 图示右侧股骨小转子骨性隆起

病例 4

男性，50 岁。左髋部外伤后肿痛、活动受限 1d。骨盆 CT 平扫及三维重建显示：左侧髂骨翼外缘可见大小约为 3.0cm×1.2cm 的不规则骨性高密度影与之相连并向下生长，边界清，边缘密度增高，骨质结构完整，未见明确骨折及脱位征象；腰椎椎体边缘变尖，呈唇样变（图 2.1.4，图 2.1.5）。诊断：骨盆未见骨折征象，左侧髂骨翼骨软骨瘤。

病例 5

女性，16 岁。车祸伤及骨盆。骨盆平片可见髂骨外缘有菜花状骨隆起，带蒂，部分软骨帽钙化。瘤体骨质与基底骨组织相连。CT 示菜花状骨性隆起清楚，软骨帽部分钙化（图 2.1.6）。诊断：右侧髂骨软骨瘤（外生骨疣）。

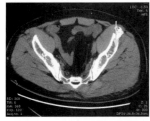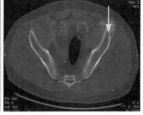

图 2.1.4 CT 图示左侧髂骨翼外下缘可见不规则骨性高密度影与之相连向下生长，顶端软骨帽密度增高

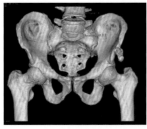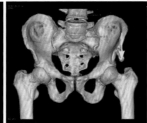

图 2.1.5 CT 图示左侧髂骨翼外下缘有不规则骨性高密度影与之相连并向下生长，边界清

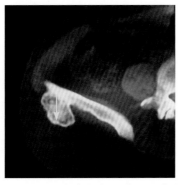

图 2.1.6 CT 图示髂骨外缘瘤体骨质与基底骨组织相连，呈菜花状骨性隆起

病例 6

男性，35 岁。腰痛，向左下肢放射。CT 示 L_3~L_4 椎体左侧小关节突呈菜花状骨质增生（图 2.1.7）。诊断：L_3~L_4 椎体左侧小关节突骨软骨瘤。

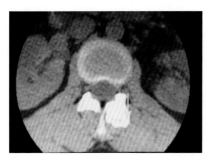

图 2.1.7 CT 图示 L_3 椎体左侧小关节突骨软骨瘤

病例 7

男性，15 岁。自幼穿鞋右足第 2 趾位易损。

3 个月前外伤后肿痛，拔甲时发现甲床下隆起。CT 显示右足第 2 趾有骨性隆起，广基与姆指骨皮质相连，远端软骨帽未见钙化（图 2.1.8）。

术后病理证实右足姆指甲床下骨软骨瘤。

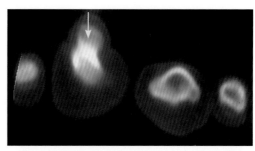

图 2.1.8 CT 图示右足第 2 趾有骨性隆起，广基与第 2 趾伸侧骨皮质相连，远端软骨帽未见钙化

病例 8

男性，65 岁。右足底疼痛 2 月余，拍片发现右足第 4 跖骨头基底部溶骨性破坏并病理性骨折。术后病理证实骨软骨瘤。

术前 CT 示双肺上叶、右肺下叶肺气肿，左肺下叶外基底段结节影；肝右叶多发囊性灶。ECT 可见全身骨代谢未见异常。

右足第 4 跖骨头软骨瘤伴病理性骨折术后 3 个月行全身 PET/CT 检查评估。PET/CT 示右足第 4 跖骨头下病理骨折术区放射性核素轻度摄取；余双足各骨骨性结构完整，皮质光滑，骨密度均匀，无放射性核素异常分布（图 2.1.9）。

诊断：①全身 PET/CT 显像未见明显葡萄糖代谢异常征象；②右足第 4 跖骨头软骨瘤并病理性骨折术后改变。

病例 9

男性，18 岁。左足第 4 趾甲床下包块 1 年，逐渐增大。DR 示左足第 4 趾骨粗隆可见一骨性膨胀，呈"蒜头状"改变，骨皮质光滑，骨密度尚均匀，周围软组织间隙增宽（图 2.1.10）。诊断：左足第 4 趾骨粗隆骨软骨瘤。

病例 10

男性，42 岁。左侧耻骨隆起，偶有压痛。查体：耻骨联合左侧隆起，呈小包块，质中、偶有压痛。PET/CT 可见左侧耻骨联合骨性隆起，表面光滑，骨密度均匀，顶端钙化，且有放射性核素高浓聚（图 2.1.11）。

诊断：左侧耻骨联合骨软骨瘤。

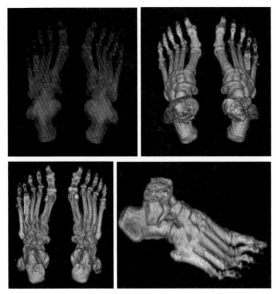

图 2.1.9　PET/CT 示右足第 4 跖骨头下病理性骨折术区放射性核素轻度摄取

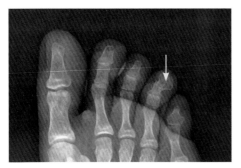

图 2.1.10　DR 图示左足第四跖骨粗隆有骨性膨胀，呈"蒜头状"改变

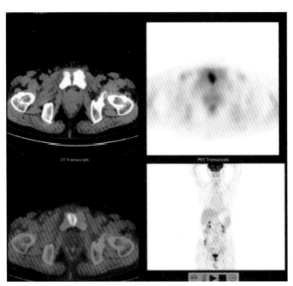

图 2.1.11　PET/CT 图示左侧耻骨联合骨性隆起，FDG 放射性核素高浓聚

三、软骨母细胞瘤

软骨母细胞瘤，又称成软骨母细胞瘤，是一种少见的骨肿瘤。发病率仅占原发性骨肿瘤的 1%~1.8%。10~20 岁男性多见。男女患病之比为 1.8 ：1~2.1 ：1。肿瘤好发于长骨骨骺端与骺板附近，并向干骺端伸展。好发于股骨远端，胫骨近端（约 57%），其次见于肱骨近端、跟骨等。

1. 病　理

肉眼所见：肿瘤呈圆形或类圆形，边界清晰，质硬。剖面呈灰白色或混杂色，有出血和囊变，切割时有沙砾感。镜检：瘤细胞呈多角、立方形密集，核圆，间有少量软骨样基质伴格子样钙化，少量多核巨细胞和坏死。术后短期复发，为浸润性。肿瘤免疫组化试验：Vimentin 及 S-100 阳性。

2. 临床表现

本病主要见于青春期男性，起病隐匿，临床症状轻。局部疼痛轻微，有时活动受限。浅表部位可扪及骨质稍隆起，邻近关节可有积液，极少合并病理性骨折。

3. 影像学特点

（1）DR　骨骺部皮质光滑、完整。有偏心性、膨胀性地图状或溶骨样骨破坏区，边界清楚，周边有骨硬化缘。破坏区内约 60% 有弧状或环状瘤骨。有 40%~60% 在近骨干侧有实性或分层状骨膜反应。

（2）CT　长骨干骺端有膨胀性溶骨样骨密度降低区，骨皮质光滑。皮质下骨破坏区边界清晰，且有骨硬化缘。瘤内有不规则形斑片状、条纹样骨密度增高影，间以溶骨样无小梁结构的低密度影。骨组织周围的肌间隙、脂肪层线清晰，无渗出肿胀。

（3）MRI　长骨骨骺破坏，呈长 T1、长 T2 信号，骨破坏区内的钙化或瘤骨，呈高信号内混杂形态各异的低信号。

4. 诊断与鉴别诊断

（1）诊断要点　本病以青春期男性多见。局部疼痛。诊断结合 DR 及 CT 扫描所见。病理活检为最终诊断。

（2）鉴别诊断 ①骨巨细胞瘤：发病年龄偏大，骨骺线多有愈合。肿瘤大，无瘤软骨钙化及硬化缘。②慢性骨脓肿：骨破坏区硬化缘较厚，其内缘清晰，偶见小死骨；外缘模糊不清。③嗜伊红细胞肉芽肿：常见骨膜反应，少见骨骺部，无瘤软骨钙化。④内生软骨瘤：病变部位有硬性肿块，偶有压痛。DR呈圆形膨胀性改变，骨皮质变薄，无瘤软骨钙化。

病例11

男性，13岁。右膝疼痛1年，加重4个月。CT示右侧胫骨上端有类圆形偏心性、膨胀性的密度降低区；皮质变薄如蛋壳状，表面光滑；内有多发的蜂房状骨嵴形成（图2.1.12）。

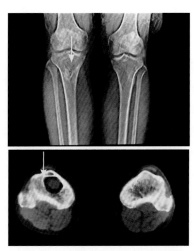

图2.1.12 CT图示右胫骨上端有类圆形骨破坏区，大小约为7cm×8cm×5.1cm

术中所见病变局部骨皮质呈灰暗色、质软，皮质很薄。髓腔内为红色肉芽及破坏的骨质，腔内约为4cm×3cm×3.5cm。术后病理证实软骨母细胞瘤。诊断：非侵袭性软骨母细胞瘤。

转归：术后随访5年术区无变化。

病例12

男性，40岁。8个月前自行触及左侧耳门下方有一黄豆大小结节，质硬、不活动、无痛。随后结节逐渐增大，出现张口不适，口腔医生怀疑恶性肿瘤，进行手术切除。术后病理证实左侧下颌骨髁状突软骨肉瘤。

术后8个月，在同一部位又出现一肿块，质软，有轻压痛，不易推动，考虑左侧下颌骨、髁状突软骨肉瘤术后复发。MRI T2WI左侧翼腭窝内有一混杂信号影，边界不规则（图2.1.13）。

诊断：左侧下颌骨、髁状突软骨肉瘤术后复发。

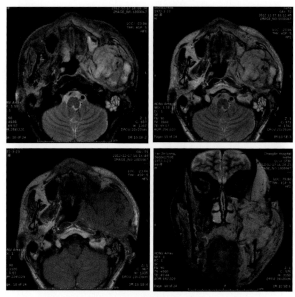

图2.1.13 MRI图示左侧翼腭窝内有一混杂信号影，边界不规则

四、骨软骨瘤病

骨软骨瘤病，也称骨软骨瘤病综合征，是指体内骨骼表面多发性软骨瘤，是一种罕见骨病。10岁前发病，发病男女之比为2∶1。女性病例症状轻，但可遗传给后代。多发于膝关节。文献报告本病为常染色体显性遗传病，有3个特征：①具有遗传性；②股骨下端、胫腓骨上端骨畸形或骨短缩；③恶性变软骨肉瘤的发生率高（发病率约为2%）。

1.诊断与鉴别诊断

（1）诊断要点 可见多骨异常，包括股骨远端，胫、肱骨近端的干骺端骨性隆起。背离关节，有宽基底，顶端有软骨帽，部分钙化。

（2）鉴别诊断 ①软骨发育不全：自幼发病，身材矮小，当发生于腕骨、股骨、胫腓骨远端造成骨短缩时要与软骨发育不全鉴别。②软骨肉瘤：当骨软骨瘤恶性变，瘤周可见棉絮样钙化、骨膜反应性增生，要与软骨肉瘤鉴别。③纤维肉瘤：当邻近骨周软组织钙化明显，要与纤维肉瘤鉴别。

病例 13

男性，15 岁。体检时发现胸部 X 线片有多个高密度影，边缘光滑。10 岁时曾确诊骨软骨瘤病，其双膝关节走路过多时疼痛，已有 1 年余。查体：双膝关节屈侧外形异常、压痛，可触及皮下多个骨性隆起，质硬、固定、不易推动。家族史：其母全身多发性骨软骨瘤病，行多次手术切除。

DR 示双膝关节屈侧、胸廓有多个骨性隆起，部分呈长柄，远端无软骨帽钙化（图 2.1.14）。CT 骨窗+三维重建示双膝关节屈侧可见多个骨性隆起，部分呈长柄，远端软骨帽无钙化（图 2.1.15）。

诊断：骨软骨瘤病。

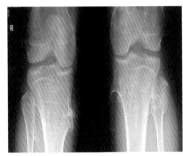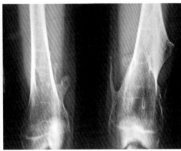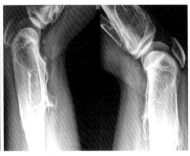

图 2.1.14　DR 图示双侧股骨远端、胫腓骨近端可见多个骨性隆起，顶端软骨帽无钙化

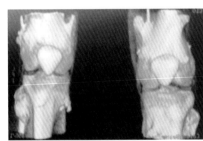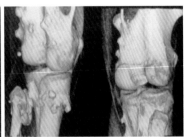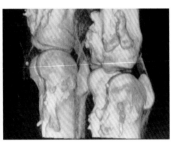

图 2.1.15　三维重建 CT 图示双膝关节股骨远端、胫腓骨近端可见多个骨性隆起，软骨帽未见钙化

第 2 节　骨源性肿瘤

一、骨　瘤

骨瘤，多发生于膜内化骨的颅面骨与鼻旁窦内，少数发生于四肢。好发于青少年。Gardner 于 1933 年首先报告一组骨瘤—家族性多发性结肠息肉—软组织瘤为主要特征的综合征，在本病属于常染色体显性遗传。临床表现：颅骨形态异常，质硬，结节样突起，无红肿、压痛。在鼻旁窦或颅底时出现挤压症状。病理活检：成熟的骨结构。CT 可见颅骨外板局灶性骨性隆起，皮质光滑，广基与颅骨外板融为一体，密度均匀一致，CT 值 >200HU。

1. 诊断与鉴别诊断

（1）**诊断要点**　头颅外板可及质硬的结节样突起，依据头颅平片及 CT 扫描所示不难诊断。对于家族多发且伴有胃肠道息肉、骨软骨瘤的患者，要排除加德纳（Gardner）综合征。

（2）**鉴别诊断**　①颅骨纤维异样增殖症：为颅骨、面骨多处发病，可有颜面骨性隆起、突眼。头颅平片及 CT 显示局灶性大片状骨硬化区。②颅内板增生：头颅平片、CT 可见呈对称性的双侧颅骨板障内增生性改变，病变为波浪状。

病例 1

男性，16岁。左颞部颅顶无痛性突起4年。CT显示右颅骨外板有致密的骨性隆起，皮质与颅骨外板连续、光滑，密度均匀一致，CT值为200HU（图2.2.1）。诊断：左颞部骨瘤。

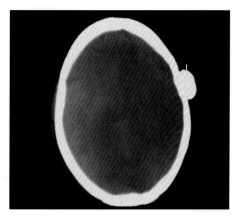

图2.2.1　CT图示呈致密的骨性隆起，骨皮质与颅骨外板连续

病例 2

男性，11岁。发现右枕顶部包块7d。无外伤史。查体：右枕顶部包块表面圆隆，质硬，无压痛。CT示右枕顶部颅骨外板局限性骨性隆起，广基底与外板相连，表面光滑（图2.2.2）。

诊断：右顶部骨瘤。

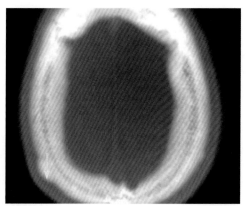

图2.2.2　CT图示致密的骨性隆起，皮质与颅骨外板连续

病例 3

女性，52岁。自行扪及左枕部包块，无压痛。CT示左侧枕骨外板侧可见一半圆形骨性突起，大小约为2.5cm×1.3cm，边缘光滑，周围软组织无明显肿胀（图2.2.3）。诊断：左枕部骨瘤。

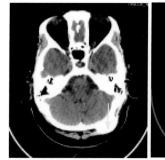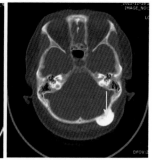

图2.2.3　CT图示左侧枕骨外板半圆形骨性突起，边缘光滑，密度均匀

病例 4

女性，77岁。甲状腺功能减退、冠心病、高血压、脑梗死。患者自幼可扪及左耳旁结节性包块。查体：左乳突及耳屏外旁可扪及一包块，约指尖大小，质硬，活动度差。

头颅CT可见左侧颞骨岩锥耳屏旁有一骨性隆起，表面光滑，其内密度均匀。软组织窗＋骨窗：左侧颞骨岩锥乳突小房及耳屏外旁可见一大小约为1.8cm×1.7cm的骨性密度影，向外隆突，边界清、密度均匀（图2.2.4）。

诊断：左侧颞骨岩锥乳突小房、耳屏外旁骨性隆起，考虑骨瘤。

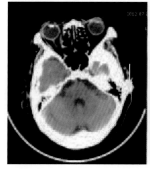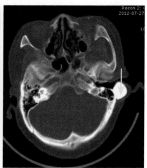

图2.2.4　CT图示左侧颞骨岩锥外缘旁可见骨性密度影向外突出，边界清

病例 5

女性，16岁。2年前因左侧鼻塞、头痛行CT检查，发现左侧鼻腔内骨瘤。手术切除左侧鼻腔致密瘤骨组织。术后病理证实左侧鼻腔骨瘤。

术后2年前症再现，考虑鼻骨瘤术后复发。行鼻旁窦检查。CT示左侧鼻腔有一半月形骨性致密影，边界清楚，鼻中隔偏移（图2.2.5）。

诊断：左侧鼻腔骨瘤术后复发。

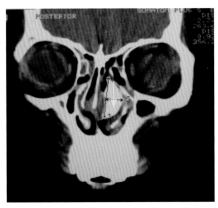

图2.2.5 CT图示左侧鼻腔内可见半月形骨性致密影，边界清楚

二、骨样骨瘤

骨样骨瘤是起源于成骨性间胚叶，具有形成骨样组织倾向的良性骨肿瘤，呈自限性生长。范围在1~2cm以下。好发于10~20岁。男女发病之比为3：1。发病部位：股骨和胫骨占全部病例的75%，其次为肱骨和手足骨，偶见肩胛骨、髂骨、脊柱等。

1.病 理

骨样组织巢，血管丰富，含放射状骨小梁、钙化或骨化，边缘有成骨细胞或少数破骨细胞。瘤周有粗大、不规则的骨小梁或骨密质。瘤巢＜2cm，核心为沙砾状或颗粒状，呈红棕色夹杂着白色或黄色斑点。质地软似肉芽组织，硬可似骨组织。肿瘤无包膜，仅有环状充血带相隔，瘤周有骨硬化缘，瘤巢位于其中。

镜下：瘤巢和瘤周反应骨间有明显的分界。瘤巢由类骨小梁而成，小量纤细编织不规则，并有钙化沉积，其中心沉积最多，甚至形成骨样组织。成骨细胞常绕骨样组织排列，分化良好。小梁间有血管纤维结缔组织和良性多核巨细胞。

2.临床表现

间歇性局部疼痛，夜晚尤甚，疼痛随病情的进展加重，时有功能障碍，服用水杨酸类药物可缓解疼痛。易误诊为风湿病。肿瘤位于软组织较少的部位，局部可以出现肿块、水肿和压痛。若病损在关节附近，可有屈曲挛缩或关节炎症状。患侧可因骨生长紊乱而表现为下肢不等长，位于肋骨或脊柱可引起脊柱侧弯畸形。

3.影像学特点

（1）DR 50%以上发生于股骨和胫骨的长骨骨干。分型：根据瘤巢发生部位分为皮质型、骨膜下型、髓腔型。局部有层状或葱皮样骨膜反应；髓腔内及骨膜下型瘤巢周边增生、硬化及骨膜反应相对较轻。早期皮质有较小范围的圆形或卵圆形的透亮区，直径为0.5~2.0cm，内含致密的瘤巢。随着病情的发展，透亮区呈偏心性瘤巢。病程长者中少数可有2或3个瘤巢。

（2）CT 与X线平片所见相似。HRCT能清晰显示瘤巢的大小、形态、数目、位置，骨膜反应及瘤周水肿带。

（3）MRI 瘤巢T1WI呈低至中等信号，T2WI为低至中等或高信号，骨样组织、内部钙化或骨化在各序列均为低信号；增强扫描瘤巢明显强化；瘤周骨皮质增厚、骨膜反应为低信号；瘤周骨髓及软组织充血水肿。

4.诊断与鉴别诊断

（1）**诊断要点** 患肢局部疼痛，夜尤重，服水杨酸类有效。DR或CT扫描发现小于2cm的圆形或椭圆性透亮区，中央为致密瘤巢，周围骨硬化，瘤周水肿。

（2）**鉴别诊断** ①骨母细胞瘤：二者在病理上相似，甚至无法区别，骨母细胞瘤病灶较大，患者无夜间疼痛等典型症状，且常累及椎体。发生在管状骨的病灶，一般体积较大，呈囊性改变，生长快，缺乏硬化反应。②骨皮质脓肿：二者疼痛性质不同。既往有局部温度升高和肿胀病史，瘤巢内钙化较少。骨膜新生骨少且更不规则。③骨结核：长骨结核也可出现瘤巢，但缺乏硬化，且边缘不整，透亮度低，周围肿胀严重。④硬化性骨髓炎：骨皮质增厚、硬化，无脓肿、死骨、瘤巢。水杨酸治疗对疼痛无效。

病例 6

男性，9岁。右腿疼痛6d，夜晚尤甚。CT示右胫骨局限性骨皮质增厚，髓腔有瘤巢（图2.2.6）。术后病理证实骨样骨瘤。

病例 7

女性，8岁。右腓骨上段傍晚疼痛月余、多汗。当地医院按生长性骨痛治疗无效。CT示右腓骨上段骨皮质增厚，髓腔骨密度增高，瘤周水肿明显（图2.2.7）。术后病理证实骨样骨瘤。

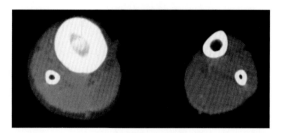

图2.2.6　CT图示右胫骨局限性骨皮质增厚，髓腔内可见瘤巢

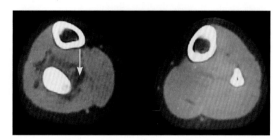

图2.2.7　CT图示右腓骨上段骨皮质增厚，髓腔骨密度增高，骨周水肿明显

病例8

男性，4岁。左侧大腿无诱因疼痛3月余。DR、CT可见左股骨下段骨皮质增厚，有类圆形溶骨性破坏，中央有点状钙化，周围可见硬化缘（图2.2.8）。MRI示病灶内类圆形溶骨性骨质破坏，股骨中下段骨髓水肿，股中间肌、股二头肌短头水肿（图2.2.9~图2.2.11）。

镜检：左股骨下段骨样组织成网状排列，骨小梁周围有骨母细胞围绕，局部血管扩张，可见散在多核巨细胞反应及钙化（图2.2.12）。病理诊断：左股骨下段骨样骨瘤。

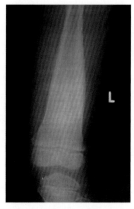

图2.2.8　DR图示左股骨下段骨皮质增厚，见类圆形溶骨性破坏，中央有点状钙化

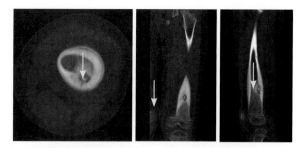

图2.2.9　CT图示左股骨下段骨皮质增厚，见类圆形溶骨性破坏

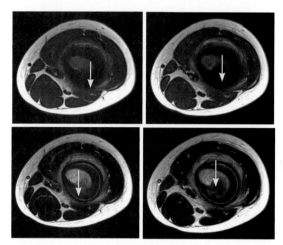

图2.2.10　MRI图示左股骨下段骨皮质内类圆形溶骨性骨质破坏，股骨中下段骨髓水肿

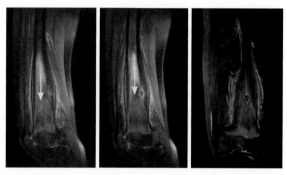

图2.2.11　MRI图示左股骨下段骨皮质内类圆形溶骨性骨质破坏

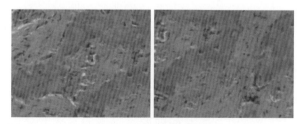

图2.2.12　左股骨下段骨样骨瘤病理图

三、骨母细胞瘤

骨母细胞瘤，也称成骨细胞瘤，为少见的儿童原发骨肿瘤。发病率占骨肿瘤的1.16%。

45% 发生于脊柱椎体附件。多见于学龄期及青春期儿童。有文献报道发病年龄大于 11 岁，男女之比为 3∶1。

发病部位：肿瘤多源于脊柱椎体附件及长管状骨。前者发病约占 45%，后者为 55%。DR、CT 显示：瘤体较大，有蛋壳状薄骨包绕，内为偏心性、膨胀性、溶骨样骨破坏，可见骨化影。临床特征：当肿瘤生长较大时，产生局部压迫症状，多意外发现。肿瘤局部疼痛、压痛，突向胸腔内可有咳嗽。

1. 病　理

分为普通型（良性）和侵袭型（恶性）两种类型，区别在于术后易复发。大体所见：瘤体位于骨皮质内，体积大，体外有骨外膜及新生骨。有时可穿破骨膜进入软组织，常突入椎管内。切面呈灰黄色或暗红色，有沙砾感。血管丰富，易出血。

镜检：大片骨母细胞密集，胞体肥大，呈多角形、巢状、薄片状，病灶内有骨样组织、钙化、新骨形成。普通型罕见核分裂，侵袭型可见异型细胞及核分裂。基质有疏松的纤维和血管。

2. 临床表现

起病隐匿，病程较长。主要为肿瘤压迫引起的局部隐痛、钝痛、触痛；或因疼痛有局部肌肉痉挛、活动受限、局部软组织肿胀；或因肿瘤向胸腔内发展，产生刺激性咳嗽；或瘤体压迫致局部肺不张，炎症。

3. 影像学特点

（1）X 线平片　骨质膨胀性破坏，骨硬化。脊柱、椎体、附件或长管状骨均有发病。骨破坏区呈蛋壳状，边界清楚。瘤体较大，呈偏心性、膨胀性、溶骨性破坏区。在溶骨中心又有骨化。有时可破入软组织间隙。

（2）CT　瘤体起源于病变骨组织，呈向外扩张性，为膨胀性的实质性肿块影。其边界清晰，薄蛋壳状骨包绕。瘤内密度不均。在破坏区内又有斑点状骨化影。周围间以低密度坏死、囊变。特点是瘤内血管丰富，易有出血、坏死、囊变。术后复查 3 年无复发，术后脊柱逐渐出现侧凸畸形。

（3）MRI　术前可观察肿瘤形态、范围、位置及肿瘤与椎管内硬膜囊，脊髓是否受累。较 CT 清晰。在预测病理分型时有价值。

4. 诊断与鉴别诊断

（1）诊断要点　患侧局部隐痛，剧烈活动后肿胀。结合 X 线平片、CT 扫描及病理活检诊断。

（2）鉴别诊断　①起源与胸椎及椎体附件的骨母细胞瘤要与尤因肉瘤、神经母细胞瘤鉴别，后两者均恶性程度高，转移早。患儿有长期发热、贫血、骨关节疼痛。X 线片、CT 扫描见溶骨样骨破坏。结合病理检查不难诊断。②起源于胸椎及椎体附件的骨母细胞瘤要与纵隔内肠源性囊肿鉴别，后者为一种先天畸形，胸部 X 线片及 CT 显示纵隔内软组织肿块，边缘光滑清晰，无骨组织影。病变部位椎体有半椎体，蝴蝶形椎体先天畸形。③起源于长骨的骨母细胞瘤，要与骨肉瘤、慢性骨脓肿、软骨母细胞瘤等进行鉴别。④骨肉瘤：多见于男性，患肢肿胀、疼痛、活动障碍，局部皮温增高。X 线平片、CT 可见软组织肿胀，内有瘤骨，骨膜反应，骨皮质增厚，髓腔变窄或髓腔扩大呈溶骨样破坏。⑤慢性骨脓肿和骨结核：起病隐匿，有慢性骨感染病史。X 线平片可见骨增生、骨硬化；CT 示骨破坏、骨质疏松、骨小梁稀疏，骨密度降低。⑥软骨母细胞瘤：患肢隐痛，不适。长骨干骺局限性骨破坏区，术前很难做出定性诊断。结合手术病理检查诊断。

病例 9

男性，12 岁。右膝关节疼痛 4 个月。CT 示右胫骨平台下不规则形低密度破坏区，呈膨胀性改变，周围有骨硬化缘，内有多个骨碎片及大片低密度影（图 2.2.13）。术后病理证实骨母细胞瘤。

转归：术后 5 年随访，手术病灶未见复发。

最后诊断：骨母细胞瘤（非侵袭型）。

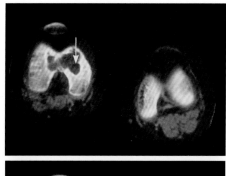

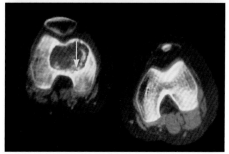

图 2.2.13　CT 图示右胫骨平台下呈膨胀性、不规则形的低密度骨破坏区，内有骨碎片及大片低密度影

病例 10

女性，9 岁。咳嗽伴右后背疼痛 1 周。

胸部 X 线片可见 T_4~T_5 右后肋间有 16cm×14cm 的巨大肿块影，邻近肋骨有骨破坏（图 2.2.14）。CT 示骨破坏区呈蛋壳状骨包绕，破坏区内呈膨胀性、溶骨性改变，溶骨区内又有新生骨化影；肿块致右肋椎关节、横突有骨破坏（图 2.2.15）。MRI 示肿瘤骨破坏区，并伸入椎管内（图 2.2.16）。诊断：T_4~T_5 右侧小关节突骨母细胞瘤（非侵袭型）。

转归：术后经 3 年随访，局部未见复发。术后逐渐出现脊柱侧弯，27 岁时脊柱侧弯加重，接受了康复治疗。术后 CT 复查连续 3 年未见术区肿瘤复发（图 2.2.17，图 2.2.18）。

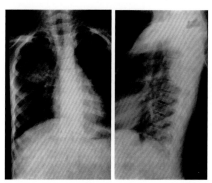

图 2.2.14　胸部 X 线片正侧位图示 T_4~T_5 胸椎，右后肋间有巨大肿块影，波及肋骨

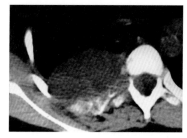

图 2.2.15　CT 图示骨破坏区呈蛋壳状骨包绕，破坏区内呈膨胀性、溶骨性改变

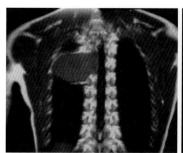 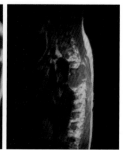

图 2.2.16　MRI 图示肿瘤骨破坏，并伸入椎管内

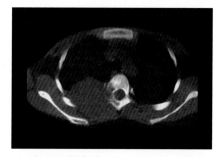

图 2.2.17　术后 1 年复查 CT，未见肿瘤复发

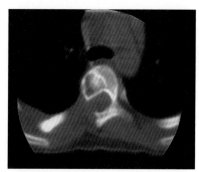

图 2.2.18　术后第 3 年复查随访未见新病灶，但脊柱侧凸畸形较前明显

四、骨肉瘤

骨肉瘤，是指肿瘤细胞能直接形成骨样组织或骨质的恶性肿瘤。骨肉瘤可分为原发性和继发性两种。继发性骨肉瘤是指在原发某种骨疾病的基础上所发生的骨肉瘤，是青少年最常见的恶性骨肿瘤。发病情况：男性多于女

性，男女之比为 1.5 ∶1。好发年龄为 10~20 岁（47.5%），成人发病的平均年龄为 30 岁。发病部位多见于四肢长骨，尤其在膝关节附近，其次为肱骨上端。骨干两端的骨内、骨骺很少波及。近年有骨皮质内、骨膜、骨旁的报道，脊柱及椎体附件也受累，发病约占 4%。罕见的多灶性骨肉瘤预后很差。

1. 病　理

大体所见：肿瘤位于骨的干骺端，长度一般为 10~20cm。肿瘤组织呈白色，质坚韧，略具弹性，瘤内有坏死、囊性变。若瘤组织内有血管扩张或出血时，则肿瘤组织呈紫红色。镜检：肉瘤细胞呈梭形，并有高度间变和条形性。细胞核可有两个或更多，巨大而深染，有分裂象，发生钙化，形成肿瘤性骨。组织化学染色碱性磷酸酶阳性。

2. 临床表现

早期症状常见疼痛，初为间断性，逐渐转变为持续性剧痛。局部发热、肿胀，皮肤有静脉曲张及水肿等，若已侵犯关节则有关节功能障碍；侵犯骨皮质后，易引起病理性骨折。

3. 实验室检查

- 白细胞计数增多。
- 红细胞及血红蛋白减少，呈小细胞低血色素性贫血。
- 血沉增快。
- 碱性磷酸酶增高。
- 免疫组化检查异常。

4. 影像学特点

（1）**X 线平片**　①骨质破坏；②肿瘤骨；③肿瘤软骨钙化；④软组织肿块；⑤骨膜新生骨。X 线的改变可分为 3 种类型：①硬化型，内有大量肿瘤新生骨形成，X 线见骨内呈云絮状或斑块状密度增高，并出现 Codman 三角及放射状瘤骨影像；②溶骨型，以骨质破坏为主，早期常表现为筛孔状骨破坏，以后进展为虫蚀状、大片状骨破坏；③混合型，即硬化型与溶骨型的征象并存。

（2）**CT**　早期有软组织内瘤骨和骨膜反应，突向外形成软组织包块，轮廓不清，密度不均，内有低密度坏死。如有出血或瘤骨则形成密度增高影，CT 值为 20~120HU。病灶局部不规则骨皮质增厚、骨硬化、骨膜反应性增生，呈针状或层状分布于骨皮质表面，为略高密度影。髓腔受累可出现髓腔内密度增高或低密影。

CT 引导下骨介入穿刺：在 CT 引导下，从骨破坏区直接抽取病变骨组织行病理检查。

（3）**MRI**　早期髓腔内及软组织改变，可确定病变范围。但 MRI 表现无特异性，信号十分复杂，肿瘤部位的骨膜反应、钙化、骨化均为低信号，骨膜增生伴水肿、T2WI 呈不均匀或混杂的稍高信号。瘤内多血管时，可见点状、条状无信号的流空征。

（4）**ECT**　肿瘤原发灶及转移灶放射性核素浓聚。

（5）**PET/CT**　肿瘤原发灶及转移灶，并见骨破坏、脏器转移灶形态学破坏及放射性核素浓聚。

5. 诊断与鉴别诊断

（1）**诊断要点**　典型骨肉瘤的诊断难度不大。根据发病年龄、发病部位和临床表现，结合多种影像学检查，必要时行术前病理活检。

（2）**鉴别诊断**　①骨纤维肉瘤：恶性骨纤维肉瘤与骨肉瘤不易区分，其主要鉴别点在于骨肉瘤的基质可形成肿瘤样骨样组织，而骨纤维肉瘤则无肿瘤性骨样组织。②纤维结构不良：纤维结构不良很少会穿破骨皮质，可使骨质变薄、膨胀。此外，纤维性基质一般很少有不典型性，骨肉瘤基质细胞肥硕。③网织细胞肉瘤：X 线表现有时与骨肉瘤极其相似，鉴别是术前病理活检。④尤因肉瘤：发生于长骨的干骺端，无瘤骨产生及骨膜反应。⑤坏血病：骨膜血肿与骨肉瘤的 X 线形态相似，结合儿童的喂养史及 CT、MRI 检查进行鉴别。⑥骨囊肿：尤其股骨颈骨囊肿，可见溶骨样破坏，周缘无骨硬化，病理性骨折，软组织肿胀。病理活检鉴别。

病例 11

女性，1 岁。发现右枕部肿块 3 个月。局部皮温增高，拒压。CT示右枕部皮下软组织隆起，质地硬，大小约为4cm×3cm×1.3cm，局部压痛（图2.2.19）。手术病理证实右侧枕骨骨肉瘤。出院诊断：右侧枕骨骨肉瘤。

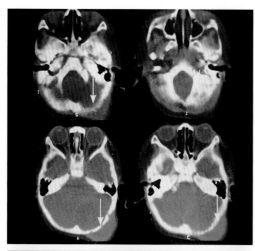

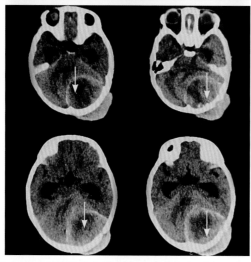

图2.2.19　CT图示右枕部皮下有软组织隆起，颅骨内外板呈虫蚀状骨破坏，骨皮质连续性中断，部分可见日射状骨膜反应

病例12

　　男性，13岁。右下肢扭伤致右髋疼痛2d。CT示右股骨头与股骨颈间皮质中断，髓腔扩大，呈溶骨样改变，病灶周围软组织略有肿胀（图2.2.20）。术中可见病变组织呈灰白色鱼肉样，术后病理证实骨肉瘤。

　　诊断：右股骨头下骨肉瘤伴病理性骨折。

病例13

　　男性，12岁。跑步后右腹股沟疼痛4h。X线平片（正侧位）显示右侧股骨粗隆间皮质

连续性中断，髓腔内呈低密度膨胀性改变（图2.2.21）。CT可见股骨头下呈大片溶骨样破坏（图2.2.22）。术中可见骨折部位髓腔内鱼肉样软组织，术后病理证实骨肉瘤。

　　最后诊断：右股骨粗隆间骨肉瘤并病理性骨折。

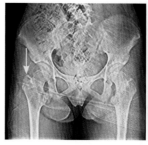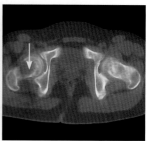

图2.2.20　CT图示右股骨头下与股骨颈间皮质中断，髓腔扩大，内有溶骨样破坏

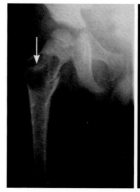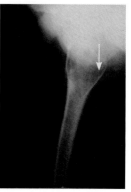

图2.2.21　X线平片示右侧股骨粗隆间皮质连续性中断，髓腔内呈低密度膨胀性改变

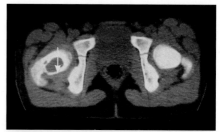

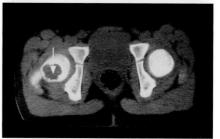

图2.2.22　CT图示右侧股骨粗隆间皮质连续性中断，髓腔内呈低密度膨胀性溶骨样破坏

病例 14

男性，9岁。左膝关节肿痛2周，加重伴发热3d。X线平片可见左股骨下段呈溶骨样破坏，软组织广泛肿胀，内有网络状瘤骨形成（图2.2.23）。病理活检证实骨肉瘤。

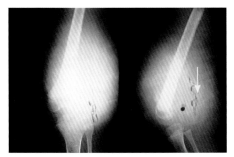

图 2.2.23 X线平片示左股骨下段呈溶骨样破坏，软组织肿胀，内有网络状的瘤骨

病例 15

女性，15岁。左膝关节红、肿、痛3周，抗风湿治疗无效。X线平片显示软组织肿胀，内见瘤骨，骨皮质呈骨针状骨膜反应（图2.2.24）。术后病理证实骨肉瘤。诊断：左胫骨上段骨肉瘤。

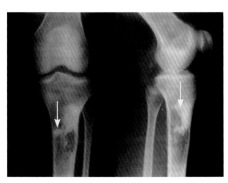

图 2.2.24 X线平片示软组织肿胀，内见成骨样瘤骨

病例 16

男性，14岁。左膝关节肿胀2个月，不能活动。CT示左胫骨平台下干骺端皮质不光滑，骨膜反应增生。行CT引导下穿刺活检（图2.2.25）。术后病理证实骨肉瘤（成骨型）。

病例 17

女性，13岁。右胫前区肿痛3周。X线平片可见右胫骨中上段皮质呈日射状增生。CT示骨破坏区内髓腔闭塞；环绕病变区骨膜呈日射状、骨针样增生；软组织内有穹隆状瘤骨形成（图

2.2.26）。病理活检证实骨肉瘤（小细胞型）。

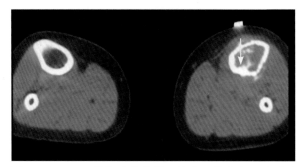

图 2.2.25 CT引导下骨穿刺可见右胫骨平台下干骺端皮质不光滑，呈日射状骨膜反应增生

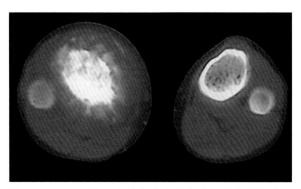

图 2.2.26 CT图示右胫骨中上段骨破坏区髓腔闭塞，骨膜呈日射状增生

病例 18

女性，7岁。左下肢胀痛6个月。术前行X线检查（图2.2.27）和MRI检查（图2.2.28，图2.2.29）。行开放骨活检，术后病理证实骨肉瘤（图2.2.30）。术后接受放疗，ECT复查多次（图2.2.31），又行PET/CT评估（图2.2.32）。

诊断：左胫骨上端骨肉瘤并右侧股骨髁间转移。

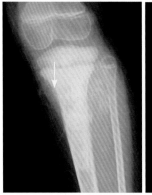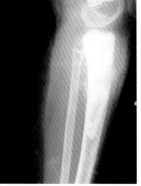

图 2.2.27 X线平片示左胫骨上端髓腔密度增高，骨膜反应性增生，软组织肿胀，内瘤骨较前增多

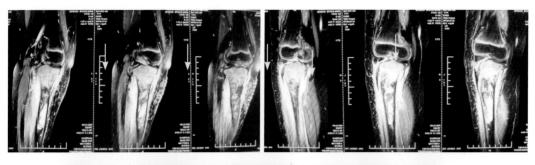

图 2.2.28 MRI 示左胫骨上端髓腔信号增高，软组织肿胀，内有瘤骨

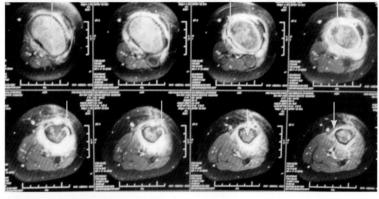

图 2.2.29 左胫骨上端骨肉瘤 MRI 图

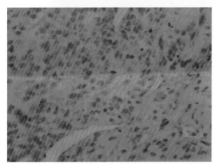

图 2.2.30 左胫骨上端骨骨肉瘤病理活检镜下 HE 染色

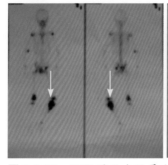

图 2.2.31 ECT 图示左胫骨上端、右股骨可见髓腔密度增高，软组织肿胀，放射性核素浓聚

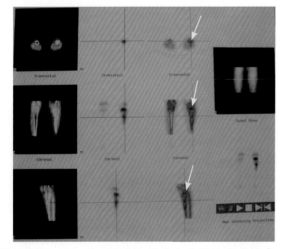

图 2.2.32 PET/CT 图示左胫骨上端髓腔密度增高，骨膜反应性增生，软组织肿胀，放射性核素浓聚

病例 19

男性，22 岁。右大腿远端包块渐近性增大、疼痛 1 月余。

CT 示右股骨远端可见偏心性不规则穿凿样骨破坏区，累及干骺端及骨端。软组织间隙内呈絮状瘤骨，并见骨膜反应及 Codman 三角形成（图 2.2.33）。MRI T1WI、T2WI、压脂序列可见股骨下段干骺端有团片状长 T1、长 T2 信号，压脂序列呈混杂信号影，其内散在斑点状低信号影；病灶突破骨皮质向外形成软组织肿块，其内信号混杂，呈等长 T1、混杂 T2 信号；压脂序列信号混杂，可见多个细小液平面。病灶范围约为 12.3cm×7.6cm×8.6cm。压脂序列邻近软组织间隙且见片状高信号（图 2.2.34）。

术后病理检查证实骨肉瘤（图 2.2.35）。

诊断：术前右股骨远端骨肉瘤。

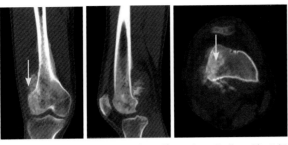

图2.2.33 术前CT图示右股骨远端可见偏心性不规则穿凿样骨破坏区，累及干骺端及骨端

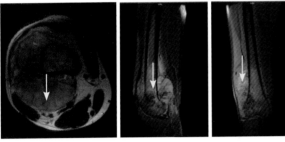

图2.2.34 术前MRI图示股骨下段干骺端有团片状长T1、长T2信号，压脂序列呈混杂信号影

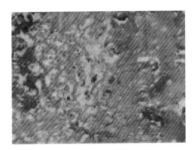

图2.2.35 HE染色光镜下纤维、骨组织及血块中呈巢团状、分叶状排列，细胞异型性显著，局灶见成骨及坏死，部分为软骨分化

病例20

男性，46岁。2005年因骑摩托摔伤致左股骨下端骨折，于当地医院行钢板内固定术。2007年取钢板时病理活检显示左股骨髁上未分化、多形性肉瘤，部分骨肉瘤。PET/CT显示左股骨下端骨折部位骨痂形成，多层面重建图像可见氟代脱氧葡萄糖（FDG）摄取增高（图2.2.36~图2.2.38）。

诊断：左股骨下端骨折钢板内固定术后骨肉瘤。

病例21

女性，49岁。宫颈癌术后放化疗后8年，5年前因右髋关节疼痛行病理活检发现右髋关节骨肉瘤。

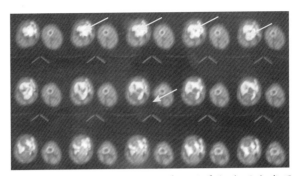

图2.2.36 PET/CT图示左股骨下端骨折内固定术区可见放射性核素高摄取

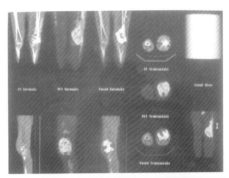
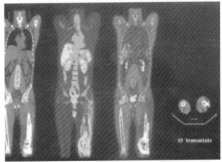
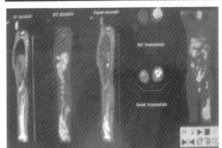
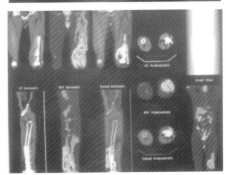

图2.2.37 PET/CT图示左股骨下端骨折内固定术区仍见放射性核素高摄取

59

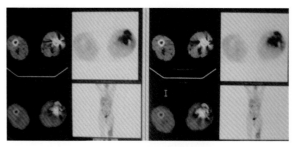

图2.2.38 PET/CT图示左股骨下端骨折内固定除去术区仍见放射性核素高摄取

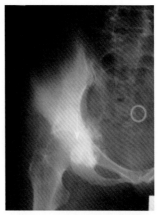

图2.2.39 术前平片示右侧髂骨髋臼骨密度增高，关节间隙模糊

X线平片可见右侧髂骨髋臼骨密度增高，关节间隙模糊，软组织间隙内有絮状瘤骨（图2.2.39）。6个月前行术前SPECT检查见枕骨、右髋关节放射性核素浓聚（图2.2.40）。术前CT平扫＋三维重建骨窗可见右侧髂骨髋臼骨密度增高，关节间隙模糊，软组织间隙内有絮状瘤骨；三维重建前后位可见右侧髂骨髋臼及骨盆内缘成堆分布絮状瘤骨（图2.2.41，图2.2.42）。行第二次右侧骨盆骨肉瘤术后，髋关节置换3个月后行计算机X线成像（CR）评估（图2.2.43）。

术后PET/CT可见右侧骨盆骨肉瘤术后及右侧髋关节置换人工关节，髋关节周围及后上方可见团块状海绵样瘤骨，周围软组织肿胀，放射性核素不均匀性摄取；右下肢较对侧明显肿胀，肌间隙模糊，呈外展外旋位，膝关节以下呈放射性核素缺损；脊柱序列如常，扫描范围内骨髓腔内放射性核素摄取（图2.2.44，图2.2.45）。

诊断：宫颈癌术后放化疗后并右侧髂骨骨肉瘤术后复发；右下肢肿胀，膝关节以下葡萄糖代谢明显降低；全身骨髓代谢活跃。

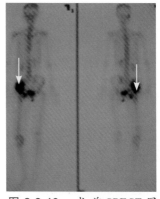

图2.2.40 术前SPECT图示右侧髂骨髋臼及骨盆内缘放射性核素高浓聚

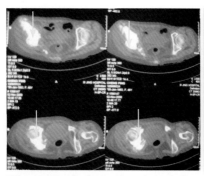

图2.2.41 术前CT图示右侧髂骨、髋臼骨密度增高，关节间隙模糊，软组织间隙内有絮状瘤骨

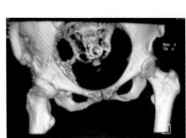

图2.2.42 放化疗后三维重建CT图示骨盆内缘成堆分布絮状瘤骨

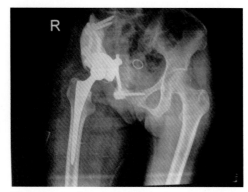

图2.2.43 右全髋置换术后CR图

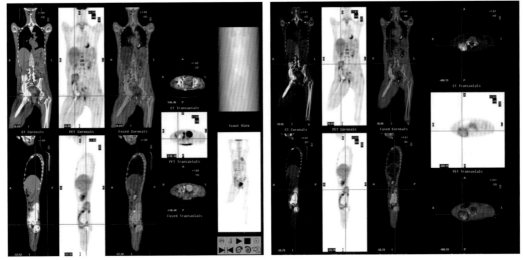

图 2.2.44　术后 PET/CT 图示术区及髂骨上缘及人工股骨头周围有大片放射性核素高摄取

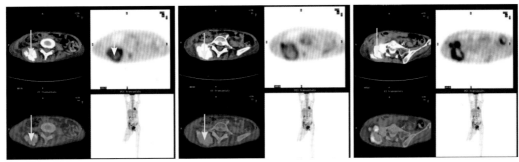

图 2.2.45　术后 PET/CT 图示术区仍见上方软组织内瘤骨，人工股骨头周围有放射性核素高摄取

第3节　富含破骨性巨细胞肿瘤

一、动脉瘤样骨囊肿

动脉瘤样骨囊肿，是指发生于长骨干骺端、骨干、肋骨、椎体等的骨良性扩张性改变。高发年龄：10~30 岁。临床表现：骨局部疼痛肿胀，功能障碍，有的大病灶局部闻及血管杂音。CT 引导下穿刺活检，刺入病灶后，穿刺针接注射器自动回血，压力较高，呈鲜红色不凝血。多在病理性骨折后发现。术后易复发。

病例 1

男性，22 岁。摔伤致左髋部着地后疼痛 1h。

术前 DR 示左股骨颈、大小粗隆间皮质不连，未见错位，左股骨中上段骨皮质变薄，髓腔增大，其内见多发囊性低密度影；关节周围软组织明

显肿胀（图 2.3.1，图 2.3.2）。术前 MRI 示左侧股骨颈、转子间及股骨中上段信号异常，累及范围广泛；左股骨颈骨质结构紊乱，骨皮质不连续，可见骨髓水肿，左股骨中上段骨髓腔增大，其内见多发囊性异常信号影，并见分隔，病变段髓腔内可见液 - 液分层，压脂序列呈高信号；左髋关节腔内可见长 T1、混杂 T2 异常信号影，关节周围软组织明显肿胀，呈长 T2 异常信号，肌间隙增宽；左侧股骨颈、转子间及股骨中上段瘤样病变（图 2.3.3，图 2.3.4）。

术中病理活检后行金属内固定。病理证实动脉瘤样骨囊肿。诊断：①左侧股骨颈病理性骨折；②左侧股骨中上段骨髓腔动脉瘤样骨囊肿。

61

病例 2

男性，11 岁，右踝关节不适 2 周。

X 线片示右胫骨远端干骺端膨胀性、溶骨性骨质破坏，无骨膜反应，大小约为 5.2cm×2.7cm。多层螺旋 CT 示右胫骨远端溶骨性骨质破坏，边缘轻度硬化，可见残留骨棘（图 2.3.5）。MRI 示右胫骨远端干骺端偏外侧膨胀性骨质破坏，其内见斑片状等 – 稍短 T1、等长 T2、压脂序列稍高信号，病灶内显示多发液 – 液平面（图 2.3.6，图 2.3.7）。

诊断：右胫骨远端干骺端囊性变，动脉瘤样骨囊肿。

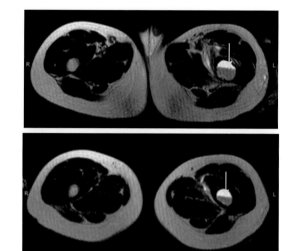

图 2.3.3　术前轴位 MRI 图呈液 – 液平

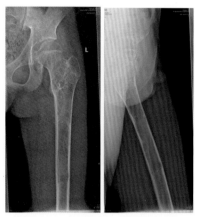

图 2.3.1　术前 DR 示左股骨上段髓腔内密度增高，呈磨玻璃样改变，左股骨颈骨皮质不连续

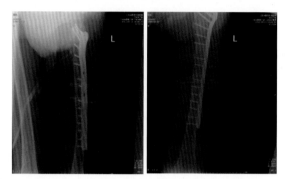

图 2.3.4　术后 DR 图示左股骨颈及股骨上段术区金属内固定

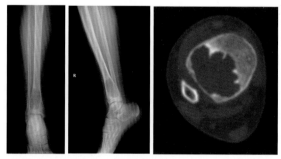

图 2.3.5　多层螺旋 CT 示右胫骨远端溶骨性骨质破坏，边缘轻度硬化，并见残留骨棘

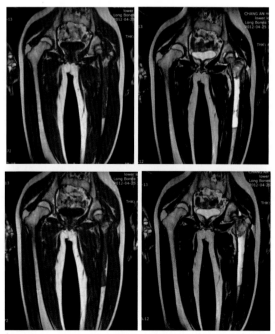

图 2.3.2　术前冠状位 MRI 图示左侧股骨颈、转子间及股骨中上段信号异常，左股骨颈骨质结构紊乱

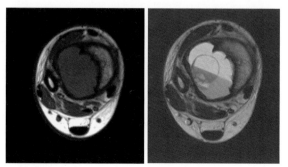

图 2.3.6　MRI 示右胫骨远端干骺端偏外侧见膨胀性骨质破坏

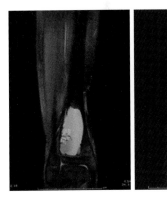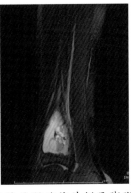

图 2.3.7 MRI 示右胫骨远端干骺端偏外侧见膨胀性骨质破坏

二、纤维性骨皮质缺损

纤维性骨皮质缺损，也称纤维性干骺端骨皮质缺损，是指发生于长管状骨的干骺端骨皮质缺如，病灶周缘骨硬化。此病原因不明。有自愈可能或发展成非骨化性纤维瘤。

1. 病理改变

肉眼所见：病变区边缘光滑，其内为黄棕色浆液或呈果冻状。镜检：可见陷窝状结缔组织和多核巨细胞。

2. 临床表现

患儿多无临床症状。剧烈活动（如跑、跳）后自觉患肢乏力，局部压痛。外伤后病理骨折检出异常。

3. 影像学特点

（1）X 线平片 长骨干骺端骨质边缘局灶性皮质中断，呈卵圆形或椭圆形透亮区，边界清楚。病变区有膨胀性改变，骨硬化缘清楚。

（2）CT 同 X 线平片，尤其 HRCT 显示病灶细节、肌肉间隙更清晰。

4. 诊断与鉴别诊断

（1）诊断要点 发生于长管状骨或股骨，胫骨干骺端局灶性骨皮质缺损，周围有骨硬化缘。通过 X 线、CT 检查不难诊断。

（2）鉴别诊断 ①骨肉瘤：患儿表现为发热、局部红肿、疼痛及功能活动障碍。X 线平片及 CT 显示长管状骨干骺端呈溶骨样或成骨样骨破坏区，软组织肿胀。②骨结核：起病隐匿，有低热，关节肿胀，活动障碍。X 线平片及 CT

显示病变区骨质疏松，内有溶骨样或虫蚀状骨破坏，关节间隙变窄。软组织肿胀，内有小死骨或干酪样坏死。

病例 3

女性，14 岁。跑步后左腹股沟酸困 2d。CT 骨窗显示左股骨颈内侧有 0.3cm×0.5cm 的皮质缺损，病灶周围有骨硬化缘（图 2.3.8）。诊断：左股骨颈骨皮质缺损。

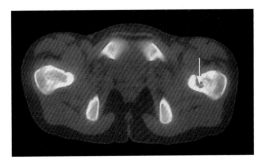

图 2.3.8 CT 图示左股骨颈内侧皮质缺损，病灶周围有骨硬化缘

病例 4

女性，7 岁。下肢乏力、不适 3 个月。CT 示双侧股骨干远端内侧骨皮质缺损（图 2.3.9）。

诊断：双侧股骨干远端内侧骨皮质缺损。

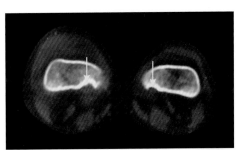

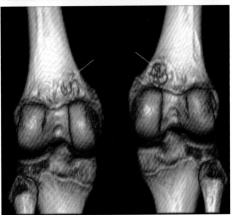

图 2.3.9 CT 平扫 + 三维重建图像示双侧股骨干下端内侧屈面骨皮质缺损

病例5

男性，4岁。傍晚右膝部疲困2月余。CT示右侧胫骨上端骨皮质缺损（图2.3.10）。

诊断：右侧胫骨上端骨皮质缺损。

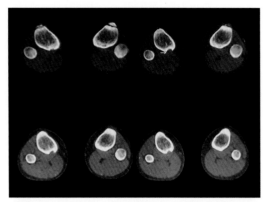

图2.3.10　CT图示右侧胫骨上端骨皮质缺损

病例6

男性，3岁。右下肢不适月余。CT示右侧股骨下段背侧骨皮质缺损（图2.3.11）。

诊断：右侧股骨下段背侧骨皮质缺损。

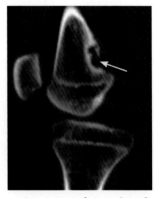

图2.3.11　CT图示右侧股骨上段背侧骨皮质缺损

三、骨巨细胞瘤

骨巨细胞瘤（GCT）是一种潜在的恶性骨肿瘤，好发于成人，青少年罕见。病变部位为长管状骨的干骺端。该肿瘤对骨质有较强的破坏作用，可穿破骨皮质在软组织中形成瘤体，恶变，发生肺转移。

1. 病　因

原因不明。据刘子君统计资料，本病约占骨肿瘤的13%，居骨肿瘤的第3位，仅次于骨软骨瘤和骨肉瘤。

2. 病理改变

肉眼所见：瘤灶骨皮质变薄，如蛋壳状，瘤体组织血运丰富，瘤体呈暗红色肉芽样组织，质地较软，瘤周有纤维组织增生，质地柔韧。镜检：肿瘤内满布单核基质细胞和多核巨细胞，血管丰富。Jaffe等人于1940年将骨巨细胞瘤分为3级：Ⅰ级，多核巨细胞较多，间质细胞分良好；Ⅲ级，多核细胞较少，间质细胞分化差；介于Ⅰ级和Ⅲ级之间者称为Ⅱ级。据近来临床研究发现此种分级与肿瘤的生物学行为并不平行。如有些Ⅰ级骨巨细胞瘤呈高度浸润性生长，甚至发生肺或淋巴结转移。陆裕朴等认为，镜下巨细胞大而多是肿瘤高度活跃的表现；而巨细胞少，间质细胞增多，肿瘤趋于稳定。

镜下：肿瘤由多核巨细胞和纤维囊壁组成。多核巨细胞是一种异常大的细胞，具有多个不规则的核；纤维囊壁由胶原纤维和纤维细胞组成，支持和维持肿瘤的结构；瘤内散在分布成熟程度不同的成骨细胞和软骨细胞（图2.3.12）。

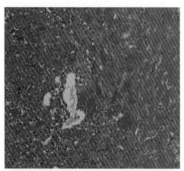

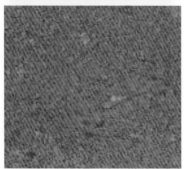

图2.3.12　骨巨细胞瘤病检镜下图

3. 临床表现

（1）发病年龄　多见于青壮年。青春期的年长儿偶有报道，无性别差异。

（2）**发病部位** 最常见于股骨下端、胫骨上端、桡骨下端及肱骨上端，脊柱骨盆等非管状骨也有发病。

（3）**症状** 局部疼痛为酸痛、胀痛，剧痛和夜间痛少见。部分病例有局部肿胀，如瘤体侵犯组织间隙则肿胀明显。

（4）**体征** 触及局部质硬压痛。局部皮温增高，疼痛可致邻近关节活动受限。躯干部肿瘤可引起相应的症状和体征。如骶骨巨细胞瘤压迫骶丛神经可有剧痛，压迫直肠时可造成排便困难。

4. 影像学特点

（1）**DR** 骨组织内溶骨性破坏，有4个特点：①长骨骨骺端大而偏心性的膨胀性、溶骨性病灶；②瘤区与周围骨边界模糊；③肿瘤不累及关节软骨，关节面周缘骨质受侵犯，瘤灶遮挡关节间隙；④瘤区骨皮质变薄、扩张伴病理性骨折，破坏区皮质外的骨膜反应少见。

（2）**CT** 瘤灶呈偏心性、膨胀性、溶骨样改变。骨皮质变薄，瘤周骨密度稍增高，骨皮质断裂。肿瘤穿透骨皮质侵及周围软组织时局部肿胀。在椎体或小关节等附件肿瘤波及椎管内或椎间孔时，压迫硬膜囊及神经根。瘤内可以有大小不等的骨嵴，形成骨分隔，如瘤内有出血，瘤体内密度增高。

（3）**MRI** 没有特征性改变，肿瘤T1WI呈低至中等信号，T2WI+PDWI为高至低混杂信号。瘤内有出血时，则T1WI和T2WI均为高信号，或有高低分层的液体信号。

5. 诊断与鉴别诊断

（1）**诊断要点** 通过临床表现和影像学检查诊断并不困难，确诊依靠病理活检。

（2）**鉴别诊断** ①软骨母细胞瘤：少见，疼痛、肿胀较骨巨细胞瘤更轻；软骨母细胞瘤镜检可见细胞肥硕，大的圆形细胞，有时核偏位，与浆细胞类似。②孤立性骨囊肿：80%的骨囊肿发病年龄在3~14岁。X线平片、CT显示病灶纵轴大于横轴。③动脉瘤样骨囊肿：不累及骨骺，DR、CT可见栅栏状或斑点状密度增高影，周围有骨硬化缘。MRI特征性表现为骨破坏区有信号不一的液-液平的分层征象。④内生软骨瘤：长骨有单发的内生软骨瘤有时通过影像检查很难与骨巨细胞瘤鉴别，仅靠病理活检鉴别。⑤骨纤维结构不良：病变区可见膨胀性改变，骨皮质变薄，髓腔内呈丝瓜络样改变。

病例7

男性，58岁。右颌面颞部肿胀、隆起3年余。头颈部CT示右侧颧弓、颞骨大片实变的骨密度影，局部向内挤压翼颚窝，上列牙齿、齿槽向外呈骨性隆起（图2.3.13，图2.3.14）。PET/CT可见右侧颧弓、颞骨大片实变骨性隆起灶，边界清楚，呈环状，边缘放射性核素高摄取，中央为核素摄取较低（图2.3.15，图2.3.16）。

诊断：骨巨细胞瘤。

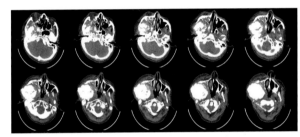

图2.3.13 CT图示右侧颧弓、颞骨大片实变骨密度影，局部向内挤压翼颚窝

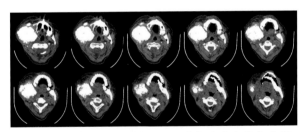

图2.3.14 CT图示右侧颧弓、颞骨大片实变骨密度影，局部向内挤压翼颚

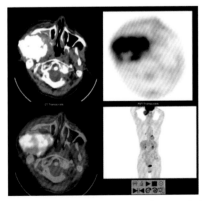

图2.3.15 头颈PET/CT图示右侧颧弓、颞骨大片实变骨性隆起灶，边界清楚，呈不规则形、环状灶影，边缘放射性核素高摄取，中央为核素摄取较低

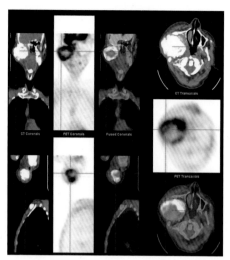

图 2.3.16　多层面重建图像示右侧颧弓、颞骨大片实变骨性隆起，呈不规则形、环状灶影，边缘放射性核素高摄取，中央为核素摄取较低

病例 8

女性，73 岁。左肩胛骨包块伴疼痛半年余，加重伴活动受限 2 周。查体：左肩胛明显肿胀、隆起，局部皮温不高，压痛明显。

术前 CT 检查 + 三维重建图像示左肩胛区膨胀性改变，骨皮质变薄，部分骨皮质连续性中断，软组织包块突起（图 2.3.17~ 图 2.3.21）。术后病理证实左肩胛骨骨巨细胞瘤（图 2.3.22）。

最后诊断：左肩胛骨骨巨细胞瘤术后。

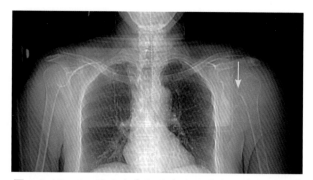

图 2.3.17　CT 图示左肩胛区膨胀性改变，骨皮质变薄

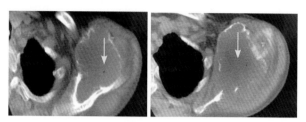

图 2.3.18　CT 图示左肩胛区膨胀性改变，骨皮质变薄

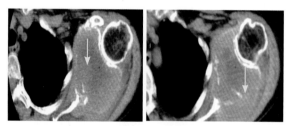

图 2.3.19　CT 图示左肩胛区膨胀性改变，骨皮质变薄，部分连续性中断，软组织间隙肿胀

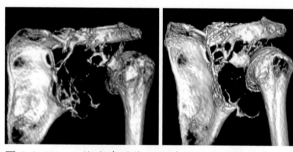

图 2.3.20　三维重建图像示左肩胛区膨胀性改变，骨皮质变薄，部分连续性中断

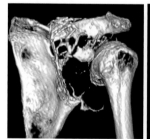

图 2.3.21　三维重建图像（旋转 360°），从背侧可观察到左肩胛区膨胀性改变，骨皮质变薄，部分连续性中断

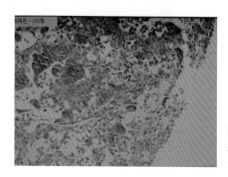

图 2.3.22　HE 染色（×100）镜下可见肿瘤细胞弥漫成片，其中散在分布多核巨细胞，周围单核细胞与瘤巨细胞的细胞核形态相近

病例 9

女性，37 岁。右大腿远端疼痛不适 6 个月，加重伴行走受限 2 月余。查体：4 个月前无诱因右大腿远端疼痛，未在意，后疼痛逐渐加重，2 个月前疼痛影响生活，行走困难。当地医院拍片显示右侧股骨远端病变，MRI 可见右股骨远端髓腔内占位性病变，考虑骨肉瘤。

查体：右下肢未见畸形，右侧股骨远端内外侧压痛，未见明显软组织肿胀、包块及皮肤表面血管曲张。右侧膝关节活动受限，右下肢肌力稍差，股四头肌肌力Ⅳ级。末梢感觉及血运尚可。

DR 示右侧股骨远端骨皮质连续变薄，骨髓腔有略偏心性、膨胀性、溶骨样骨破坏（图 2.3.23）。CT+MPR 重建图像示右侧股骨远端骨皮质连续变薄，前缘可见局部骨皮质中断；骨髓腔有略偏心性、膨胀性、溶骨样骨破坏，病灶周缘未见骨硬化缘（图 2.3.24，图 2.3.25）。MRI 可见右股骨远端髓腔内占位性病变，病灶边界清晰，无明显硬化缘，病灶居中，可见周围有连续性骨膜反应；其内 T1WI 呈条片状等信号，稍长 T2 信号，压脂序列呈稍高信号；病灶上界见囊性长 T1、长 T2 信号。病灶大小约为 4.6cm×2.9cm×6.5cm，未突出骨皮质向外生长；周围软组织间隙未见明显异常(图 2.3.26，图 2.3.27)。

术后复查 DR+CT+MPR：术中右侧股骨远端骨破坏区填塞骨水泥。术区金属内固定术后改变（图 2.3.28，图 2.3.29 ）。

术后病理：右侧股骨远端骨巨细胞瘤术后病理活检（图 2.3.30 ）。

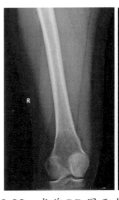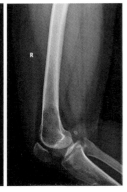

图 2.3.23　术前 DR 图示右侧股骨远端骨皮质连续变薄，骨髓腔有略偏心性、膨胀性、溶骨样骨破坏

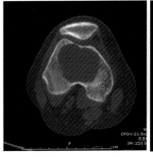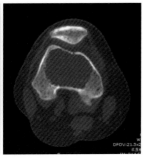

图 2.3.24　术前 CT 图示右侧股骨远端骨皮质连续变薄，前缘局部骨皮质呈"虫蚀样"改变

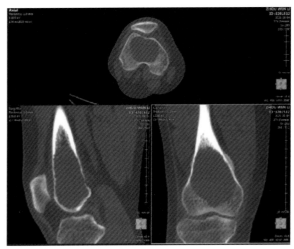

图 2.3.25　术前多层面重建图像 CT（轴位＋矢状位＋冠状位)示瘤体位于右侧股骨远端,髓腔内呈略偏心性、膨胀性改变

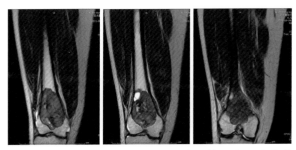

图 2.3.26　术前 MRI T1WI 示肿瘤呈等信号，边界清楚，瘤内信号不均匀，可见线条状、斑点状高信号出血及更低信号坏死分隔。软组织间隙有少许渗出水肿影

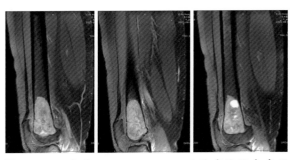

图 2.3.27　术前 MRI T2WI/STIR 示肿瘤呈混杂高信号，边界清楚，瘤内信号不均匀，可见线条状、斑点状高至低信号，更低信号分隔

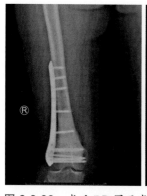
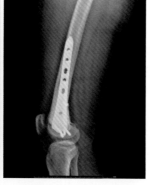

图 2.3.28　术后 DR 图示术区金属内固定

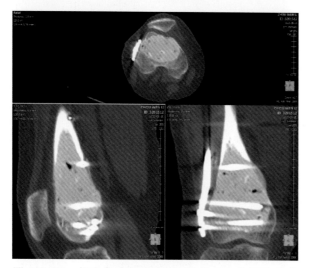

图 2.3.29　术后多层面重建 CT 图示瘤体内填塞稍高密度骨水泥，术中用金属内固定器置入

图 2.3.30　光镜所见：瘤组织由单核细胞及梭形细胞构成，散在多核巨细胞，弥漫均匀分布，间质出血及含铁血黄素沉着

病例 10

女性，29 岁。右足部疼痛 1 月余，活动后加重。CT 示右骰骨膨胀性、溶骨性骨质破坏，大小约为 21mm×27mm×25mm，密度均匀，无瘤骨或钙化，骨皮质局部不连续，呈筛孔样骨破坏改变，局部可见残留骨嵴，无骨膜反应（图 2.3.31）。

诊断：右足骰骨骨巨细胞瘤并病理性骨折。

手术刮骨清除瘤灶、灭活。术后病理活检（图 2.3.32）。

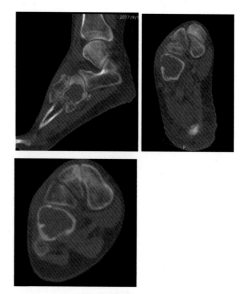

图 2.3.31　CT 图示右骰骨膨胀性、溶骨性骨质破坏

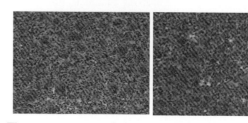

图 2.3.32　右足骰骨骨巨细胞瘤病理图

第 4 节　骨的其他间叶性肿瘤

一、骨纤维结构不良

骨纤维结构不良亦称骨纤维异常增殖症，是一种常见的骨瘤样病变，占良性骨病的 12%，发病率无性别差异。发病年龄：75% 的患者不超过 30 岁，平均年龄约为 8 岁。

1. 病　因

病因不明，目前多公认由原始间叶组织发育异常、骨骼内纤维组织异常增生所致。

2. 病 理

肉眼所见：受累骨的髓腔被坚韧且有弹性的灰白色或棕红色结缔组织所代替。如有出血，则呈红色。CT穿刺活检发现出血多合并动脉瘤样骨囊肿。多骨性病变偶见囊性变，囊腔内含有血液或浆液，剖面有透明软骨小结节。骨皮质自内侧受侵蚀而变薄，外缘光滑，内缘呈骨嵴状。镜检：主要为纤维结缔组织及新生骨组织。纤维细胞呈梭形，胶原纤维多而致密，血管组织较少。偶见孤立的小软骨组织，有骨化现象。在扩张的血管或渗出周围检出少量的泡沫细胞及多核巨细胞浸润。

3. 临床表现

通常无临床症状，局部若存在畸形隆起可引起症状，根据发病部位可分为3型：①单骨型；②多骨型；③奥尔布赖特（Albright）综合征，系多骨型合并内分泌异常者，主要表现为骨畸形伴性早熟（尤其女孩）和皮肤色素沉着。

4. 影像学特点

（1）**X线平片** 全身骨骼均可累及。单发者以股骨、胫骨和肋骨常见，脊柱和骨盆相对少见，30%累及颅面骨。

躯干及四肢骨的表现：①囊状膨胀，多见于管状骨及肋骨，分为单囊和多囊。边缘硬化光整，内缘呈波浪状或稍粗糙，囊内常见条状骨纹和斑点状致密影。②磨玻璃样改变，髓腔囊状膨胀呈磨玻璃样密度，内可有条状骨纹和斑点状钙化。③丝瓜瓤状改变，骨小梁粗大扭曲，呈丝瓜瓤状。④虫蚀样改变，单发或多发溶骨性改变，如虫蚀样，类似溶骨性转移性破坏。⑤病理性骨折，常发生于脊柱和长骨。⑥除上述表现外，在病变区之外及病变区之间骨质正常。无全身及局部骨质疏松现象，无骨膜反应。

颅面骨的改变：①囊型，颅面骨多见于颅底蝶骨大翼，呈局限性或广泛的圆形、椭圆形单囊或多囊性变。②硬化型，颅面骨及颅顶骨膨胀性骨质增生，密度增高，边界清楚，可厚达1~5cm，范围大小不等。可累及数骨，正常骨结构消失。侵及眶骨时，面部畸形，形成"骨性狮面"。③混合型：具有以上两种表现，广泛的骨质增生伴骨质破坏。

（2）**CT** 病变骨内囊变、破坏、钙化和骨化较X线平片准确。病变区膨胀性丝瓜瓤样改变，局部CT值增高，一般为70~130HU，甚至可高达400HU。

（3）**MRI** 各种病理成分在MRI的显示较DR或CT检查更清晰。骨硬化病灶在T1WI和T2WI图像均呈低信号。

5. 诊断与鉴别诊断

（1）**诊断要点** 本病局部骨畸形，可分为单骨型、多骨型及奥尔布赖特综合征3个类型。X线平片、CT具有特征性表现。

（2）**鉴别诊断** ①骨巨细胞瘤：多见于20~40岁骨骺闭合的青壮年，常发生于长骨干骺端，偏心性生长，肿瘤呈圆形，肿瘤内有典型的肥皂泡样改变。病变较局限，常有完整或断续不连的骨包壳。与骨纤维异样增殖症病变常顺长轴发展且较广泛是不同的。②非骨化性纤维瘤：多发生于靠近干骺端处，常偏心性生长，呈多囊状或分叶状透亮区，周围有较厚的硬化缘，无磨玻璃样变化及骨化。病变较局限。③孤立性骨囊肿：多见于四肢长骨，呈对称性中心性骨破坏，骨仅轻度破坏，变形少见，囊壁外缘光滑整齐，内缘不光整。④内生软骨瘤：好发于短骨，以手部最多见，呈圆形或椭圆形透亮区，边缘整齐，周围有硬化带，内有斑点状钙化。骨皮质膨胀变薄。病变常较骨纤维异常增殖症局限。⑤畸形性骨炎：发病年龄较大，以颅骨、脊柱、股骨、胫骨及骨盆多见。头颅不断增大，颅骨增厚，外板疏松，内板硬化。颅骨内有囊状疏松区及斑片状密度增高区，长骨增粗，密度增高，内夹杂有透亮区，脊椎压缩变扁。碱性磷酸酶增高。⑥甲状旁腺功能亢进：有骨骼系统、泌尿系统表现及高血钙症状。全身骨质疏松，牙槽骨板及手指骨膜下骨质吸收和颅骨囊性变为主要表现。

病例1

男性，16岁。右侧颅面、眼球突出1年余。颅底CT示右侧眼眶缩小，眼球突出，颅底病变区呈区域性、斑片状骨硬化灶。头颅X线平片（正侧位）示右侧颅面、眼眶病变区有斑片状骨硬化（图2.4.1）。术后复查头颅CT，软组织窗显示增生骨组织手术切除（图2.4.2，图2.4.3）。术后病理活检：可见大量纤维组织，纤维细胞浸润，间以新生骨小梁及骨样增生。

诊断：骨纤维异样增殖症术后改变。

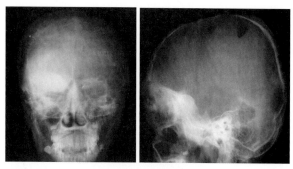

图2.4.1 术前X线片示右侧眼眶缩小，颅底病变区呈区域性、斑片状骨硬化灶

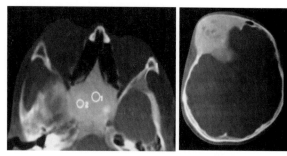

图2.4.2 术前CT图示右侧眼眶缩小，眼球突出，颅底病变区呈区域性、斑片状骨硬化灶

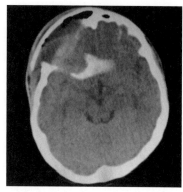

图2.4.3 术后CT图示颅底病变区斑片状骨硬化灶已去除

病例2

女性，9岁。家人发现其颜面不对称，右眼眶隆起2d。CT示右眼眶壁、蝶骨大翼有大片骨密度增高，边界清。右眼眶和颅骨仍见骨密

度增高，并挤压同侧筛窦、蝶窦的窦腔变窄，窦腔内气化明显较对侧差（图2.4.4）。

诊断：右侧眼眶、蝶骨大翼、颞骨骨纤维异常增殖症。

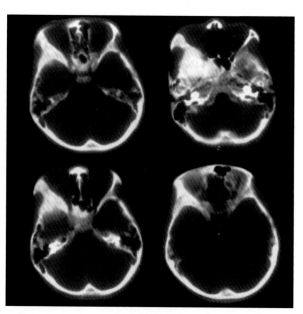

图2.4.4 CT图示右眼眶、蝶骨大翼骨密度增高

病例3

男性，66岁。双手麻木，右手活动障碍10个月，接受按摩治疗后稍有缓解。1个月前症状再现。

CT三维重建图像（冠状位）示面颅颅骨不对称，右侧增厚，前颅凹颅板成骨样增生（图2.4.5）。MRI见右侧蝶骨翼、右侧颅前凹、颅中凹骨质结构紊乱，骨质信号混杂；右侧尾状核区可见斑片状短T1、长T2异常信号影，FLAIR呈高信号影；左侧外囊区可见斑点状长T1、长T2异常信号影；双侧侧脑室旁及半卵圆中心可见斑片状等T1、长T2异常信号，T2-FLAIR示呈稍高信号；中线结构居中，所见脑室系统扩大，脑沟、裂、脑池增宽，幕下小脑、脑干未见异常（图2.4.6）。右侧上颌窦、筛窦黏膜增厚，窦腔狭小，双侧下鼻甲肥大。MRA显示脑基底动脉环不完整，左侧大脑中动脉、颈内动脉、大脑前动脉、大脑后动脉及其分支走行正常，无明显局灶性增粗或变细。右侧大脑前动脉及颈内动脉、大脑后动脉及其分支走

行正常。右侧大脑中动脉起始部变细，邻近颅底病变处远端血管未完全显示（图 2.4.7）。PET/CT 显示右侧蝶骨大翼、蝶骨小翼、翼突内外板膨胀性成骨性骨质破坏，骨密度增高，占据翼腭窝大部，邻近上颌窦外侧壁、额、颞骨颅骨内外板增厚，同侧眼眶锥部、上颌窦腔变窄，视神经管亦受累而狭窄，部分区域放射性核素轻度浓聚（SUVmax：2.4）；上颌窦、筛窦腔内有低密度积液影，无放射性核素摄取；鼻咽部形态结构正常，未见放射性核素异常分布；甲状腺左右两叶及峡部正常，无放射性核素异常分布（图 2.4.8，图 2.4.9）。

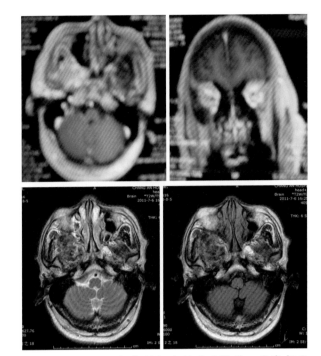

图 2.4.6　MRI 示颅底颅板右侧明显增厚，致密部位呈混杂 T1WI 低信号

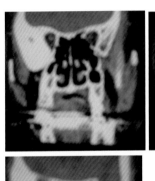
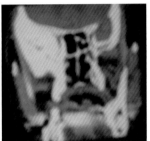
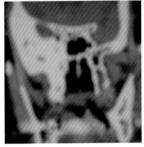

图 2.4.5　CT 重建图像示双侧颌面颅骨板障不对称，右侧增厚，前颅凹被增厚的颅板填塞

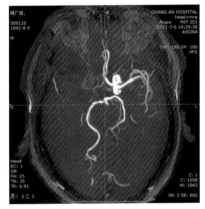

图 2.4.7　MRA 示脑基底动脉环不完整

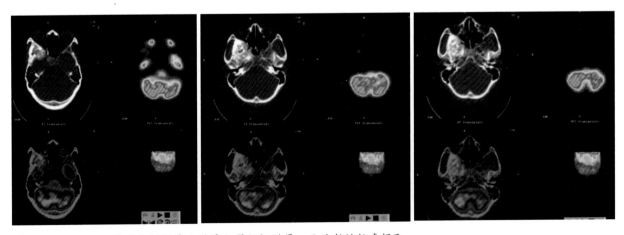

图 2.4.8　PET/CT 图示右侧颞骨及蝶骨大翼颅板增厚，无放射性核素摄取

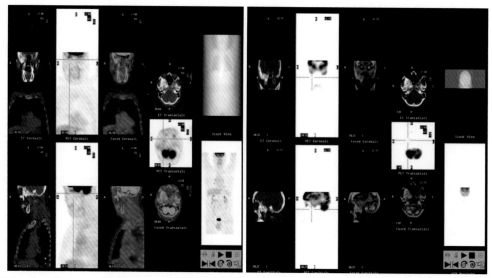

图 2.4.9　多层面融合图 PET/CT 图示右侧颞骨及蝶骨大翼颅板增厚，局灶放射性核素轻度摄取

病例 4

男性，14 岁。跑步后左股前区酸痛不易恢复 1 周。X 线平片示左股骨上段骨皮质变薄，髓腔膨胀性，内见丝瓜瓤样改变。术前行 CT 引导下穿刺活检（图 2.4.10）。病理证实左股骨上段骨纤维异常增殖症。

转归：左股骨上段病变区刮除，填塞同体移植碎骨片后，置入金属内固定器。术后逐渐恢复功能。

二、骨囊肿

骨囊肿，是指发生于长骨骨干或近干骺端的单房性囊肿。多见于青少年男性。发病部位：肱骨上端约占 50%，其次为股骨上下端、胫骨、腓骨近端，偶见股骨颈。

1. 病　因

病因不详，可能机制包括：①生长旺盛的干骺端骨化不良；②干骺端髓腔或松质骨出血；③干骺端软骨板外伤而导致细胞间液循环障碍。

2. 病　理

肉眼所见：呈蓝色蛋壳状囊壁，剖面有草黄色液体，如合并病理性骨折则呈血性液体，内壁可见骨嵴。镜检：有纤维结缔组织、巨细胞、吞噬细胞、含铁血黄素棕色颗粒、黄色瘤细胞。有病理性骨折可检出新生骨。

3. 临床表现

患儿跑、跳等剧烈活动后自觉患侧肢体不适、乏力、隐隐作痛。偶尔因局部病理性骨折检出病变。

4. 影像学特点

（1）X 线平片　近长骨干骺端可见沿骨干长轴分布的膨胀性透光区，皮质变薄。如有病理性骨折，皮质连续性中断。

（2）CT　与 X 线征象相似。HRCT/MPR

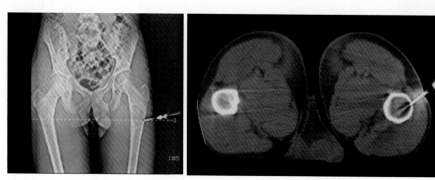

图 2.4.10　CT 引导下穿刺图示左股骨上段骨皮质变薄，髓腔膨胀性

图能更清晰地显示病灶的细微结构。如有病理性骨折，可见皮质中断，内壁不光滑；软组织肿胀，内有骨碎片。

病例 5

男性，12 岁。右髋隐痛 2 年。摔伤致疼痛 3h。X 线片示右股骨颈下大小粗隆间骨皮质变薄，连续性中断，骨髓腔扩大（图 2.4.11）。诊断：右侧股骨颈大小粗隆间骨囊肿并病理性骨折。

转归：经手术囊肿区刮除，填塞同体移植碎骨片后，置入金属内固定器。

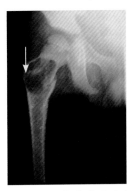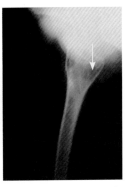

图 2.4.11　X 线平片示右股骨颈下大小粗隆间骨皮质变薄，连续性中断

病例 6

男性，13 岁。与同学掰手腕时扭伤，上臂疼痛 2d。CT 可见右肱骨上段呈偏心性膨胀性改变，骨皮质断裂（图 2.4.12）。术后病理证实骨囊肿。

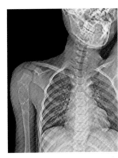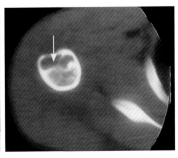

图 2.4.12　CT 图示右肱骨上段呈偏心性膨胀性改变，前外缘皮质中断，向前外翘起

病例 7

男性，11 岁。扭伤后左足肿胀 2 个月。CT 示左侧跟骨皮质中断髓腔扩大，跟骨外缘骨皮质断裂，软组织肿块突出（图 2.4.13）。手术病理证实骨囊肿并病理性骨折。

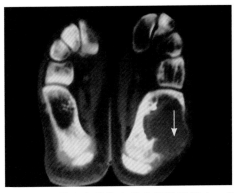

图 2.4.13　CT 图示左跟骨皮质中断髓腔扩大，跟骨外缘骨皮质断裂，软组织肿块突出

病例 8

男性，14 岁。左膝关节隐痛 1 年，肿痛加剧 2 周。查体：左膝关节腓骨小头局部肿胀，压痛明显，屈曲活动受限。CT 示左腓骨上端皮肤肿胀，局部骨皮质变薄，膨胀性改变，连续性中断，骨破坏区内可见骨嵴，断端相互重叠（图 2.4.14）。诊断：左腓骨上端骨囊肿并病理性骨折。

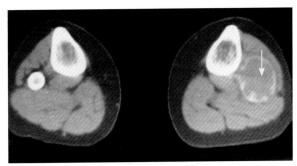

图 2.4.14　CT 图示左腓骨小头皮质变薄，髓腔扩张，皮质内可见骨嵴形成；右侧腓骨小头正常

病例 9

女性，13 岁。左膝关节肿痛，上下楼活动受限月余。查体：左膝关节胫骨结节区肿胀，压痛明显，屈曲活动受限。

术前 DR 示胫骨上段低密度囊性灶，边界清，前缘骨皮质断裂缺损，并见软组织密度影向外突，其大小约为 6cm×5cm×3.3cm，囊腔内密度不均，有线样分隔（图 2.4.15）。术前 CT 示左胫骨上段有一椭圆形低密度影，边界清，密度较均匀，内有分隔，骨皮质变薄，局部断裂，骨膜反应不明显，约为 3.6cm×5cm×3.3cm，其前缘软组织间隙有肿胀（图2.4.16，图2.4.17）。术后DR示病灶内高黏度骨水泥填塞，胫骨上段金属内固定（图2.4.18）。

　　诊断：左胫骨上段良性扩张性病变并前缘软组织间肿胀，考虑骨囊肿。

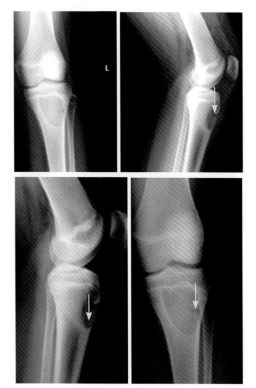

图2.4.15　术前DR图示左胫骨上段近干骺端有囊性、扩张性灶影，边界清，囊腔内有线样分隔，前缘骨皮质断裂，软组织肿胀

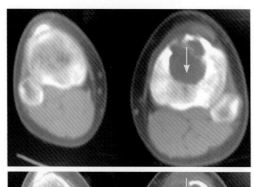

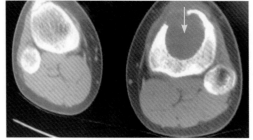

图2.4.16　术前CT图示胫骨上段近干骺端低密度囊性灶，边界清，前缘骨皮质断裂缺损

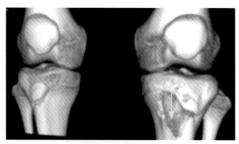

图2.4.17　术前三维重建图像示胫骨上段近骨干骺端低密度囊性灶，边界清，前缘骨皮质断裂缺损

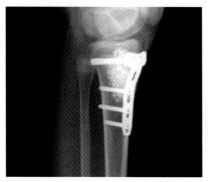

图2.4.18　术后DR图示病灶内高黏度骨水泥填塞，胫骨上段金属内固定

三、骨化性纤维瘤

　　骨化性纤维瘤，发生于上/下颌骨、胫骨的先天性结构不良及骨样物质。多见于年轻人，女性多见。多为单发。临床症状：以下颌骨多见，颌面、眼部畸形，复视，牙齿咬合紊乱。影像学检查：DR示骨畸形，髓腔呈偏心性、膨胀性改变，单囊或多囊性，周边有骨硬化缘；CT示骨内有囊状破坏，囊内间以增生骨化，髓腔闭锁；MRI T1WI、T2WI均为低信号。病理：肉眼所见瘤体呈灰白或灰粉色，剖面有沙砾感。镜检：瘤内由纤维组织和骨小梁组成；无定形排列的成纤维细胞和纤维细胞，形成胶原纤维；纤维结缔组织内有骨小梁，偶可见破骨细胞。

1. 诊断与鉴别诊断

　　（1）诊断要点　颌面、眼部畸形，牙齿咬合紊乱。下颌骨髓腔呈偏心性、膨胀性改变，单囊或多囊性，周边有骨硬化缘。

　　（2）鉴别诊断　①44根尖脓肿：有牙痛病史，对应牙齿有龋齿或外伤史。牙齿灰暗，叩痛（+），脓肿质地软。②骨瘤：牙齿无异常，瘤体表面质地硬。X线示瘤区密度增高。③骨巨细胞瘤：长骨干骺端偏心性、扩张性囊性变，骨皮质变薄，偶可见病理性骨折。④骨纤维异常增殖症：髓腔内增殖，好发于颅底、长骨骨干。DR、CT可见髓腔呈磨玻璃样变。

病例 10

女性，46岁，右侧第44齿根无痛性肿块1年余，无发热、牙痛等。

颌面部对称，无畸形，开口度正常。口腔黏膜光整，牙列完整，咬合关系良好。双侧涎腺组织无肿大、压痛，腺导管开口无异常分泌物。44根松动1°，叩击痛阴性，根尖颊侧隆起肿块，其大小约为1.0cm×1.5cm。

CT示右侧下颌骨直径约为1.4cm的类圆形较下颌骨稍低密度影，边界尚清；其内密度增高、不均匀，呈磨玻璃样改变，CT值约为152~503HU，周围组织界限清晰（图2.4.19，图2.4.20）。余所见骨质结构完整，未见明显异常密度影。曲面重建扫描同CT检查（图2.4.21）。

术后病理：瘤体外观呈灰白色卵圆形组织，大小约为1.7cm×2.0cm，剖面有骨化组织。镜检HE染色可见纤维组织呈瘤样增生，其内见骨化（图2.4.22）。

诊断：骨化性纤维瘤。

病例 11

女性，19岁。摔伤后致右前臂疼痛伴活动受限半天。右前臂肿胀、压痛明显，可触及明显的骨擦感及异常波动。

DR示右侧肱骨头可见偏心性骨质缺损区，骨皮质连续性中断；病变区呈膨胀性、溶骨性改变，边缘可见部分硬化缘；腔内结节影高密度影，病灶穿过骨皮质，且骨质不连续，周围可见混杂肿块影包绕（图2.4.23）。CT平扫+三维重建图像显示右侧肱骨近端可见团片状软组织异常信号影，约3.9cm×2.8cm；灶周伴低信号部分环绕，边界不规则，骨折断端错位成角；周围软组织内可见小液平；右肩关节腔内可见混杂影（图2.4.24，图2.4.25）。

术中切除病变段肱骨头（图2.4.26），右侧肱骨头置换术后复查DR（图2.4.27）。HE染色镜下：切缘骨髓脂肪组织内见反应性组织细胞、淋巴细胞浸润，纤维组织呈瘤样增生伴灶状区出血，其内可见骨化（图2.4.28）。

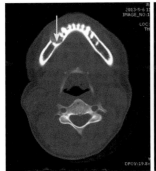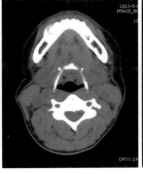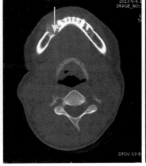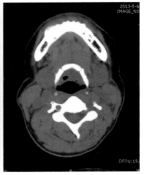

图2.4.19　CT图示右侧下颌骨44根尖可见一骨性膨胀性改变，呈类圆形，边界尚清

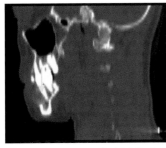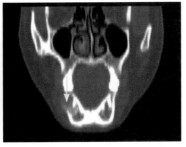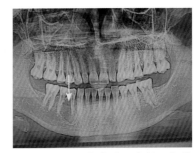

图2.4.20　MPR重建图像示右侧下颌骨44根尖可见一骨性膨胀性改变，直径约为1.4cm

图2.4.21　曲面重建图示右侧下颌骨44根尖可见一骨性膨胀性改变

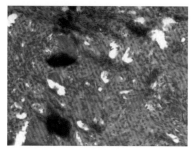

图 2.4.22　HE 染色镜下（×50）可见纤维组织呈瘤样增生

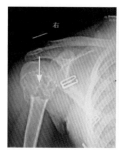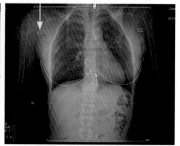

图 2.4.23　DR+ 胸部 CT 定位像示右侧肱骨近端外髁颈显著异常，骨皮质断裂，断端移位、重叠

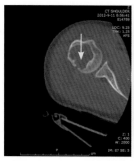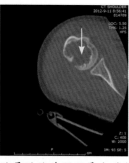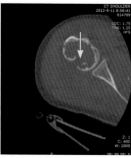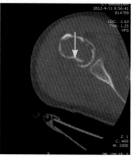

图 2.4.24　CT 图示右侧肱骨近端外髁颈骨皮质断裂，断端移位、重叠；右侧肱骨头有偏心性骨质缺损区，病变呈膨胀性、溶骨性改变，边缘可见部分硬化缘

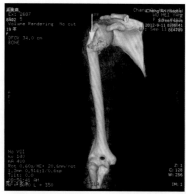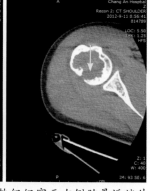

图 2.4.25　术前三维重建图像 + 软组织窗示右侧肱骨近端外髁颈骨皮质断裂，右侧肱骨头有偏心性骨质缺损区，腔内结节高密度影

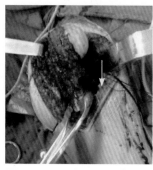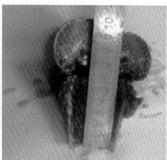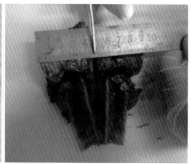

图 2.4.26　图示右肱骨头及肱骨上段呈空心状，病灶范围约 7.5cm×2.8cm

最后诊断：右肱骨外髁颈非骨化性纤维瘤伴病理性骨折。

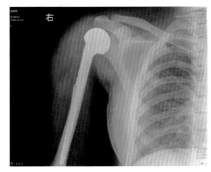

图 2.4.27　术后复查 DR 示右肩关节关系如常，人工肱骨头与肩关节盂、肱骨上段对应良好，未见移位征象；周围软组织肿胀

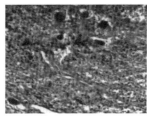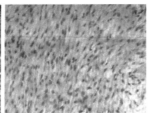

图 2.4.28　HE 染色镜下（×100）：纤维组织呈瘤样增生伴灶状区出血，其内可见骨化

（感谢长安医院骨科贾晓康主任医师提供术后照片）

四、滑膜肉瘤

滑膜肉瘤具有不同程度上皮和间叶组织双向分化的特点，恶性程度较高。临床表现：左膝关节局部可及结节，质中，活动度大，局部压痛不明显。

病例 12

男性，44 岁。左膝内上缘包块 2 年。2006 年 11 月初发现有"花生米"大小、质地中等、可活动的包块，逐渐长大。既往史：曾接触高剂量辐射 10 年。

术前 X 线平片示左膝关节及胫腓骨上端骨结构完整（图 2.4.29）。首次活检病理证实左膝关节恶性滑膜肉瘤。

2006 年 12 月行扩大切除术，术后化疗。术后病理（左膝关节）可见小圆深染细胞，间叶组织来源恶性肿瘤，形态学符合滑膜肉瘤（图 2.4.30）。术后行 PET/CT 评估：可见术区局部软组织肿胀，其内 18F-FDG 放射性核素浓聚增高（图 2.4.31）。

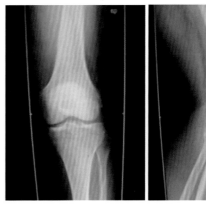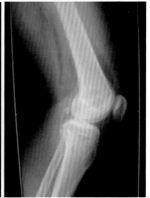

图 2.4.29　术前 X 线平片（正侧位）示左膝关节骨性结构完整，未见溶骨 / 成骨样破坏

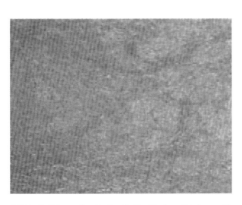

图 2.4.30　术后病理镜下（×50）：间叶组织来源恶性肿瘤，瘤细胞从梭形过渡至上皮样，细胞核有异型性

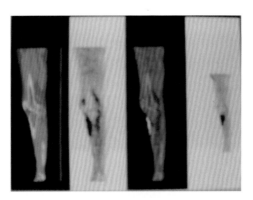

图 2.4.31　术后 PET/CT 图示左膝关节胫骨前方术区放射性核素高浓聚

第5节 骨的造血系统肿瘤

一、淋巴母细胞性淋巴瘤

淋巴母细胞性淋巴瘤,分为T淋巴母细胞性淋巴瘤和B淋巴母细胞性淋巴瘤。临床罕见,多发生于青少年。表现为淋巴结肿大,累及骨髓。病理镜检:淋巴结正常结构破坏,瘤细胞弥漫性增生,细胞排列紧密,核分裂象多见。

病例1

女性,16岁。1年前开始左上肢疼痛,持续2d后自行缓解,间隔数月发作1次。诊断为骨髓炎后抗炎治疗无效。8个月前左上肢疼痛,规律为半个月发作1次,并出现右下肢轻度肿痛、局部轻度发热。3个月前左下肢也出现肿痛。

X线平片示左侧肱骨、双侧下肢髓腔内大段膨胀性、溶骨样破坏,骨皮质断裂(图2.5.1,图2.5.2)。1周后进行ECT扫描,可见左上肢、双侧下肢有放射性核素浓聚(图2.5.3)。

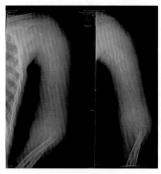

图2.5.1 X线平片示左侧肱骨髓腔内大段膨胀性、溶骨样破坏,骨皮质断裂

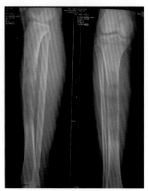

图2.5.2 X线平片示右侧胫骨中上段病变区骨皮质变薄,可见髓腔内溶骨样破坏

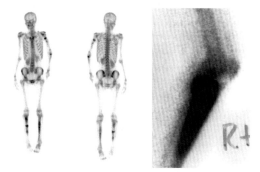

图2.5.3 ECT示左上肢、双侧下肢有放射性核素浓聚;局部放大见右胫骨上段放射性核素浓聚

病理活检镜下可见大片深染的小细胞性肿瘤细胞浸润伴坏死。免疫组化提示淋巴母细胞性淋巴瘤。

最后诊断:淋巴母细胞性淋巴瘤。

(感谢四川大学华西医院核医学科李芳兰医生提供病例图片)

病例2

男性,66岁。确诊为右髋关节T淋巴细胞淋巴瘤2月余。化疗1周期后,近期发热伴双下肢肿痛,右臀、足面呈凹陷性水肿,右髋关节局部压痛明显。

术后PET/CT可见术区有一大小约2.7cm×4.1cm×2.8cm的囊性水样低密度影,边缘光滑锐利,无放射性核素浓聚;右侧股骨头、髋臼骨皮质不完整,髋关节内外软组织弥漫性肿胀,肌间隙模糊不清,内可见多个死骨片,放射性核素浓聚;全身骨髓放射性核素浓聚,脊柱侧弯,大部分椎体前缘唇样增生(图2.5.4,图2.5.5)。胸廓骨性结构完整,两肺野内散在薄壁空腔影,左肺上叶、下叶背段可见大片渗出实变影,边缘模糊,放射性核素不均匀性浓聚,右肺上叶后段有一孤立钙化结节影,无放射性核素摄取;双侧胸膜内缘毛糙,纵隔内结构及放射性核素分布无异常;左室心肌部分显影(图2.5.6)。

诊断:①右腹股沟淋巴瘤术后化疗后,右髋关节受侵,全身骨髓代谢活跃;②左肺上叶、下叶背段渗出性病变,淋巴瘤浸润不能除外。

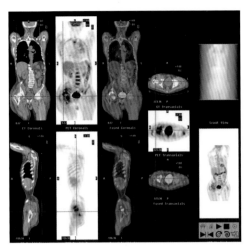

图 2.5.4　PET/CT 可见术区有一囊性水样低密度影，无放射性核素浓聚；右侧股骨头、髋臼骨皮质不完整，髋关节内外软组织弥漫性肿胀，内可见多个死骨片，放射性核素摄取

二、恶性大细胞滤泡性淋巴瘤

病例 3

女性，53 岁。确诊淋巴瘤 2 年。腰背疼痛

月余，加重 5d。

2010 年 12 月自行触及左腋中线平脐水平有一肿块，大小约为 16cm，质硬、固定、无压痛，边缘不清楚。PET/CT 示左半上腹肿块，大小约为 12cm×10cm×16cm；同时发现邻近左侧腰大肌软组织肿块，大小约为 1.2cm×2.4cm，均有放射性核素浓聚。

现查体：生命体征平稳。全身皮肤黏膜未见出血点、黄染。浅表淋巴结无肿大。左腋中线平脐有一 4cm×10cm 大小的肿块，质硬、固定、无压痛，边缘不清楚。心界正常，心率 80 次/分，律齐。

CT 示左侧腰大肌肿胀，其内可见低密度坏死，挤压周围脏器（图 2.5.7）。PET/CT 可见左半上腹肿块，大小约为 12cm×10cm×16cm，同时发现邻近左侧腰大肌软组织肿块，大小约为 1.2cm×2.4cm，均有放射性核素浓聚（图 2.5.8）。

行骨髓穿刺活检，术后病理证实恶性大细胞滤泡性淋巴瘤。

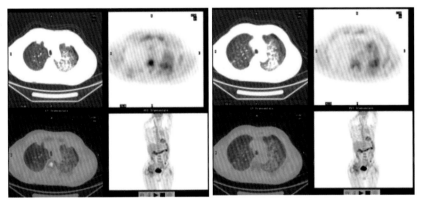

图 2.5.5　PET/CT 图示左肺上、下叶背段可见大片渗出实变影，边缘模糊，放射性核素不均匀性浓聚

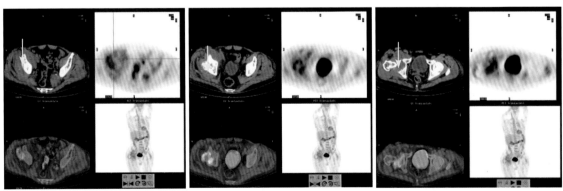

图 2.5.6　PET/CT 图示术区有囊性水样低密度影，边缘光滑锐利，无放射性核素浓聚，周围软组织间隙内有放射性核素浓聚

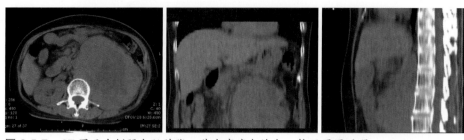

图 2.5.7　CT 图示左侧腰大肌肿胀，其内密度欠均匀，挤压周围脏器

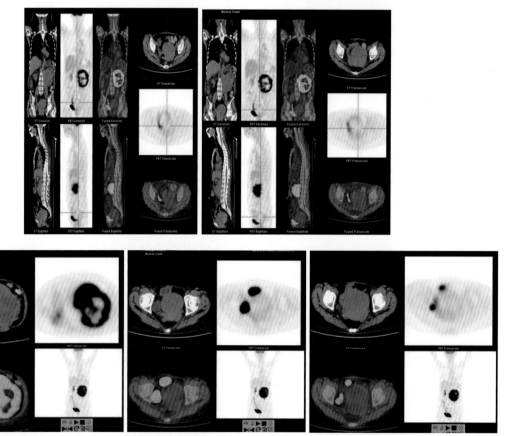

图 2.5.8　PET/CT（横轴位 + 冠状位 + 矢状位）图示左侧腰大肌肿胀，右侧附件旁肿块，其内密度欠均匀，内有低密度坏死，挤压周围脏器，呈放射性核素浓聚

三、大 B 细胞淋巴瘤

大 B 细胞淋巴瘤，也称弥漫性大 B 细胞淋巴瘤，为成人淋巴瘤中最常见的一种类型，并且是一组在临床表现、组织形态和预后等多方面具有很大异质性的恶性肿瘤。临床表现复杂，常有误诊。10%~15% 的患者有骨髓侵犯，40%~50% 的患者有淋巴结外病变，肝脾肿大。

患者有发热、盗汗、进行性消瘦等全身症状。取淋巴结穿刺活检后，病理结果可见恶性淋巴细胞体积大、有较丰富的细胞质，核圆形或卵圆形，核仁明显，偶有核分裂象。

进行免疫组化检查：表型 CD25 阳性及血清中 HTLV-I 抗体阳性。

病例 4

女性，46 岁。乏力、易感冒。

术前 PET/CT 示前上纵隔内肿物，并有放射性核素轻度摄取。行胸腔镜引导下前上纵隔内肿瘤切除术，术后病理及免疫组化检查证实前纵隔大 B 细胞淋巴瘤。

术后化疗 1 周期后复查。肺窗示左肺上叶及右肺下叶可见多发棉絮状、片状稍高密度影，边界尚清，其内密度不均匀，右肺下叶可见纤维条索影，双肺可见多个肺大疱，余双肺纹理增多、紊乱，可见"双轨征"，右侧叶间胸膜增厚，双肺门不大；纵隔窗示前上纵隔内未见肿块影，纵隔无偏移，心影及大血管形态正常，纵隔内可见个别肿大淋巴结（图2.5.9，图2.5.10）。

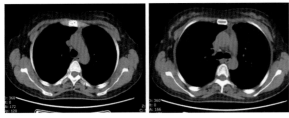

图2.5.9　术后CT图示前上纵隔少许纤维条索影

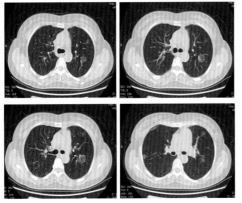

图2.5.10　术后CT图示左肺上叶及右肺下叶多发棉絮状、片状稍高密度影，右肺下叶纤维条索影

病例5

女性，35岁。间断发热，胸骨后疼痛，平卧气短2月余。曾患黄疸型肝炎，高血脂；本次病前曾患带状疱疹。

CT增强扫描可见前中上纵隔增大，并有明显占位征象，强化明显（图2.5.11）。PET/CT示前中上纵隔胸骨后有一大小约为9.6cm×4.9cm×9.8cm的分叶状软组织块影，密度不均，CT值为13~39HU，边缘不整，界限清楚，占位征象明显，呈放射性核素高度浓聚（SUVmax：14.8），中央低密度区呈放射性核素缺损；脾脏约7个肋单元，实质内未见异常，无放射性核素异常分布（图2.5.12~图2.5.15）。

前纵隔穿刺取组织标本，光镜下可见异型细胞弥漫分布于网格状增生的纤维组织中，瘤细胞核深染，胞质稀少，异型显著（图2.5.16）。免疫组化：CD20、Pax5、CD30、CD23、CD10均阳性；ALK、CK7、Keratin、CD3、CD15均阴性；Ki67阳性细胞占90%。

病例6

女性，48岁。右上腹部疼痛，向后背放射，腹胀满5d。有胆囊结石病史。

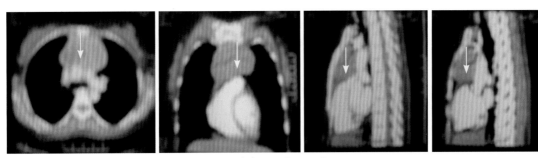

图2.5.11　增强CT图示前中上纵隔增大，并有明显占位征象

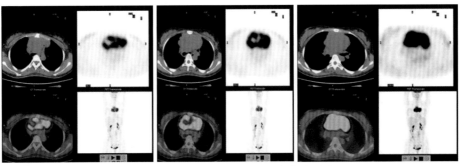

图2.5.12　PET/CT图示前中上纵隔增大，放射性核素高度浓聚

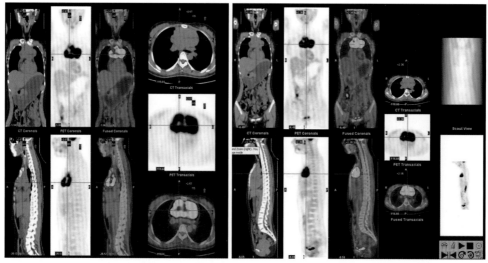

图 2.5.13　PET/CT 图示前中上纵隔胸骨后可见分叶状软组织块影，密度不均，占位征象明显，呈放射性核素高度浓聚

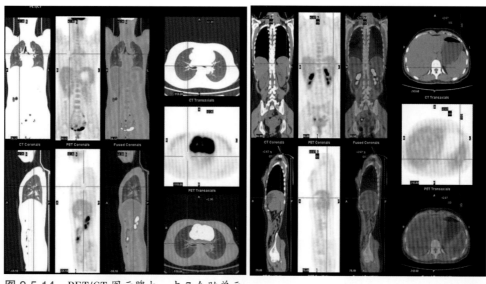

图 2.5.14　PET/CT 图示脾大，占 7 个肋单元

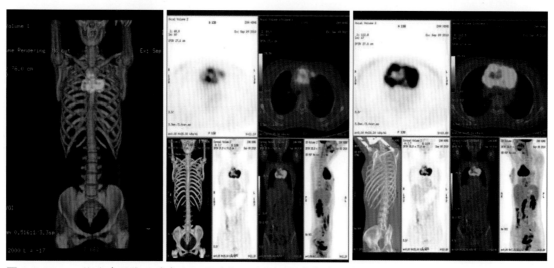

图 2.5.15　三维重建图像示前中上纵隔增大，放射性核素高度浓聚

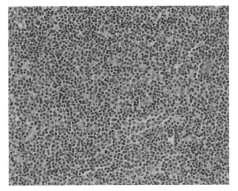

图 2.5.16 光镜下可见异型细胞弥漫分布于网格状增生的纤维组织中，瘤细胞核深染，胞质稀少，异型显著

PET/CT 示胆囊大小约为 9.3cm×6.3cm×9.3cm，体积明显增大，壁不规则增厚，并向腔内突出不规则形软组织块影，宽基底，密度不均，腔内可见高密度结石影，FDG 放射性核素高度浓聚，中央低密度区呈放射性核素缺损；相邻肝右前叶、后叶可见球形低密度灶，呈放射性核素高度浓聚；肝内外胆管未见扩张征象；左侧颈深下、锁骨上、右侧乳内、第一肝门、肝胃间隙、胰头周围、腹膜后淋巴结肿大，部分融合呈团，放射性核素不同程度浓聚（图 2.5.17，图 2.5.18）；右侧胸腔、肝周、胆囊窝、盆腔可见水样低密度影，无放射性核素异常分布；胃肠道内未见放射性核素异常浓聚。

组织细胞及免疫组化检查结果符合大 B 细胞淋巴瘤。

诊断：淋巴瘤（大 B 细胞）并肝、胆、淋巴结浸润。

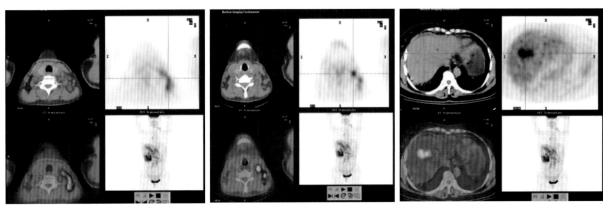

图 2.5.17 PET/CT 图示左颈浅淋巴结增大，肝右叶后段局灶性放射性核素浓聚

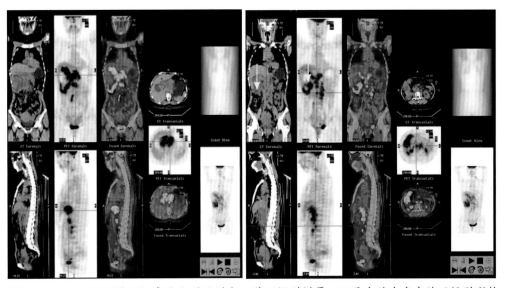

图 2.5.18 PET/CT 图示胆囊体积明显增大，壁不规则增厚；可见向腔内突出的不规则形软组织块影，基底较宽，密度不均，并见结石影，放射性核素高度浓聚；中央低密度区呈放射性核素缺损；相邻肝右前叶、后叶可见球形低密度灶，呈放射性核素高度浓聚

病例 7

男性，66岁。半个月前因孙女骑在前胸上玩耍后出现胸前区疼痛、头痛、头晕。体征：血压140/80mmHg。胸骨柄前可见手掌大小软组织隆起，质软、轻压痛。

胸部CT示右侧锁骨胸骨端骨质结构紊乱，周围可见骨痂形成。胸骨体前后方可见前上纵隔范围约为8.0cm×1.8cm×6.5cm的软组织密度影环绕，胸骨后胸膜局限性增厚；肺窗示右侧叶间裂增宽，其内可见斑点状钙化影，右肺中叶可见纤维条索样高密度影，双肺门不大；纵隔窗示纵隔无偏移，心升主动脉略增宽，内径约为4.4cm，主动脉及左右冠状动脉壁可见线样钙化影，双侧腋窝及纵隔内可见多发小淋巴结影；左心室增大，可见心脏起搏器影，双侧后胸腔内缘可见弧形水样低密度影；左侧前侧胸膜可见增厚；双侧甲状腺可见斑点状钙化影；肝脏可见类圆形低密度影，边界尚清（图2.5.19）。

B超探及胸骨前软组织块影有一实质性回声区（图2.5.20，图2.5.21）。

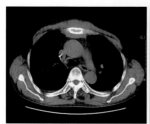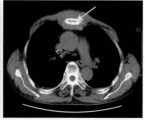

图 2.5.19　术前CT图示胸骨前后软组织块影包绕

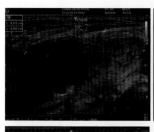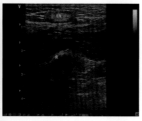

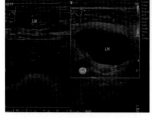

图 2.5.20　B超图示胸骨前软组织块影有一实质性回声区，内有少量血流

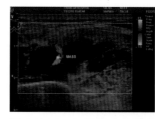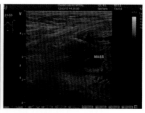

图 2.5.21　B超探及胸骨前软组织块影有一实质性回声区

B超引导下穿刺活检，镜下满视野淋巴细胞（图2.5.22）。免疫组化：CD20、Pax5、CD30、CD23、CD10均阳性；ALK、CK7、Keratin、CD3、CD15均阴性；Ki67阳性细胞占90%。

诊断：弥漫性大B细胞淋巴瘤。

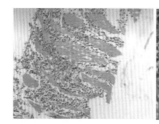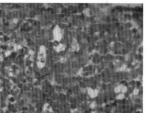

图 2.5.22　镜下（左图×50，右图×100）：纤维组织内弥漫小细胞性肿瘤细胞浸润，细胞拥挤，细胞核明显异型、深染色

四、T淋巴细胞白血病

T淋巴细胞白血病是指骨髓内异常增生的恶性肿瘤性疾病。原始细胞在骨髓聚集并抑制正常造血功能，侵及骨髓外组织淋巴结、肝、脾。我国白血病发病率为0.67/10万。在0~9岁儿童中发病率最高，T淋巴细胞白血病发病占70%以上。临床表现：发热、贫血、感染、出血、骨髓外浸润淋巴结、肝脾肿大。影像学检查：CT/MRI示浅表淋巴结、纵隔、腹膜后淋巴结肿大，肝脾肿大；PET/CT可见上述器官放射性核素浓聚。

病例 8

女性，16岁。3年前持续发热、贫血半月余，在当地医院诊断为急性淋巴细胞白血病，经2个周期化疗症状缓解。近期胸闷、气短，尿急、尿频，腹痛、腹胀、排便困难，可自行扪及腹部包块。

胸部CT示胸廓对称，肋骨及胸壁软组织未见异常。肺窗示双肺纹理清晰，走行自然，肺野透光度良好，右肺中叶内侧段近纵隔胸膜可见片状致密影及多发纤维条索影，余肺未见异常，双肺门不大。纵隔窗示右胸背部可见弧形水样密度影，可见心影及大血管轻度受压，纵隔内可见多发肿大淋巴结，部分融合成团，右侧内乳淋巴结增大，长径约1.5cm，前上纵隔呈等密度肿块影，CT值为23HU，大小约为3.3cm×2.0cm，其后缘脂肪间隙消失（图2.5.23，图2.5.24）。诊断：①右肺中叶内侧段渗出性改变；②右侧中量胸腔积液；③纵隔内胸腺、淋巴结肿大。

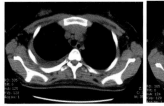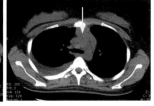

图2.5.23 CT图示纵隔内可见多发肿大淋巴结，右侧内乳淋巴结增大；前上纵隔呈等密度肿块影，其后缘脂肪间隙消失

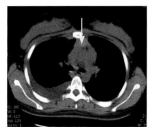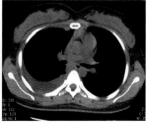

图2.5.24 CT图示纵隔内有多发肿大淋巴结，右侧内乳淋巴结增大；前上纵隔呈等密度肿块影

B超引导下穿刺活检，病理证实急性淋巴细胞性白血病复发。根据患者的组织细胞学结果，化疗3个周期。

化疗后第一次复查示：前上纵隔胸腺内肿块消失，胸腺形态恢复正常，密度仍较高；胸廓对称，肺窗示双肺纹理略增多，走行自然，肺野透光度良好，双肺未见异常实变影，双肺门不大；纵隔窗示纵隔无偏移，心影及大血管形态正常，纵隔内未见肿块及肿大淋巴结；右侧后胸腔可见薄层弧形水样低密度影（图2.5.25）。所见肝实质密度呈均匀、弥漫性降低。诊断：①前上纵隔胸腺内肿块消失；②右侧少量胸腔积液，较前片无明显变化；③脂肪肝。

化疗后第二次复查：双侧肾脏对称，大小

正常，左侧皮髓质分辨清楚；肾实质内未见明显局灶性密度异常，右侧皮髓质分辨模糊，集合系统显示欠清晰；双侧肾盂、输尿管未见明显扩张；肾周脂肪囊清楚，肾旁结构未见明显异常；腹膜后肿大淋巴结较之前明显缩小（图2.5.26）。

诊断：急性淋巴细胞白血病复发前上纵隔内、腹膜后淋巴结肿大。

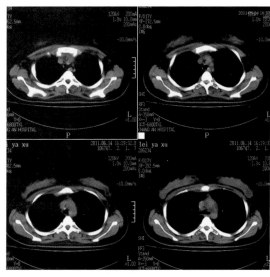

图2.5.25 CT图示前上纵隔淋巴结增大消失

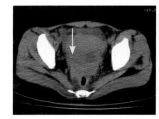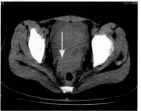

图2.5.26 CT图示盆腔内淋巴结增大较前略有缩小

病例9

男性，8岁。发热10d，贫血。

白细胞为$985×10^9$/L，红细胞$3.09×10^{12}$/L，血红蛋白73g/L，血小板计数$65×10^9$/L。胸部CT示前上纵隔、血管前间隙弥漫性肿胀，多个淋巴结增生融合成片；双侧腋窝可见大小不等的淋巴结聚集；右侧叶间胸膜增厚，有液体积聚；双侧侧后壁胸膜腔呈窄带积液影；脾大，占10个肋单元（图2.5.27~图2.5.29）。

骨髓穿刺活检：急性淋巴细胞白血病（图2.5.30）。白血病免疫分型：主要表达CD1a（dim）、CD2、CD4、CD5、CD7、CD10、CD38、CDb，提示急性T淋巴细胞白血病（T-ALL）。

诊断：急性T淋巴细胞白血病。

五、急性单核细胞白血病

急性单核细胞白血病，又分为原单核细胞白血病和急性单核细胞白血病两个亚型，现在疾病分型归在白血病M5型。临床表现：贫血、游走性关节疼痛，部分病例关节肿胀、不规则发热，淋巴结、肝脾肿大，皮疹，出血。实验室检查：末梢血涂片中单核细胞增大、异常，单核细胞绝对计数增多。骨髓穿刺：可见大量白血病性原单核细胞，幼单核和单核细胞之和＞80%。

病例10

男性，8岁。不规则发热，游走性膝关节疼痛，食欲缺乏3月余。

查体：贫血貌，精神欠佳，皮肤干燥。可见散在分布的淡红色略高出皮面的粟粒疹，浅表淋巴结增大（颏下、颌下、颈浅、双侧腋下、腹股沟均可触及），最大径2.1~2.5cm。咽腔充血、扁桃体Ⅱ°。充血，无脓性分泌物。颈软。胸廓对称，肋膈沟，肋外翻。心率102次/分，律齐，心前区可闻及吹风样SM Ⅱ/Ⅳ，向腋下传导。两肺呼吸音粗，未闻及干、湿性啰音。舟状腹，腹软。肝肋缘下2cm，质地中等。脾肋缘下1cm，质地中等。全腹无压痛。脊柱四肢关节无肿胀，功能活动无障碍。外阴：双侧睾丸已降，等大，质地软。神经系统：桡骨、膝腱等生理反射欠活跃；颈软，克尼格征、布鲁津斯基征阴性。病理体征：奥本海姆征、戈登征、巴宾斯基征阴性。

实验室检查：白细胞计数增高，以单核细胞增多为著。红细胞减少，血红蛋白水平降低，呈小细胞低色素性贫血，感染性贫血不除外。血沉增快，72mm/h。

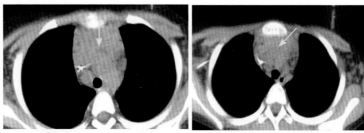

图2.5.27　CT图示前上纵隔增宽，前上纵隔、血管前间隙弥漫性肿胀，多个淋巴结增生融合成片

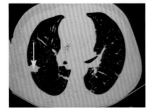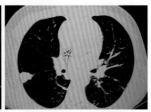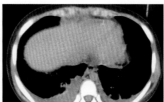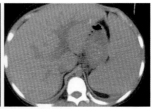

图2.5.28　CT图示右侧叶间胸膜增厚，有液体积聚　　图2.5.29　CT图示双侧侧后壁胸膜腔呈窄带积液影

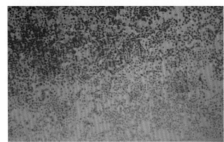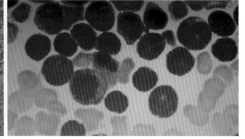

图2.5.30　骨穿镜下（左图×10，右图×100）：淋巴细胞（系）明显增多，占有核细胞的93.9%；原淋、幼淋细胞占80.1%，以大原始、幼稚淋巴细胞为主

骨穿显示：异常单核细胞分类增多，比例＞80%（图2.5.31）。

确诊：急性单核细胞白血病。

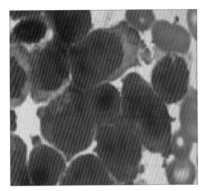

图2.5.31　镜下：异常单核细胞分类增多，核大，质少，染色深

（感谢咸阳彩虹医院儿童血液肿瘤科文金全主任医师提供图像）

六、淋巴细胞白血病骨浸润

病例11

女性，39岁。间断发热伴右侧髋部不适6个月，诊断为右髋股骨头缺血坏死，治疗无效。

患者精神尚好，仅右侧髋部不适，轻度叩击痛。CT示双侧髋臼、股骨头骨形态结构正常，未见骨破坏，软组织间隙无肿胀。阴道似有软组织影填塞。血常规符合白血病血象。妇科检查：阴道黏膜不光滑，凹凸不平，可见前后壁多个大小不等、淡红色细小丘疹，有赘生物，考虑尖锐湿疣。骨髓穿刺：淋巴细胞白血病。

经化疗后缓解1年余，近期自觉右髋关节疼痛加重，活动后受限1月余。髋关节CT可见右侧髋臼呈溶骨样骨破坏，骨盆右闭孔肌肿胀明显（图2.5.32）。

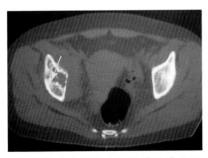

图2.5.32　CT图示右侧髋臼呈溶骨样骨破坏

七、骨的浆细胞瘤

骨的浆细胞瘤，WHO 2020年版骨肿瘤分类将其归为B淋巴细胞淋巴瘤的一种，是一种恶性浆细胞病或浆细胞骨髓瘤。发病情况：发病年龄＞60岁。女性多于男性，好发于胸椎体。80%~90%累及骨骼，65%累及脊柱。

病例12

女性，67岁。左髋隐痛4个月，加重2周。

CR、CT可见左侧股骨颈髓腔内呈膨胀性、溶骨性改变，病灶约为4.6cm×3.4cm；骨皮质变薄，尚连续，光滑；软组织间隙内无瘤骨（图2.5.33，图2.5.34）。MRI T1WI示左侧股骨颈髓腔内呈均匀一致低信号，病灶大小约为4.6cm×3.4cm；T2WI呈等信号，软组织间隙无肿胀及信号异常（图2.5.35，图2.5.36）。

手术切除病灶，术后病理证实骨的浆细胞瘤。

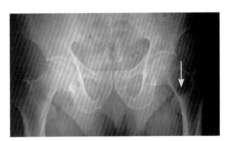

图2.5.33　CR图示左侧股骨颈呈膨胀性、溶骨性改变，骨皮质变薄

病例13

女性，62岁。胸背部疼痛4月余，加重4d。外院行MRI示T_{11}、T_{12}椎体压缩性骨折。经卧床休息、带支具等治疗，前症无缓解。左侧呈强迫体位，左胸背部压痛（+）。

CT示胸廓对称，肋骨及胸壁软组织未见异常；肺窗示右肺下叶可见纤维条索样高密度影，左肺上叶、下叶可见多发小类圆形稍高密度影，边缘模糊，余双肺纹理清晰，走行自然，双肺门不大；纵隔窗示纵隔无偏移，主动脉及左右冠状动脉壁可见线样钙化影，心影形态正常，纵隔内气管隆嵴前及升主动脉旁可见肿大淋巴结；骨窗示肋骨、肱骨头、肩胛骨、胸骨、胸椎、上腰椎及椎体骨质结构紊乱，呈弥漫性筛孔状、针匝样稍低密度影，部分病灶可见融合成片的

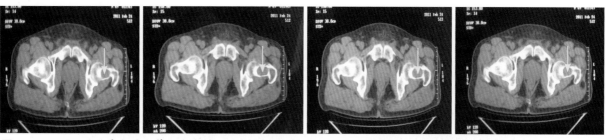

图 2.5.34　CT 图示骨皮质变薄，尚光滑；髓腔内呈见膨胀性、溶骨性改变，软组织间隙内无瘤骨

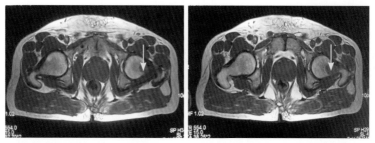

图 2.5.35　轴位 MRI T1WI 可见左侧股骨颈髓腔内呈膨胀性改变，软组织间隙内无异常信号影

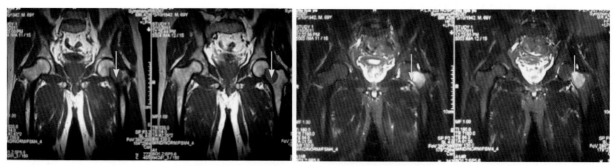

图 2.5.36　冠状位 MRI T1WI 示髓腔内呈均匀一致低信号，T2WI 髓腔内呈均匀一致高信号

低密度溶骨样破坏（图 2.5.37，图 2.5.38）。三维重建图示两侧肋骨、肱骨头、肩胛骨、胸骨、胸椎及上腰椎骨质结构紊乱，多发性虫蚀样改变（图 2.5.39）。ECT 示胸骨、双侧肋骨可见多发性放射性核素浓聚灶（图 2.5.40）。

骨髓穿刺活检：异常增殖浆细胞＞64%；骨髓瘤细胞细胞核增大，呈双核集聚，核呈偏位分布，胞质内异染颗粒（图 2.5.41）。

病例 14

男性，51 岁。腰部及左下肢疼痛 2 月余，加重 1 周。曾按腰椎间盘突出症治疗，改善不明显，间断跛行。长时间行走后前症加重。

查体：脊柱无侧弯畸形，活动未见受限，腰背肌肉僵硬。L_3~S_1 棘间及棘突旁压痛（±）、叩击痛（±）。双下肢直腿抬高加强试验左侧（++），右侧（－）。屈颈试验（－）。双侧 "4" 字试验左侧（++），右侧（－）。骨盆挤压试验（±）。双下肢膝反射、跟腱反射均对称引出，生理反射存在。病理反射未引出。

双侧髋关节 DR 示左侧股骨粗隆间有一不规则骨密度降低区，病灶边界清楚，骨皮质变薄（图 2.5.42）。CT 示左股骨上端内侧缘骨皮质变薄、部分中断缺如，其内可见一 5.9cm×5.7cm×4.4cm 的不规则等密度影，呈膨胀性改变（图 2.5.43，图 2.5.44）。

术后病理证实浆细胞型骨髓瘤。

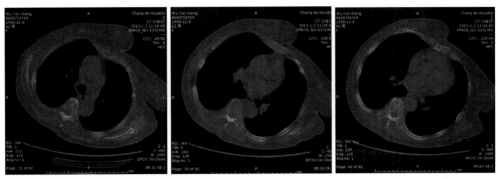

图 2.5.37 CT 图示肋骨、肱骨头、肩胛骨、胸骨、胸椎、上腰椎及椎体骨质结构紊乱

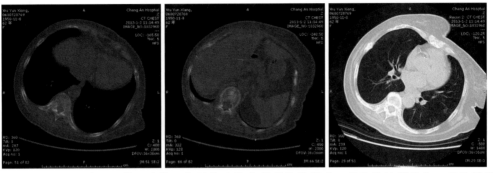

图 2.5.38 CT 图示肋骨、胸椎、上腰椎及椎体骨质结构紊乱，呈弥漫性筛孔状、顶针样稍低密度影；左肺下叶可见多发小类圆形稍高密度影，边缘模糊

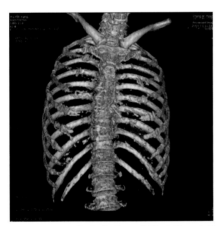

图 2.5.39 CT 三维重建图示两侧肋骨、肱骨头、肩胛骨、胸骨、胸椎及上腰椎骨质结构紊乱，多发性虫蚀样改变

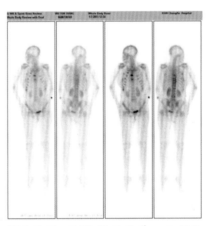

图 2.5.40 ECT 图示胸骨、双侧肋骨可见多发性放射性核素浓聚灶

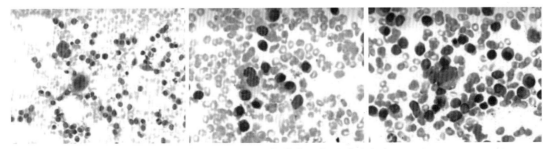

图 2.5.41 镜下：骨髓瘤细胞细胞核增大，呈双核集聚，核呈偏位分布

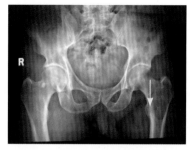

图 2.5.42　DR 图示左侧股骨粗隆间有一不规则骨密度降低区，病灶边界清楚，骨皮质变薄

病例 15

女性，51 岁。反复胸背痛 5 月余，加重 2 周。平时起居需他人帮助，尤其于平卧时难以自行翻身、起卧。查体：左侧第 5~9 前肋、后 7~10 肋，右侧第 7~9 肋、L_2 压痛、叩击痛明显。

ECT 示多发骨破坏，可见放射性核素高摄取。PET/CT 检查（图 2.5.45）示双侧多根肋骨、左锁骨近端、T_3~T_5、T_8~T_9、L_1~L_3、骶骨、双

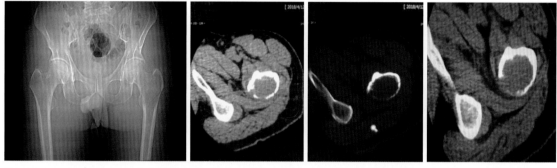

图 2.5.43　CT 图示左股骨上端内侧缘骨皮质变薄，其内可见不规则等密度影

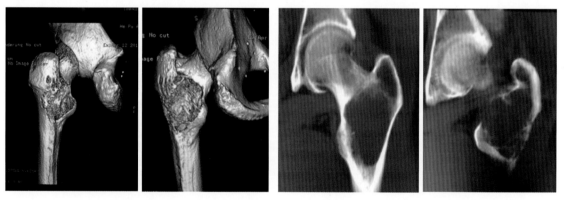

图 2.5.44　CT 三维重建 +MPR 重建图（水平移动 180°）+MPR 重建图像：左股骨上端内侧缘骨皮质变薄，部分中断缺如，其内可见不规则等密度影，呈膨胀性改变

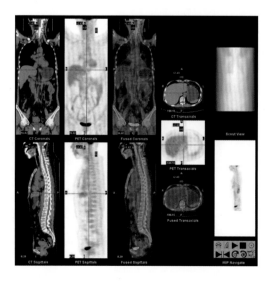

图 2.5.45　PET/CT 图示骶骨、双侧髂骨、左股骨颈、右坐骨支内可见类圆形低密度影

侧髂骨、左股骨颈、右坐骨支内可见类圆形低密度影，边缘锐利，周围无硬化环，左侧第8~9后肋骨皮质断裂，断端错位，无放射性核素摄取。两次PET/CT均显示骨破坏区无放射性核素摄取（图2.5.46，图2.5.47）。第三次在PET/CT引导下，选取骨破坏处进行骨穿，证实多发性骨髓瘤。

转归：经治疗，带瘤存活11年。

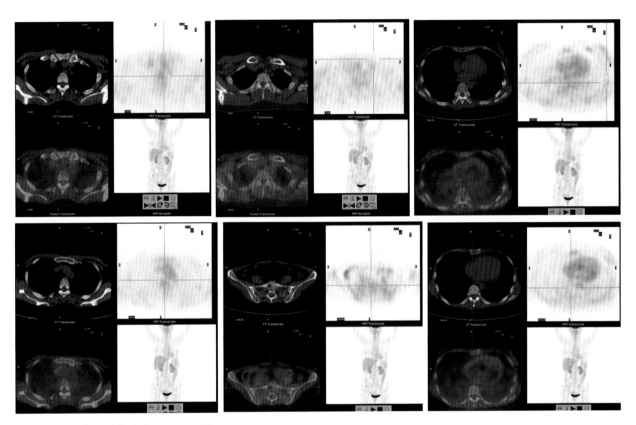

图2.5.46 多发性骨髓瘤PET/CT图

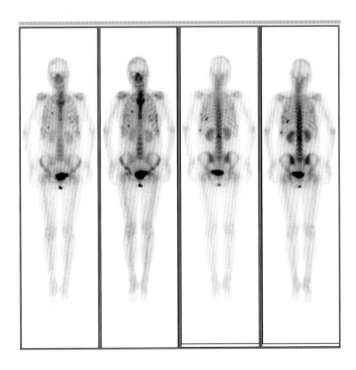

图2.5.47 ECT示多发骨破坏区，可见^{99}Tcm放射性核素高摄取

八、原发性骨髓纤维化

原发性骨髓纤维化，是骨髓增殖性肿瘤的一种。临床表现：脾大（巨脾）和髓外造血，骨痛，发热，贫血，高尿酸血症，痛风性关节炎，极少数患者有肝硬化、门静脉高压，并发率为10%~20%。血液学特征：末梢血中有畸形红细胞、网织红细胞及幼红细胞；组织病理可见骨髓纤维组织增生。

1. 实验室检查

• 红细胞、血红蛋白水平降低，外周血可见网织红细胞及幼红细胞。

• 白细胞计数增加，可见中幼、晚幼粒细胞；嗜酸性粒细胞、嗜碱性粒细胞增加。

• 血小板计数高低不一，形态、功能异常。

• 血生化：血清碱性磷酸酶、尿酸等增高。合并肝硬化时有低蛋白血症、肝功能异常。

• 骨髓穿刺：有核细胞增高或降低，可见大量的网状纤维组织。

• 肝脾穿刺：可见粒细胞、淋巴细胞、红细胞、巨核系增加，出现髓外造血。

2. 影像学特点

（1）DR+CT 广泛骨质增生硬化，累及双侧肋骨、胸骨、骨盆、椎体、四肢长骨等骨密度最高。

（2）ECT 放射性 ^{99}Tcm 注射后骨扫描：残存的红骨髓分布区、肝、脾呈放射性 ^{99}Tcm 浓聚。

病例 16

男性，66 岁。2019 年 6 月确诊原发性骨髓纤维化。1 周前逐渐出现嗜睡、睡眠时间倒错、言语混乱、烦躁等症状。

查体：体温 36.2℃，心率 114 次 / 分，呼吸 18 次 / 分，血压 127/72mmHg。神志不清，略烦躁，问答不配合。全身皮肤黏膜黄染，浅表淋巴结未触及肿大。睑结膜稍苍白，巩膜黄染。双肺呼吸音粗，未闻及干、湿性啰音。腹部膨隆，右下腹留置腹腔引流管，外接引流袋。腹软，腹部压痛检查不配合，无反跳痛及肌紧张，未触及腹块。墨菲征阴性。肝脾触及不满意。叩诊移动性浊音不配合，肠鸣音正常（3 次 / 分），双足凹陷性水肿。

CT 图示两侧胸廓对称，气管居中，纵隔脂肪间隙及血管影清晰，其内可见多个淋巴结，部分增大；两肺纹理增粗、增重，部分支气管壁增厚；两肺散在可见斑片状、结节样密度增高影，边缘模糊；病灶多沿支气管管分布，局部有轻度融合；两肺可见纤维条索影，钙化灶；双侧肺门影不大；心影正常，冠状动脉壁呈串珠样钙化；左侧胸膜腔、右侧叶间胸膜可见低密度积液影；双侧后壁胸膜增厚（图 2.5.48，图 2.5.49）。

CT 可见肝脏增大，叶间比例失调，肝脏密度增高，肝门区可见门静脉增宽，左叶萎缩。脾大，占 11 个肋单元，厚径约 7.1cm，脾实质密度不均，散在可见点状及位于外缘包膜下"莲蓬征"高密度影。腹腔脏器包膜下、肠系膜间隙广泛低密度积液影。骨窗示胸骨、胸骨柄、胸骨体成角隆起，双侧肋骨、肩胛骨、椎体及附件均见成骨样破坏，间以溶骨破坏灶，周边无骨硬化缘（图 2.5.50~ 图 2.5.52）。

临床诊断：骨髓纤维化伴髓样增生。

病例 17

男性，2 岁 9 个月。外伤后头痛、呕吐 1d。1 年前确诊骨髓异常增生综合征。查体：贫

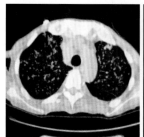
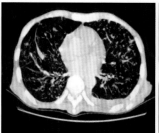
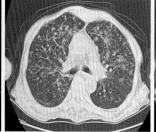
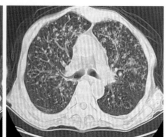

图 2.5.48 CT 图示两肺纹理增粗，走行紊乱，呈网格状变，散在可见斑片状、结节样密度增高影，边缘模糊；病灶多沿支气管管分布，局部有轻度融合；两肺可见纤维条索影，钙化灶

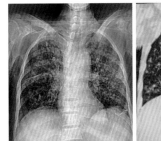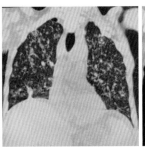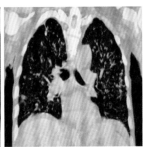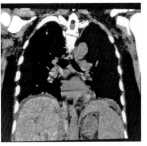

图2.5.49 CT图示两肺纹理增粗，散在可见斑片状、结节样密度增高影，边缘模糊；病灶多沿支气管管管分布，局部有轻度融合；纵隔内淋巴结增大。纵隔窗可见肋骨、椎体密度增高

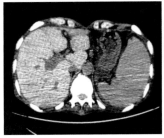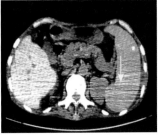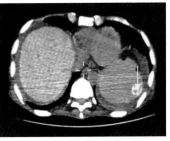

图2.5.50 CT图示双侧后壁胸膜增厚；肝左叶萎缩，肝脏实质密度增高，肝门区可见门静脉增宽；脾大，脾实质密度不均

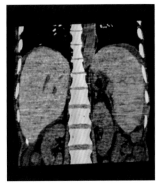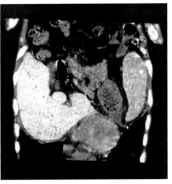

图2.5.51 CT图示肝左叶萎缩，肝实质密度增高，肝门区可见门静脉增宽；脾大，脾实质密度不均，散在点状高密度影

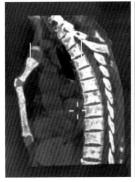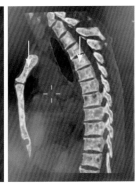

图2.5.52 CT图示胸骨、胸骨柄、胸骨体成角隆起，双侧肋骨、肩胛骨、椎体及附件均见成骨样破坏

血貌，右眼眶、枕顶部皮下瘀斑。肝脾肿大，肋下3~5cm，质地较硬。

CT示左侧颞枕部脑实质内有大片高密度出血影，出血量约为42mL，并破入同侧侧脑室内；左侧侧脑室受压变形；中线结构向右侧移位；同侧脑沟回，脑池均消失（图2.5.53）。

诊断：骨髓异常增生综合征并颅内出血、脑肿胀。

九、朗格汉斯细胞组织细胞增生症

朗格汉斯细胞组织细胞增生症，也称朗格汉斯细胞肉芽肿，为一种良性肿瘤样病变。多见于5~10岁儿童，但成人也不少见。男性发病

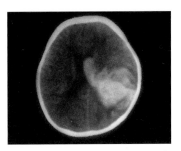

图2.5.53 CT图示左侧颞枕部脑实质内有大片高密度出血影，并破入同侧侧脑室内；左侧侧脑室受压变形，同侧脑沟回、脑池均消失

多于女性。好发部位：颅骨、脊柱、股骨，长骨多见于骨干或干骺端。病理表现：组织细胞增生，嗜酸性粒细胞浸润。分为朗格罕斯组织细胞增生期、肉芽肿期和退缩期，后期骨质修

复增生。

1. 实验室检查

嗜酸性粒细胞增多，血沉升高。在反复发作的患者中，免疫组化检查显示肿瘤抗体阳性。

2. 临床表现

局部疼痛，功能障碍，软组织肿胀。

3. 影像学特点

（1）X线检查　病灶内可见片状骨密度增高，皮质增厚，骨膜反应性增生，病灶内及周围有骨硬化。

（2）CT　病灶局部骨皮质增厚，骨髓腔及骨皮质片状低密度影，病灶内及周围骨硬化。

（3）MRI　病灶局部溶骨性骨质破坏，灶周及髓腔内大片状影、股中间肌及股外侧肌间水肿。

病例 18

男性，20岁。右侧第10、11后肋部不适，隐痛1月余。术前胸部X线片示左侧第10肋骨呈膨胀性、溶骨样破坏。CT平扫+三维重建图像示左侧第10肋骨膨胀性、溶骨样破坏，局部软组织轻度肿胀（图2.5.54）。

术后病理+免疫组化：朗格汉斯细胞组织细胞增生症。术后复查CT平扫+三维重建图像（图2.5.55）。

病例 19

女性，39岁。腰腿疼痛1年余，逐渐出现左侧臀部固定疼痛，下肢屈曲时加重。

查体：左侧臀部轻度肿胀，轻度局部弥漫性压痛，向左下肢腘窝部放射。胫骨外缘皮肤无感觉异常。拇指背屈活动正常。

骨盆平片可见左侧骨盆大片溶骨性破坏，病灶边缘呈骨硬化缘（图2.5.56）。CT示左侧骨盆大片溶骨性破坏，病灶边缘呈骨硬化缘，盆壁软组织明显肿胀（图2.5.57）。CT引导下骨介入穿刺活检：慢性炎症细胞浸润，可见大量组织细胞。

最后诊断：朗格汉斯细胞组织细胞增生症。

转归：行左侧半肾盆置换，术后随访健存19年。

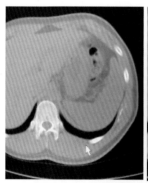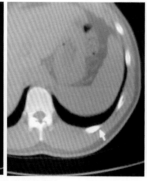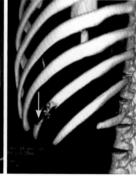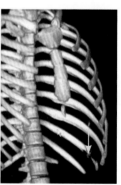

图2.5.54　CT三维重建图示左侧第10肋骨呈膨胀性、溶骨样破坏，部分皮质断裂，髓腔内呈膨胀性、溶骨样破坏，局部软组织肿胀

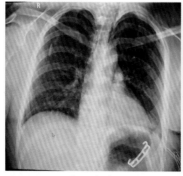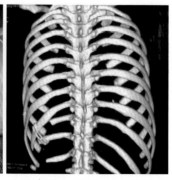

图2.5.55　术后复查CT平扫+三维重建图示病灶切除，患侧断骨与左侧第11肋骨金属内固定器置入，未见移位、滑脱

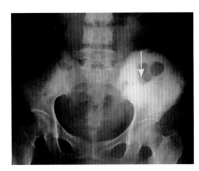

图 2.5.56　骨盆平片示左侧骨盆大片溶骨性破坏

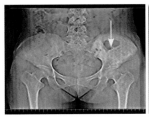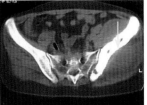

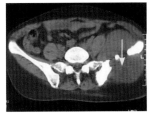

图 2.5.57　CT 图示左侧髂骨可见大片溶骨性破坏，髂骨翼内外侧软组织明显弥漫性肿胀

病例 20

男性，6 岁。患儿于 1 个月前无明显诱因出现左髋部疼痛、活动受限伴跛行，无晨僵、关节游走性疼痛、关节肿胀、畏寒发热，家长未在意；约半个月前患儿出现左髋部疼痛、跛行加重。

查体：左髋部稍肿胀，皮温正常，左腹股沟轻压痛，左髋关节活动稍受限。左侧 "4" 字试验阳性，双侧托马斯试验阴性。双膝关节活动正常，双侧骶髂关节无压痛及叩击痛。双下肢肌力、肌张力正常，双踝关节活动正常，右足诸趾活动正常，肢端感觉及血运正常。生理反射存在，病理征未引出。

左髋关节 DR+CT 显示左髋周围软组织肿胀，股骨小粗隆溶骨样破坏，内有斑片状骨硬（图 2.5.58~ 图 2.5.60）。

左股骨颈病理活检，镜下见圆形、卵圆形朗格汉斯细胞片状、弥漫状增生，夹杂大量嗜酸粒细胞、淋巴细胞及散乱的多核巨细胞（图

2.5.61）。免疫组化标记：Vim（+）、S100（+）、CD1α（+）、CD68（-），Ki-67 约 8% 阳性。

最后诊断：朗格汉斯细胞组织细胞增生症。

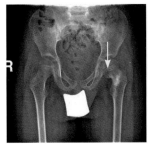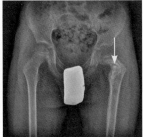

图 2.5.58　DR 图示左髋周围软组织肿胀，股骨颈 - 股骨小粗隆溶骨样破坏，内有斑片状骨硬化

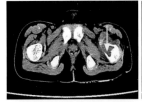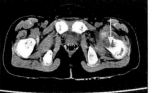

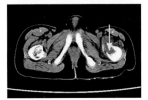

图 2.5.59　CT 图示左髋周围软组织肿胀，股骨颈 - 股骨小粗隆溶骨样破坏

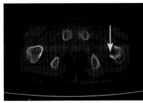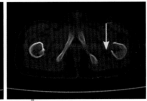

图 2.5.60　CT 图示左髋周围软组织肿胀，股骨颈 - 股骨小粗隆溶骨样破坏，内有斑片状骨硬化

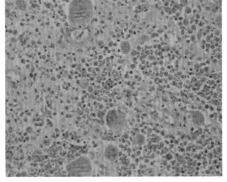

图 2.5.61　镜下见圆形、卵圆形朗格汉斯细胞片状、弥漫样增生

病例 21

男性，6岁。左髋疼痛2月余，加重15d。

平片示左股骨上段片状骨密度增高，皮质增厚，灶内及灶周骨硬化（图2.5.62）。CT示左股骨上段骨皮质增厚，骨髓腔及骨皮质片状低密度影，病灶内及周围硬化（图2.5.63）。MRI示左股骨上段溶骨性骨质破坏，瘤周骨髓内、股中间肌及股外侧肌间大片状水肿（图2.5.64，图2.5.65）。

术后病理：左股骨上段破碎骨组织，骨小梁间片状组织细胞样细胞增生伴浆细胞、淋巴细胞及嗜酸性粒细胞浸润并出血坏死（图2.5.66），提示朗格汉斯细胞组织细胞增生症。

最后诊断：左股骨上段朗格汉斯细胞组织细胞增生症。

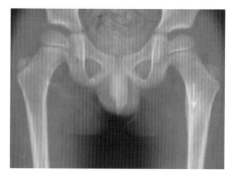

图2.5.62 平片示左股骨上段有片状骨密度增高

病例 22

女性，40岁。头皮胀痛不适3个月。头颅CT及三维重建发现颅骨板障多部位有骨皮质缺损（图2.5.67，图2.5.68）。行缺损部位骨穿刺活检，病理证实朗格汉斯细胞肉芽肿。

诊断：颅骨朗格汉斯细胞组织细胞增生症。

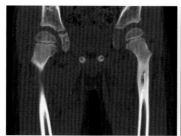 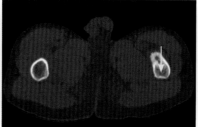 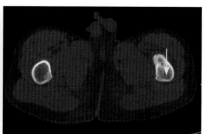

图2.5.63 CT图示左股骨上段骨皮质增厚，骨髓腔及骨皮质片状低密度影

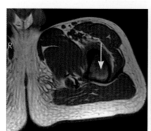 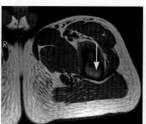 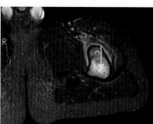 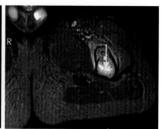

图2.5.64 MRI图示左股骨上段溶骨性骨质破坏，灶周大片状骨髓内、股中间肌及股外侧肌间水肿

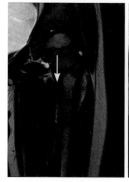 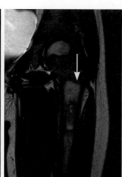 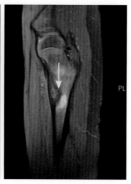

图2.5.65 MRI图示左股骨上段可见溶骨性骨质破坏，病灶周围大片状骨髓、股中间肌及股外侧肌水肿

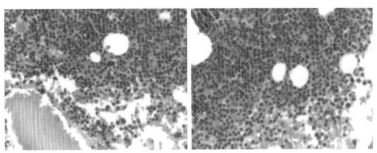

图 2.5.66　镜下：左股骨上段破碎骨组织，骨小梁间片状组织细胞样细胞增生伴浆细胞、淋巴细胞及嗜酸性粒细胞浸润并出血坏死

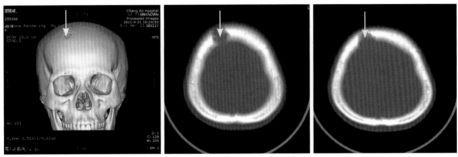

图 2.5.67　CT 平扫 + 三维重建图像图示右额顶骨板障溶骨样破坏灶

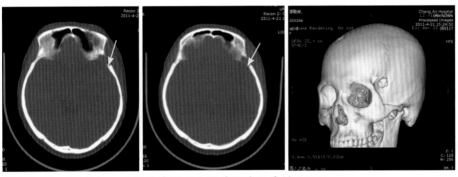

图 2.5.68　CT 平扫 + 三维重建图示左颞骨板障溶骨样破坏灶

病例 23

女性，41 岁。颈背部疼痛 10 个月。T_5 椎体病理性骨折，术后金属内固定 6 个月。左颈淋巴结活检：慢性肉芽肿性淋巴结炎伴淋巴组织增生，淋巴反应性增生。免疫组化：CK（－）、CD20（＋）、CD45RO（＋）、CD79a（＋）、CD38（＋）、CD30（个别大细胞）（＋）。

术前胸部 X 线片示纵隔淋巴结肿大。PET/CT 示 T_5、T_8 椎体楔形变，相邻椎间隙正常，椎管未见狭窄；T_5 椎体骨密度增高，未见放射性核素浓聚；T_4 左侧椎板缺如，T_4、T_6 椎体内可见金属内固定器；T_8 椎体溶骨样破坏，皮质断裂，周围软组织肿胀，放射性核素高度浓聚（SUVmax：9.1）；左髂骨、耻骨联合呈穿凿样骨质破坏，周围骨质硬化，无明显放射性核素浓聚；左颈深下、双侧锁骨上、右头臂干上、腔静脉后、右腋窝、主肺动脉窗、小网膜囊、第一肝门、腹膜后腹主动脉、左右髂总动脉、左髂外动脉旁可见多发大小不等的淋巴结影，长径为 0.5cm~2.1cm，部分融合成团，边缘模糊，放射性核素不同程度摄取（SUVmax：2.3~10.1）；脾脏约占 7 个肋单元，实质内未见异常，放射性核素摄取（SUVmax：3.2）（图 2.5.69~ 图 2.5.72）。

诊断：①T_5 病理性骨折，左髂骨、耻骨骨质破坏；T_8 椎体骨质破坏。②左颈、纵隔、腹腔、腹膜后、盆腔淋巴结肿大，脾大，葡萄糖代谢增高，考虑朗格汉斯细胞组织细胞增生症。

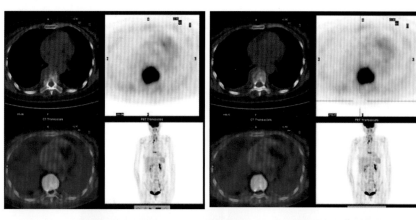

图 2.5.69　PET/CT 图示 T_8 椎体骨质破坏，放射性核素浓聚

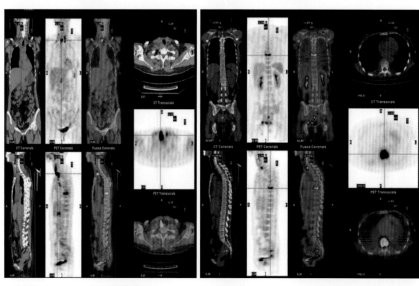

图 2.5.70　PET/CT 图示 T_5 病理性骨折，左髂骨、耻骨骨质破坏，无葡萄糖异常代谢；T_8 椎体骨质破坏，放射性核素浓聚

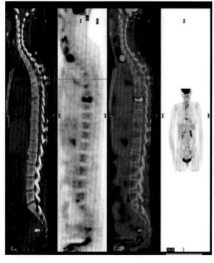
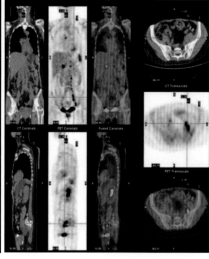

图 2.5.71　PET/CT 图示 T_8 椎体骨质破坏，放射性核素浓聚

病例 24

女性，3 岁 7 个月。9 个月因前左耳溢液、耳前肿胀痛 3 月余在当地治疗，无效。

术前头颅 CT 示左侧硬化型乳突，左颞部软组织占位，左颞骨、颧骨、蝶骨大翼、鼓窦区见软组织肿块，周边骨质呈溶骨样破坏。右侧气化型乳突，听骨链结构完整。MRI 示颅底左颞骨、颧骨、蝶骨大翼、鼓窦区见软组织肿块。

在全身麻醉下行手术切除，左颞骨、颅底病损广泛无法切除，仅取病理活检。术后病检

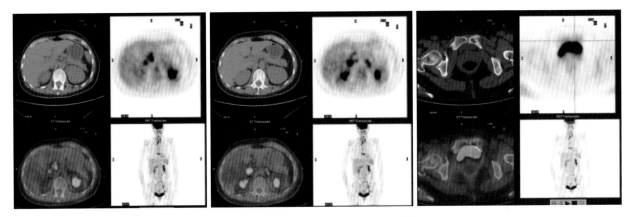

图 2.5.72　PET/CT 图示腹腔、腹膜后、盆腔淋巴结肿大，葡萄糖代谢增高

证实左颞部朗格汉斯细胞组织细胞增生症。免疫组化：肿瘤细胞 CDIa（+）、S-100（+）、Vim（+）、K1-67 增殖指数约 40%。术后放疗为 12 次，总量 14Gy，持续 3 周。

确诊 7 个月后复查。查体：双颈、颌下可及黄豆大淋巴结、质中、无压痛。左外耳道内可见黄白色干痂。扁桃体 Ⅰ°。两肺呼吸音粗，未闻及干、湿性啰音。步态不稳，不能走直线。生理反射均欠活跃。

多次腹部 B 超发现肝内多发结节性实质性占位，血供丰富。B 超引导下肝左叶穿刺活检：肝细胞混浊肿胀，汇管区慢性炎症细胞浸润，可见大量组织细胞，胆小管受损。

头颅平片示左颞骨、颧骨有片状溶骨样破坏，骨破坏边缘无骨硬化缘（图 2.5.73）。胸部 X 线片示两肺纹理增粗（图 2.5.74）。头颅 CT 示骨破坏区未见明显增大（图 2.5.75）。腹部 CT 平扫 + 增强扫描示肝左外侧段、右叶后段大片低密度影（图 2.5.76）。

PET/CT 显示：左侧颞骨、颧骨、蝶骨大翼可见低密度溶骨样破坏，密度不均，散在分布碎骨片，无放射性核素摄取；左侧上颌窦腔内黏膜增厚，窦腔底有骨密度增高，无放射性核素摄取；双侧胸廓结构不对称，左侧小于右侧；两肺野内清晰，放射性核素分布未见明显异常；胸腺形态弥漫性增大，并见放射性核素明显浓聚（SUV 值：11）；肝脏形态正常，肝实质密度不均匀，放射性核素分布不均匀，肝右后叶、左外叶均见放射性核素浓聚（SUV 值：0.99~1.1），同层面 CT 可见有低密度灶影，

部分有融合，CT 值为 12~24HU，最大者约为 1.1cm×0.8cm×2.5cm；骨窗显示左侧第二肋骨弓呈膨胀性骨破坏，软组织肿胀向肺内突起，内有碎骨，双侧髂骨、双侧股骨头骺均见多灶性穿凿样溶骨性破坏，并有放射性核素浓聚（SUV 值：2.7~3.2）；枕骨斜坡放射性核素摄取；双侧肾内收集系统及膀胱内可见少许放射性核素滞留；右下腹肠腔内有散在性放射性核素轻度摄取（SUV 值：1.2）（图 2.5.77~ 图 2.5.83）。

诊断：朗格汉斯细胞组织细胞增生症。①内脏及多骨损害；②左侧上颌窦炎；③脾大。

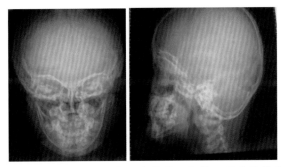

图 2.5.73　头颅 DR 图示左颞骨、颧骨、有片状溶骨样破坏。骨破坏的边缘无骨硬化缘

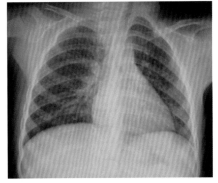

图 2.5.74　胸部 X 线片 DR 图示两肺纹理增粗

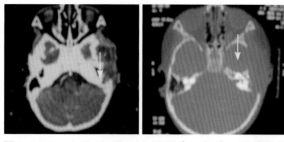

图 2.5.75 头颅 CT 图示左侧颞骨、颧骨、蝶骨大翼可见大片低密度溶骨样破坏

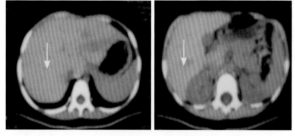

图 2.5.76 CT 图示肝脏左、右叶低密度灶影

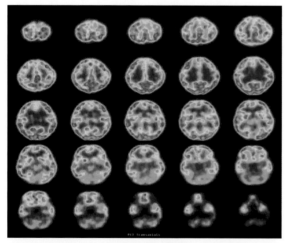

图 2.5.77 PET/CT 图示左侧颞骨、蝶骨骨破坏区放射性核素轻度摄取，较右侧略增高

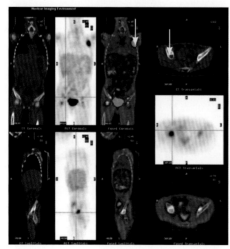

图 2.5.78 PET/CT 图示胸腺形态弥漫性增大，并见放射性核素明显浓聚；肝脏放射性核素分布不均匀

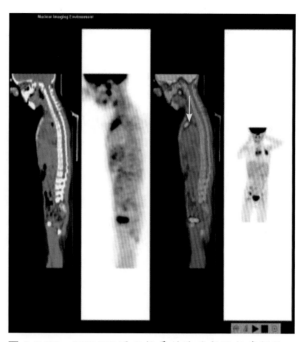

图 2.5.79 PET/CT 图示枕骨斜坡放射性核素摄取；胸腺形态弥漫性增大，并见放射性核素明显浓聚；左侧第二肋弓呈膨胀性骨破坏，软组织肿胀向肺内突起，并见放射性核素明显浓聚

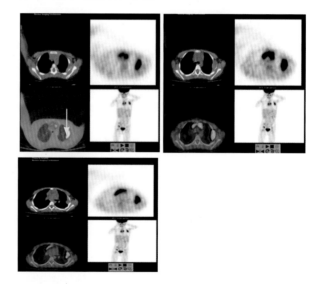

图 2.5.80 PET/CT 图示胸腺形态弥漫性增大，并见放射性核素明显浓聚；左侧第二肋弓呈膨胀性骨破坏

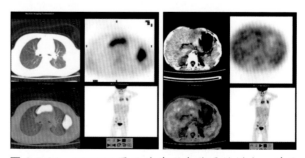

图 2.5.81 PET/CT 图示胸腺形态弥漫性增大，并见放射性核素明显浓聚；肝脏放射性核素分布不均匀

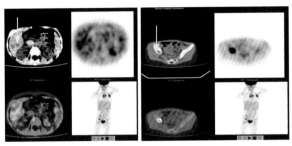

图 2.5.82　PET/CT 图示肝脏形态如常，放射性核素分布不均匀；骨窗显示右侧髂骨多灶性穿凿样溶骨性破坏，并有放射性核素浓聚

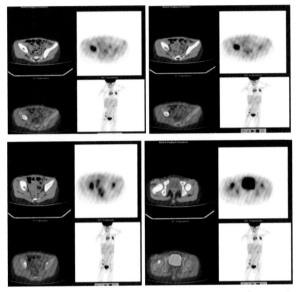

图 2.5.83　PET/CT 图示双侧髂骨、双侧股骨头骶均见多灶性穿凿样溶骨性破坏，并有放射性核素浓聚；枕骨斜坡放射性核素摄取

病例 25

男性，6 岁。外伤致斜颈、颈部疼痛，活动受限 20d。确诊朗格汉斯细胞组织细胞增生症 5 年，全身多组织器官受损害。此次行第 5 次手术。

CT、MRI 均显示颈胸椎体多椎体骨质破坏。头颅 X 线片见多发性溶骨性破坏（图 2.5.84）。

十、骨与软组织未分化的小细胞肉瘤

（一）尤因肉瘤

尤因肉瘤是儿童期最常见的原发性恶性骨肿瘤，其发病率仅次于骨肉瘤，占儿童原发性恶性骨肿瘤的第二位。本病男性发病多于女性。常见于 10~20 岁，平均年龄为 19.3 岁。好发于扁骨（骨盆、胸骨、脊椎骨），脊柱受累占 3% ~ 10%。好发部位：骶尾部 > 腰椎 > 胸椎 > 颈椎，椎体附件受累约占 60%。其次为长骨的骨干部位。肿瘤源于髓腔内，首先发生骨皮质破坏，穿破骨膜累及周围软组织。极易发生骨转移。

1. 病　理

肉眼所见：髓腔内呈灰白色或鱼肉样肿块，剖面有坏死、出血、变性形成囊腔。镜检：细胞呈密集多层的卵圆形，胞质浅，细胞膜境界不清，核大小接近，染色深，偶见细胞呈菊花瓣样聚积。肿瘤细胞表面糖蛋白 P30/32milz 染色阳性，可用于网织细胞肉瘤及神经母细胞瘤转移的鉴别。

2. 临床表现

发热呈间歇性、不规则性、长期性。骨关节疼痛为游走性。多汗、面色苍白、贫血。胸椎病变可引起脊膜和脊髓平面受累的症状、体征。

查体：病变局部肿胀、压痛，皮肤无红肿。肢体近端活动时疼痛加重。关节附近无红肿热，叩痛阴性。胸椎病变，受累平面以下感觉减退。

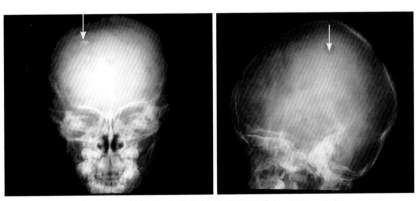

图 2.5.84　X 线平片示颅骨骨质多发性钱币样溶骨性破坏、缺损

3.实验室检查

- 白细胞计数及中性粒细胞增高。
- 红细胞及血红蛋白减少。
- 血沉增快。
- 血培养阴性。
- 骨活检涂片可见肉状纤维，PAS和甲基派络宁染色阴性。

4.影像学特点

（1）X线平片 病变骨破坏区呈梭形膨大，由髓腔内向外伸延，其内有虫蚀状、筛孔状溶骨性破坏。周围骨质疏松，葱皮状骨膜反应及软组织间隙肿胀，无瘤骨形成。

（2）CT 病变区见骨皮质膨胀，骨膜呈葱皮样或针样增生，穿破骨膜新骨侵袭周围软组织。髓腔内呈梭形扩张，有虫蚀状低密度溶骨性破坏，其边界不清。周围骨质稀疏。增强扫描后可见病灶边缘有环状强化。

CT引导下在骨膜反应性增生及骨破坏区穿刺活检。

（3）MRI T1WI呈均匀的无特异性低信号，T2WI为高信号，可显示髓腔内病灶的范围及周围软组织受累的情况。但对骨组织的定性诊断不及CT明确，对肿瘤突破骨组织进入软组织间隙、病变范围及伴随体征显示清楚。

5.诊断及鉴别诊断

（1）诊断要点 发热，贫血，骨痛。白细胞计数及中性粒细胞增高，血沉增快。DR及CT见溶骨性破坏，骨膜反应特点，软组织肿胀。活检组织学染色阳性可确诊。

（2）鉴别诊断 ①急性骨髓炎：发热，患肢皮肤红肿，功能活动受限，早期本病与尤因瘤难以鉴别。根据X线平片及试验性治疗，有时可以鉴别，CT导向下骨病灶穿刺活检加以鉴别。②溶骨性骨肉瘤：常发生于长骨干骺端，也见于扁骨。局限性、持续性肢体疼痛，跛行，可触及肿块。X线平片及CT可见骨破坏区内有骨硬化，溶骨破坏，骨膜反应，软组织肿胀，内有瘤骨形成。③儿童风湿热：可有游走性关节疼痛、红肿。血培养阴性，血沉增快。X线平片未见骨破坏。④单核细胞白血病：可有长期、

不规则发热，游走性骨关节疼痛，浅表淋巴结肿大，肝脾进行性肿大。末梢血片及骨穿涂片可见大量单核细胞增高，且见核大、染色深，偶尔可见核分裂象。DR未见骨破坏。

病例26

男性，18岁。发热，游走性关节痛4个月。实验室检查：中性粒细胞增多，血沉96mm/h。骨盆X线平片示左侧髂骨有溶骨样破坏。CT示左髂骨内缘骨破坏区骨膜呈针状反应性增生（图2.5.85）。住院2周后复查：双侧髂骨均有骨破坏（图2.5.86）。

术后病理证实尤因肉瘤。

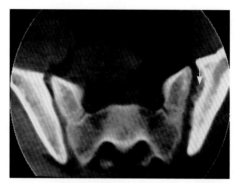

图2.5.85 CT图示左髂骨内缘骨皮质呈针状骨膜反应性增生，局部未见骨破坏

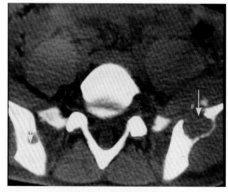

图2.5.86 复查CT图示左侧病变区域皮质缺损，髓腔内有膨胀性、溶骨样破坏区；右侧髂骨见骨转移

病例27

女性，11岁。左膝关节肿痛2个月。X线平片可见左胫骨平台下有一包壳状骨膜反应性增生，骨皮质及髓腔内有大片溶骨样骨破坏区（图2.5.87）。CT示病变区域的骨皮质增厚，髓腔变窄、闭缩，软组织内有包壳状骨膜增生。CT引导下穿刺活检取出碎骨片及软组织（图

2.5.88）。病理镜检：左胫骨小圆细胞恶性肿瘤（图2.5.89）。

最后诊断：尤因肉瘤。

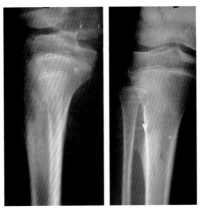

图2.5.87 X线平片示左胫骨平台下骨皮质呈包壳状骨膜反应性增生

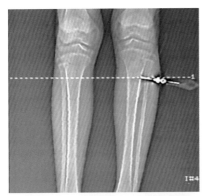

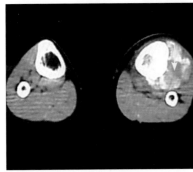

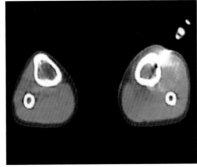

图2.5.88 CT引导下穿刺活检，病变区域的骨皮质增厚，髓腔变窄

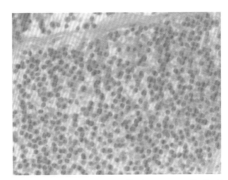

图2.5.89 镜下可见弥漫分布的小圆细胞性恶性肿瘤细胞

十一、软组织肿瘤

（一）腱鞘巨细胞瘤

腱鞘巨细胞瘤，也称黄色素瘤。好发于关节腔内腱鞘及滑囊的滑膜或非滑膜区。多见于年轻人，女性多于男性。病因不明，为一种良性肿瘤，但术后易复发。瘤体小于3cm，为坚实、无痛性肿块。肉眼所见：外观呈黄色，有分叶状，小叶致密，质地柔韧。镜检：透明化胶原围绕，瘤内可见组织细胞样单核细胞、成骨样多核巨细胞、黄色瘤细胞、慢性炎症细胞、含铁血黄素巨噬细胞和胶原化基质。

病例 28

男性，42岁。左腘窝可见大小约为4cm×5cm的包块，质韧、无压痛，左膝活动不受限，仅在下蹲或膝关节过屈位感觉疼痛。

术前MRI示左膝关节组列可，关节间隙正常，关节面光滑；关节腔及髌上囊内可见长T1、长T2积液信号影；外侧半月板前角见短线状双高信号影，未达关节面；内侧半月板形态信号正常，边缘规整；前交叉韧带T2信号稍高；左侧股骨内侧髁后缘可见一类圆形长T1、稍长T2信号影，其大小约为2.3cm×1.5cm，边缘尚清（图2.5.90）。诊断：①外侧半月板退变；②前交叉韧带轻度损伤；③左膝关节及髌上囊积液；④腘窝囊肿。

术后复查MRI：关节腔及髌上囊内可见长T1、长T2积液信号影；外侧半月板前角见短线状双高信号影，未达关节面；内侧半月板信号正常，边缘规整；前交叉韧带T2信号稍高，后交叉韧带信号正常；股骨内侧髁见窝后缘术区软组织间隙、皮下组织模糊，可见混杂的稍长T2信号影，皮肤不完整（图2.5.91）。诊断：①左膝关节腱鞘巨细胞瘤术后改变；②外侧半月板退变；③前交叉韧带轻度损伤；④左膝关节及髌上囊积液。

术后病理证实腱鞘巨细胞瘤（图2.5.92）。

（二）腱鞘纤维瘤

腱鞘纤维瘤，外观及影像学特征与腱鞘巨细胞瘤不易鉴别。镜检：无含铁血黄素巨噬细胞和噬脂细胞，偶见少数多核巨细胞。

病例29

男性，45岁。自行扪及左肘关节内侧包块6个月，包块肿痛，逐渐增大1周。

DR可见左肘内髁有一骨皮质缺损，周围有骨硬化缘（图2.5.93）。CT平扫＋三维重建图示左肘内髁有一骨皮质缺损，周围有骨硬化缘（图2.5.94，图2.5.95）。MRI示左肘内髁有一骨皮质缺损，病灶内及周围软组织间隙可见异常高信号，信号均匀（图2.5.96）。

术后病理：镜下可见纤维条索状结构（图2.5.97）。

最后诊断：左肘内髁鞘膜纤维瘤。

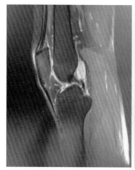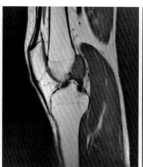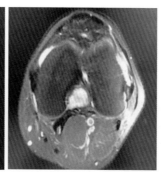

图2.5.90　术前MRI示左侧股骨内侧髁后缘可见一类圆形长T1、稍长T2信号影，边缘尚清

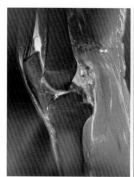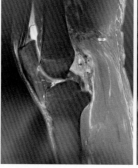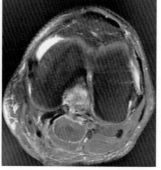

图2.5.91　术后MRI图示股骨内侧髁见窝后缘术区软组织间隙、皮下组织模糊，可见混杂的稍长T2信号影，皮肤不完整

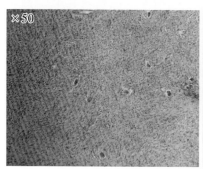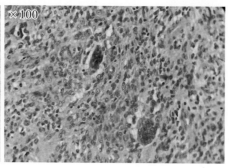

图2.5.92　镜下：瘤组织可见多样的组织细胞样滑膜细胞、多核巨细胞和泡沫细胞。组织细胞样滑膜细胞大小相似，形态多样，单核，排列成片。多核细胞形态不规则，胞质红染，核数不一，视野内几个到数十个，呈环状位于胞质周围或中央。泡沫细胞较少，片状分布于瘤细胞边缘

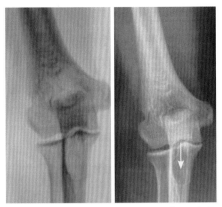
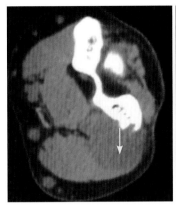
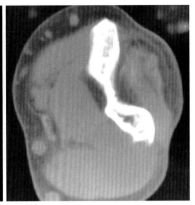

图 2.5.93 DR 图示左肘内髁有一骨皮质缺损区，周围可见骨硬化缘

图 2.5.94 CT 图示左肘内髁后缘有一略低密度软组织肿块影，向前挤压形成骨缺损，且见骨硬化缘

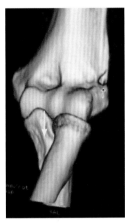
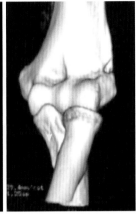

图 2.5.95 CT 平扫 + 三维重建图像示左肘关节内髁形成骨凹陷

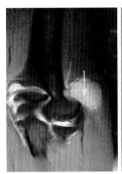
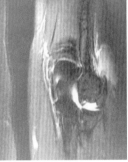
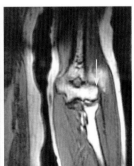
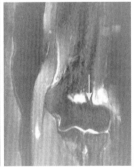

图 2.5.96 MRI 冠状位图示左肘关节内髁形成骨凹陷，外缘软组织间隙内，病灶区骨缺损可见异常高信号

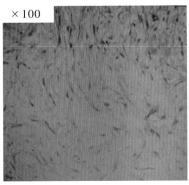
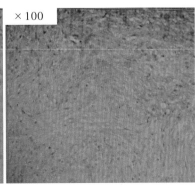

图 2.5.97 镜下：梭形瘤细胞呈旋涡状排列，有致密区和疏松区，细胞核无明显异型性

105

（三）脂肪肉瘤

脂肪肉瘤，是指发生于软组织内的一种低度恶性肿瘤。病因不明。临床症状包括软组织内深在、无痛性、逐渐长大的肿块，挤压周围组织局部疼痛，局部神经受压麻胀、隐痛。发病部位涉及腹膜后、肾周、肠系膜、下肢、臀部、腘窝、股内侧、肩部、肘关节皮下。术后极易复发。

1. 病　理

肉眼所见：呈灰白色或淡黄色结节状，有浅分叶肿块；切面呈灰白色或淡黄色，有时黏液溢出。镜检：有梭形、圆形黏液样异型脂肪母细胞、多核瘤巨细胞及成熟脂肪细胞，视野可见脂滴的空泡细胞。HE 染色脂肪母细胞核周有单个或多个脂肪空泡，使核周呈"压迹样"。免疫组化染色：S-100（＋）、Vimentin（＋）、部分 Desmin（＋）、CD34（＋）。

2. 影像学特征

（1）B超　病灶呈巨大的、均匀一致的强回声区。

（2）CT　平扫可见边界清楚的低密度区，CT 值呈脂肪密度，增强后病灶内无强化。

（3）MRI　黏液型脂肪肉瘤可见 T1WI 低信号，T2WI 高信号为主。增强后病灶内可见实性成分明显强化，并见粗大的间隔影；高分化脂肪肉瘤，成熟脂肪成分占 75%，瘤内间隔纤细。

病例 30

男性，17 岁。3 岁时因肛门右侧旁包块致排便困难，行手术切除。术后初次病理诊断为脂肪瘤。7 个月后复发，在原术区局部又现一实质性肿块，且质地较前变硬。第二次手术切除的范围较前次增大。术后病理为血管黏液脂肪肉瘤。在 14 年中复发 4 次，经放疗后病情暂时缓解，近期局部又有包块隆起，质地硬，排便困难，腹胀，怀疑术后复发。

现 CT 示骶尾部前方有一大小约为 13.5cm×11.7cm×15cm 的长椭圆形软组织块影，边界似有包膜，其内可见不规则条片状等至低密度影；肿块向前挤压膀胱向右前上方移位，膀胱充盈较好，壁光滑无增厚；出现双侧肾盂输尿管扩

张积水，以左侧为著；左半结肠明显扩张，肿块向后侵犯右侧臀大肌，致周围结构模糊不清，左侧臀大肌可见钙化影；前列腺及双侧精囊腺显示欠清（图 2.5.98，图 2.5.99）。

诊断：①骶尾部血管黏液脂肪肉瘤术后复发并右肺转移；②双侧肾盂输尿管扩张积水，以左侧为著。

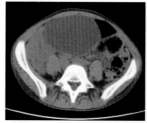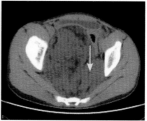

图 2.5.98　第二次术后 CT 图示骶尾部前方可见一长椭圆形软组织块影，其内可见不规则条片状等至低密度影；双侧肾盂输尿管扩张积水，以左侧为著；左半结肠明显扩张，肿块向后侵犯右侧臀大肌，左侧臀大肌可见钙化影

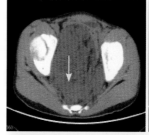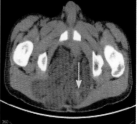
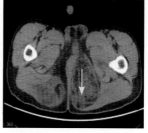

图 2.5.99　CT 图示肿块向后侵犯右侧臀大肌，致周围结构模糊不清

病例 31

女性，57 岁。喜爱广场舞，近来舞后感到腰部疼痛牵扯左臀部肿痛，活动受限、弯腰不能，活动后逐渐加重 1 月余。

术前 DR 示右侧髋关节外软组织肿胀明显，骨组织未见破坏（图 2.5.100）。发现右臀部肿块 2 周后行 CT：右侧臀大肌与臀中肌之间可见梭形肿块影，边界清楚，大小约为 11.7cm×5.4cm×20.4cm，CT 值为 20HU，其内

密度欠均匀，皮下脂肪密度不均匀；邻近骨结构完整（图2.5.101，图2.5.102）。术前MRI示右臀部肿块影内病灶边界清楚，其内信号不均匀，T1WI序列呈低信号，T2WI/压脂序列呈高信号（图2.5.103，图2.5.104）。

行右臀部血肿病变切除术，术后病理：黏液脂肪肉瘤（低度恶性）。

术后20d，右臀部术区出现无痛性肿块，下肢活动正常。术前MRI示右臀部软组织结构紊乱；右侧臀大肌、臀中肌、臀小肌间隙内见条片状STIR高信号，境界模糊，右侧臀大肌、股方肌、闭孔外肌间隙、大收肌、长收肌间隙、股外侧肌外缘见不规则长T1、STIR高信号，境界尚清；病灶内信号欠均匀，见小片状STIR低信号及线样分隔影，邻近肌肉及软组织受压；右侧大腿皮下脂肪间隙内见条片状STIR高信号；双肾大小形态正常，双肾实质内见多个类圆形长T1、STIR高信号，境界清楚，病变最大者位于左下，大小约为1.1cm×0.8cm，双肾脂肪间隙清晰；肝内见点状、类圆形长T1、STIR高信号，境界清楚，最大径1.0cm；腹膜后及腹腔内未见淋巴结增大（图2.5.105，图2.5.106）。

第二次术后病理：镜下肿瘤由各级脂肪母细胞组成；瘤细胞大小不一，胞质内可见脂滴；瘤细胞核深染，大小不一，呈墨滴状；间质内小血管丰富，呈鸡爪状分布（图2.5.107）。免疫组化染色：S-100（+）、Vimentin（+）、部分病例desmin（+）、CD34（+）。

病理诊断：（右臀部）黏液脂肪肉瘤。

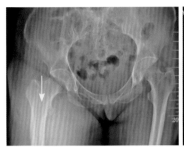
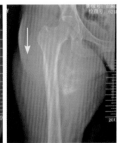

图2.5.100 术前DR图示右侧髋关节外软组织间隙肿胀明显

病例32

男性，27岁。左肘关节肿块1年，逐渐增大伴胀痛、偶有麻木2周。查体：左肘关节皮肤正常，包块明显隆起，局部光滑，边缘不清，轻压痛。肘关节活动无障碍。未见垂腕。

DR示左肘关节骨结构完整，关节内后方可

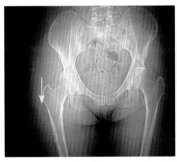
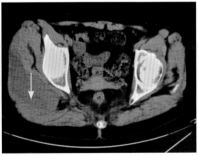
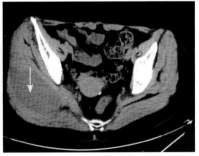

图2.5.101 术前CT图示右侧髋关节外软组织间隙肿胀明显；右侧臀大肌与臀中肌之间可见梭形肿块影，边界清楚，其内密度欠均匀，皮下脂肪密度不均匀

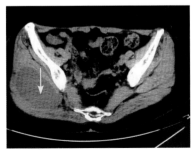
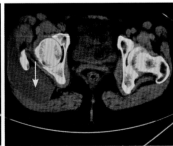
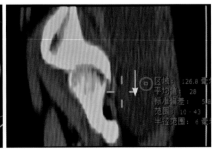

图2.5.102 术前CT+MPR矢状位重建图示右侧髋关节外软组织肿胀明显，骨未见破坏，右侧臀大肌与臀中肌之间可见梭形肿块影，边界清楚，其内密度欠均匀，皮下脂肪密度不均匀

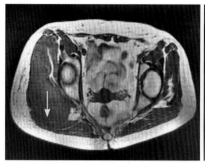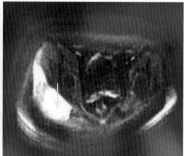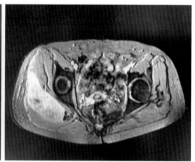

图 2.5.103 术前 MRI 图示右臀部肿块影内病灶边界清楚，其内信号不均匀，T1WI 低信号，T2WI 及压脂序列呈高信号

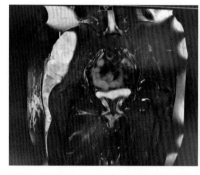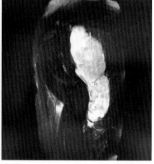

图 2.5.104 术前 MRI 图示病灶边界清楚，其内信号不均匀，T1WI 低信号，T2WI 及压脂序列呈高信号

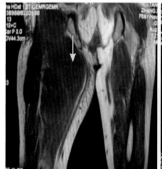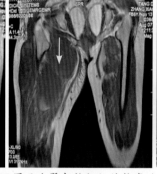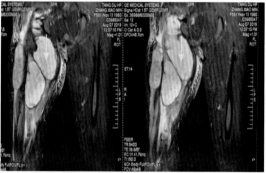

图 2.5.105 第二次术前 MRI 图示右臀部软组织结构紊乱

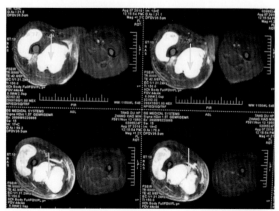

图 2.5.106 第二次术前 MRI 图示臀部软组织结构紊乱，右侧臀大肌、臀中肌、臀小肌间隙内见条片状 STIR 高信号，境界模糊

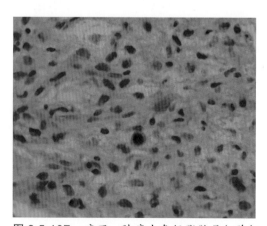

图 2.5.107 病理：肿瘤由各级脂肪母细胞组成，间质内小血管丰富

见软组织包块影。CT可见左肘关节桡侧后方软组织包块影，边界清楚，形态欠规则，密度均匀，呈脂肪密度，其内有线样分隔（图2.5.108，图2.5.109）。MRI示病灶边界清楚，其内信号不均匀，T1WI序列呈低信号，T2WI/压脂序列呈高信号，内有线样间隔（图2.5.110）。诊断：左肘关节旁脂肪肉瘤。

术后病理：肉眼所见肿块呈"土豆状"，有浅分叶，包膜完整；大小约为6.8cm×5.7cm×4.6cm。剖面可见完整薄层纤维性包膜（图2.5.111）。镜检可见脂肪小叶间有小梁分隔，瘤细胞为成熟的脂肪细胞，偶见脂肪母细胞，

瘤内血管较少，散在灶性黏液变性、钙化。病理符合高分化脂肪肉瘤。

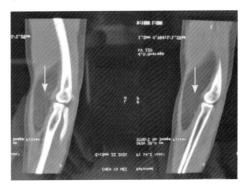

图2.5.108　CT图示左肘关节桡侧后方软组织包块影，呈脂肪密度，其内有线样分隔

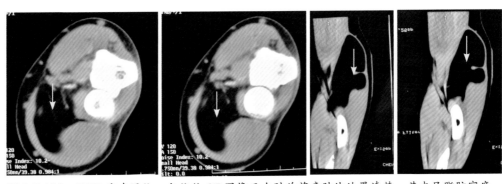

图2.5.109　MPR重建冠状、矢状位CT图像示左肘关节旁肿块边界清楚，其内呈脂肪密度

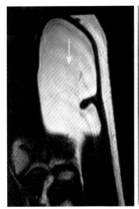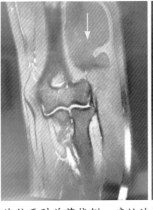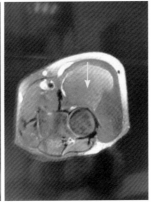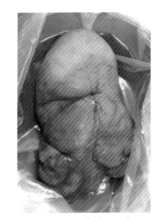

图2.5.110　MRI图示肿块位于肘关节桡侧，病灶边界清楚，其内信号不均匀，T1WI序列呈高信号，T2WI/压脂序列呈稍高信号

图2.5.111　肿块呈"土豆状"，有浅分叶，包膜完整

第6节　骨转移瘤

骨转移瘤，是指原发肿瘤经血运、淋巴液转移到骨组织。儿童转移瘤少见，误诊率高。

有的病例在初诊时已有转移，有时以转移瘤临床症状为首发症状。

一、儿童骨转移瘤

（一）神经母细胞瘤转移

病例 1

男性，3岁7个月。发热3个月，食欲缺乏、贫血、眼球突出，失明6d。头颅CT示基底池上、颅骨内板下等多处高密度影，出血量48mL；颅顶部双侧矩状裂（视觉中枢皮层投影区）均被出血填充、挤压；左侧蝶骨翼前缘骨质破坏及细针状，额骨内外板障均有广泛的针状骨膜反应性增生（图2.6.1，图2.6.2）。诊断：腹膜后神经母细胞瘤伴颅内转移、出血。

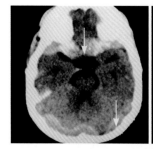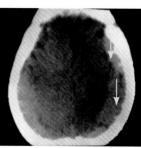

图2.6.1　CT图示基底池上、颅骨内板下等多处高至等密度出血灶；颅顶部双侧矩状裂均被出血填充、挤压

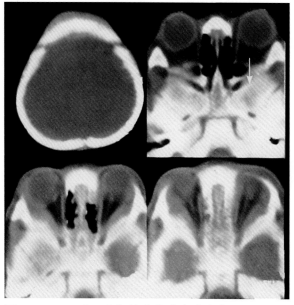

图2.6.2　CT图示左侧蝶骨翼前缘骨质有破坏，呈细针状

病例 2

男性，2岁7个月。发热，贫血，腹部包块2个月，哭闹不止3d。CT示右侧髂骨呈溶骨样膨胀性破坏，左侧髂骨前缘骨膜反应性增生（图2.6.3）。CT引导下行骨破坏区穿刺术后检出神经母细胞瘤细胞。

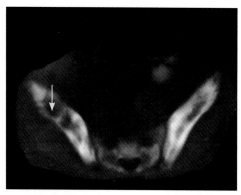

图2.6.3　CT图示右侧髂骨呈溶骨样膨胀性破坏

（二）肾母细胞瘤骨转移

肾母细胞瘤骨转移，其发生率在儿童期仅次于白血病。肾母细胞瘤转移可见于膀胱、骨组织、脊髓内等。

病例 3

男性，7岁。左髋疼痛2周，跛行月余。1年前诊断为肾母细胞瘤，手术切除，术后病理证实左肾肾母细胞瘤。现CT示左髂骨溶骨样破坏，左侧髂骨内侧闭孔肌肿胀，并波及左侧臀大肌前缘，范围约为7.3cm×4.7cm×10cm，CT值为19~37HU（图2.6.4）。

诊断：肾母细胞瘤左髂骨骨转移。

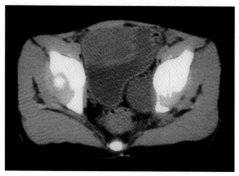

图2.6.4　CT图示左髂骨溶骨样破坏，左侧髂骨内侧闭孔肌肿胀，并波及左侧臀大肌前缘肿块

（三）横纹肌肉瘤并全身多发转移

横纹肌肉瘤，为儿童罕见的高度恶性肿瘤，发病率约占儿童所有恶性肿瘤的3%。术后易复发。好发于头颈部（眼眶、颈部软组织、鼻咽、上颌、面颊、中耳），女性多见于眼眶、四肢，男性多见于泌尿生殖系统。原发于泌尿生殖系统的横纹肌肉瘤占儿童所有肿瘤病例的1/4，也是儿童盆腔内最常见的恶性肿瘤。

1.病理改变

高度恶性肿瘤，有明显侵袭性，复发率高。早期肿瘤即可沿血液、淋巴液转移到肺、骨、肝、肾、胰腺等脏器组织。病理分型复杂，组织细胞学有多个亚型：胚胎型、葡萄簇型、梭状细胞型、腺泡型和未分化型。病理类型多与病程预后有关，其中葡萄簇型预后较好，但仅占所有病例的5%。

2.临床表现

反复发作性腹部疼痛，起初可以忍受，无须处理能自行缓解，之后持续性腹痛，难以缓解，偶尔可及腹部包块。有时以转移症状为主，常有贫血、恶心、呕吐、咳嗽、腹胀、腹痛、消化不良、便秘等非特异性症状。

3.影像学特点

（1）**X线检查**　可见腹部肠胀气、气－液平，偶尔发现腹部包块。

（2）**B超**　可探及腹腔内有多发性实质性肿块回声，其内有密集细小低回声，内有条索状光带及点状血流信号。

（3）**CT**　显示腹腔内有等密度的类圆形实质性肿块影，边界清晰，密度均匀。增强后瘤体有强化。肿瘤与周围脏器粘连。

（4）**MRI**　瘤体T1WI呈等至稍低信号，T2WI实质部分信号增强。增强延迟后肿瘤完全强化。

（5）**PET/CT**　肿瘤原发病灶的复发及转移灶内有18F-FDG放射性核素高摄取（SUV值：5.6~7.6），并见腹膜后淋巴结肿大、转移，肠管及脏器粘连，部分肠管内过度充气。双侧输尿管粘连，上端肾盂、输尿管扩张，远端不完全性梗阻。

4.诊断与鉴别诊断

（1）**诊断要点**　腹痛，腹部包块，症状进行性加重。各种影像学检查提示腹部包块占位。确诊仍需手术病理证实。

（2）**鉴别诊断**　①结核性腹膜炎：患儿有结核病接触史。表现为长期低热、盗汗、消瘦、贫血、发育迟滞、排便异常。浅表淋巴结肿大、肝脾肿大。血沉快，PPD（+++），T细胞斑点实验（+）或结核IgM滴度增加。各种影像学检查显示呈饼状腹膜。②恶性淋巴瘤腹部浸润：儿童少见，多见于成人。CT示腹膜后淋巴结肿大、融合，大血管不清晰。组织穿刺病检确诊。③白血病腹部浸润：急性白血病有发热、贫血、皮肤黏膜出血，病情有时进展很快。CT示肝脾肿大，腹部包块。确诊仍要血液及骨穿刺检查。④腹膜后神经母细胞瘤：多见于5岁以下的儿童，有发热、贫血、消瘦，进行性恶病质，有时腹部可触及腹部包块。CT示腹膜后、肾上腺区巨大占位，内有多形性钙化影。本病骨转移发生早，骨髓活检在比较早期可见特征性肿瘤细胞。

病例4

女性，16岁。1年前左眼眶内眦出现小的结节，质硬、不活动。经当地医院病理活检证实左眼眶内眦横纹肌肉瘤。术后术区再现结节，较前增大、伴疼痛，视野被遮挡。

CT+MRI显示：颅内左额叶有团状稍高密度影包块，大小为6.5cm×6.4cm×8.5cm。形状尚规则，边界欠清，周围可见带状水肿影，病灶密度不均匀，其内可见多个囊状低密度影；左侧侧脑室前角及胼胝体受压，中线结构略向右侧偏移，邻近脑沟变浅；左额顶及左枕顶部颅板外可见软组织密度影向外突出，相邻骨质变薄，骨质破坏影；左眼外可见软组织密度影向外突出，左侧外眦可见片状低密度影（图2.6.5~图2.6.8）。

最后诊断：左侧外眦内眦横纹肌肉瘤并骨、肺、胰腺头部、乳腺转移。

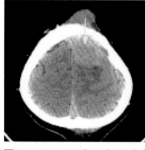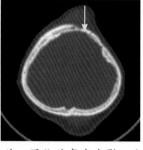

图2.6.5　CT图示左额叶包块，团状稍高密度影，边界欠清，周围可见带状水肿影，病灶内密度不均匀，瘤周有多个囊状低密度影，邻近脑沟变浅

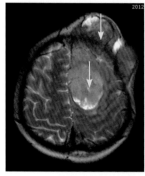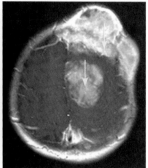

图2.6.6　MRI图示颅骨外板隆起软组织包块

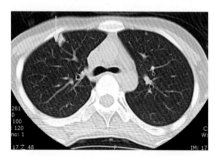

图2.6.7　CT图示右肺中叶内侧段近胸膜下可见结节影

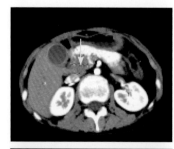

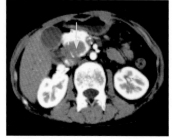

图2.6.8　CT增强扫描动脉期示胰腺头部后缘有低密度肿块影

病例5

男性，12岁。2年前因下腹部胀痛5d在当地医院行B超检查，显示膀胱后方有一实质性肿块回声。CT发现膀胱右后旁有一等密度实质性肿块影（图2.6.9）。经放疗、化疗16个周期，前症略有好转。

现腹痛、腹胀、排便困难。全身PET/CT评估显示：腹腔如饼状，肠腔脏器广泛粘连，内有多个放射性核素高摄取结节，腹壁后肠管胀气；双侧肾盂明显扩张，右侧输尿管远端变细，左侧输尿管近段被截断（图2.6.10）。

诊断：腹膜后横纹肌肉瘤放化疗后复发，腹膜、腹腔内转移，肠管、输尿管不完全性梗阻。

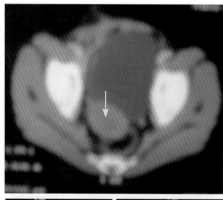

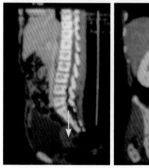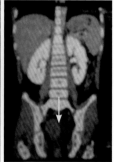

图2.6.9　CT平扫＋重建图像示膀胱右后方有一等密度实质性肿块影

（四）小脑髓母细胞瘤并骨、脊髓转移

病例6

男性，17岁。3年前因小脑髓母细胞瘤手术，术后1年双下肢瘫痪。

MRI全脑、全脊髓平扫＋增强示头颅术后脑积水；C_7、T_1、T_3、T_6、T_{12}、L_4椎体转移灶；$T_9 \sim T_{12}$、$L_3 \sim L_4$椎体平面椎管内结构显示不清，

髓外硬膜下增粗，呈条带状略短 T1、T2 异常信号，大小分别为 1.1cm×2.0cm、12cm×1.8cm、7.0cm×0.8cm（图 2.6.11~图 2.6.15）。

术后随访 3 年，出现右侧锁骨胀痛。CT 示锁骨近段呈溶骨样骨破坏，软组织肿胀（图 2.6.16）。

诊断：小脑髓母细胞瘤术后并脑积水，骨、脊髓、右侧锁骨转移。

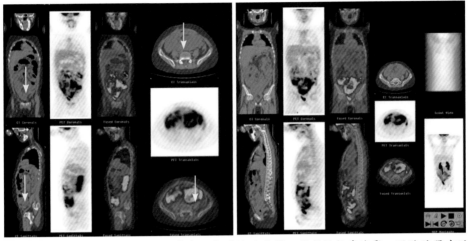

图 2.6.10　PET/CT 图示膀胱右缘有一实质性肿块影，放射性核素浓聚，肠腔脏器广泛粘连，内有多个放射性核素高摄取结节

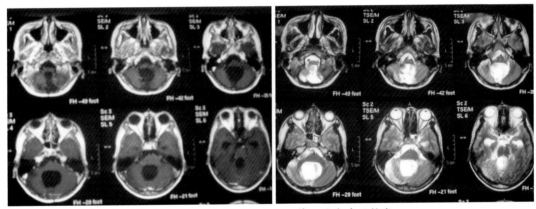

图 2.6.11　术后 3 年 MRI 示幕下术区小脑蚓部缺如，第四脑室受压扩张

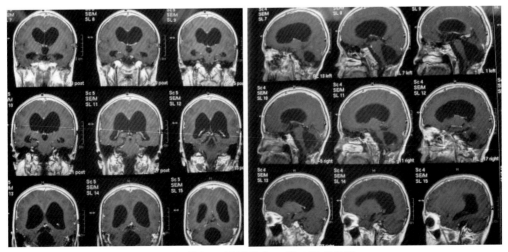

图 2.6.12　术后 3 年 MRI 示双侧幕上双侧侧脑室、第三脑室扩张

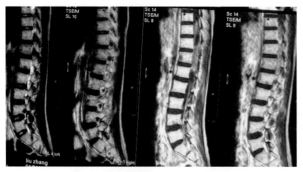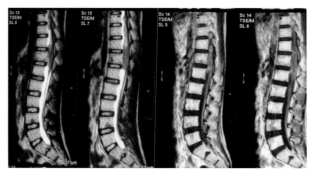

图 2.6.13 　术后 3 年 MRI 示 C_7、T_1、T_3、T_6、T_{12}、L_4 椎体信号异常，提示转移灶

图 2.6.14 　术后 3 年 MRI 示多椎体信号异常，T_9~T_{12}、L_3~L_4 椎体平面椎管内结构显示不清

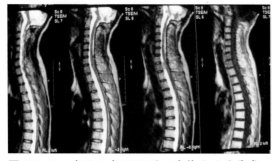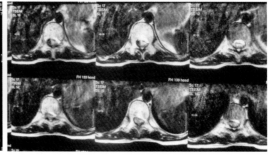

图 2.6.15 　术后 3 年 MRI 图示多椎体信号异常，T_9~T_{12}、L_3~L_4 椎体平面椎管内结构显示不清，髓外硬膜下增粗，呈条带状略短 T1、T2 异常信号

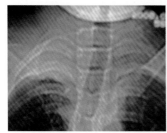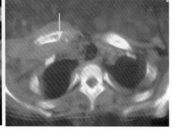

图 2.6.16 　术后 3 年 DR+CT 图示右侧锁骨软组织肿胀，骨呈溶骨样破坏

（五）尤因肉瘤术后并骨转移

病例 7

　女性，13 岁。尤因肉瘤术后 9 月余。影像检查结果见图 2.6.17 和图 2.6.18。术后不久发现原发灶左腓骨上段及胫骨上段周边、股骨外髁新发灶。又行二次手术，术后化疗 4 个周期。术后行 3 次 PET/CT 检查（图 2.6.19~ 图 2.6.22）。术后病理证实尤因肉瘤。

　诊断：左腓骨上段尤因肉瘤术后并骨转移。

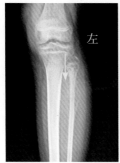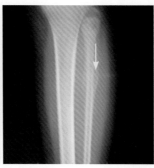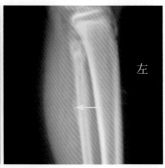

图 2.6.17 　化疗前 X 线平片示左腓骨小头下骨干骺端皮质呈包壳状骨膜反应，骨密度降低，软组织间隙肿胀

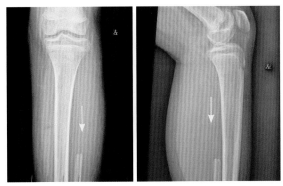

图2.6.18 化疗后DR图示术区左腓骨上段骨缺如，无软组织肿胀

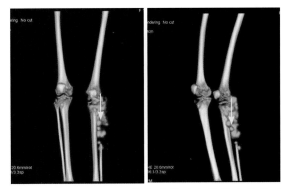

图2.6.19 PET/CT三维重建图示左腓骨上段肿瘤原发部位、胫骨平台、胫骨上段周边、股骨外髁骨髓腔内有新发灶，呈放射性核素高摄取

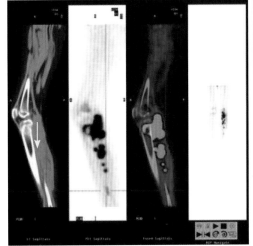
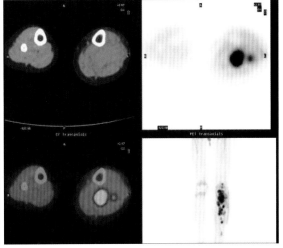

图2.6.20 PET/CT多层面重建图示左腓骨上段原发部位、胫骨上段骨组织、胫骨平台新发灶，周边软组织间隙内肿胀并有瘤骨，均呈放射性核素高摄取

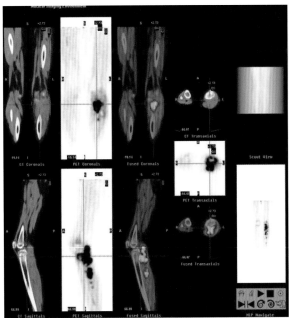
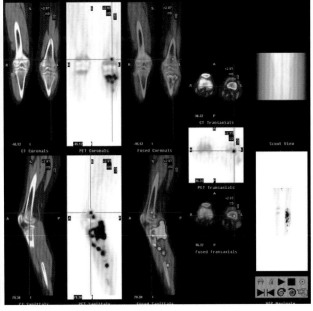

图2.6.21 PET/CT多层面重建图示左腓骨上段原发部位，胫骨平台、胫骨上段、股骨外髁骨髓腔内新发灶，腘窝及周边软组织间隙肿胀，内有瘤骨分布，均呈放射性核素高摄取

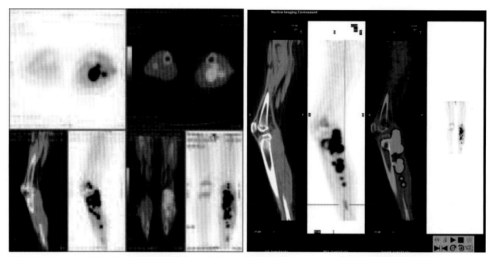

图2.6.22　术后复发PET/CT多层面重建图示左腓骨上段原发部位、胫骨上段骨组织、胫骨平台新发灶，腘窝、周边软组织间隙内肿胀并有瘤骨形成，均呈放射性核素高摄取

复发后行第二次手术。化疗8个周期＋放疗，再行PET/CT检查评估（图2.6.23，图2.6.24）。

第二次术后复发又行第三次手术，术后PET/CT评估，与第二次手术后PET/CT比较：左股骨中上段及腘窝结节影消失；左腓骨上段

复发灶范围较前明显缩小，核素摄取程度明显降低（SUVmax由8.3降低至3.3）；左股骨下段、胫骨平台骨质改变大致同前，核素浓聚程度降低；全身骨髓摄取程度大致同前；左侧腓骨下段骨质破坏，周围可见一大小约为

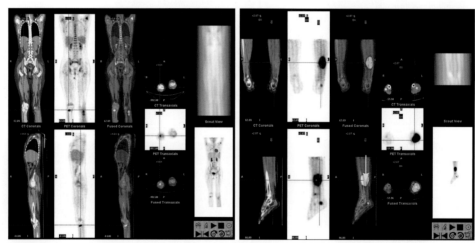

图2.6.23　第二次术后PET/CT多层面重建图示原病灶位于腓骨中下段，跟骨有一新发灶，放射性核素高摄取，软组织间隙肿胀

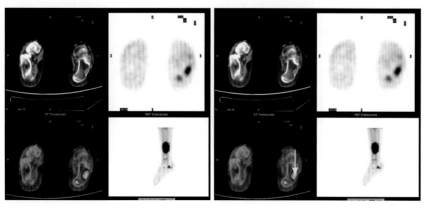

图2.6.24　第二次术后PET/CT轴位图示跟骨髓腔内后缘、外缘骨皮质下有两处新发灶，放射性核素高摄取，软组织间隙肿胀

5.6cm×4.5cm×10.2cm 的软组织块影，密度混杂不均，内散在瘤骨，边界尚清，呈放射性核素浓聚（SUVmax：10.1）；双侧肱骨近端、股骨头、股骨上段、右侧内踝、左侧胫骨下端、距骨、跟骨成骨性骨质破坏，放射性核素浓聚；两肺野散在分布大小不等的高密度结节，边缘光滑锐利，长径为 0.2~1.9cm，放射性核素浓聚（SUVmax：2.3~5.9），累及左侧胸膜；

纵隔内结构及放射性核素分布无异常；左室心肌显影良好；双侧肾上腺形态、大小正常，放射性核素轻度摄取；左腹股沟见一大小约为 1.6cm×0.9cm×1.7cm 的肿大淋巴结，中央液化坏死，放射性核素高度摄取（图 2.6.25~图 2.6.27）。第三次手术病理证实尤因肉瘤术后复发（图 2.6.28）。

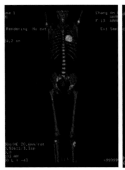
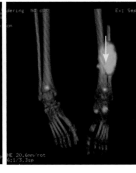
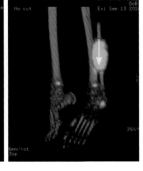

图 2.6.25　第三次术后 PET/CT 三维重建图示左侧股骨髁间与原病灶位于下方，跟骨、右侧胫骨远端、距骨有新发灶，放射性核素高摄取

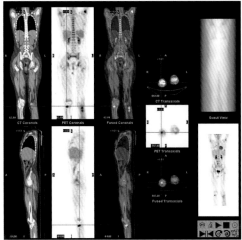
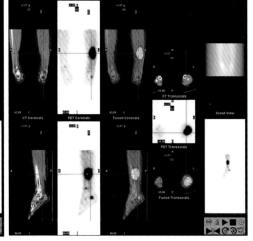

图 2.6.26　第三次术后 PET/CT 三维重建图示原病灶位下方，跟骨病灶仍有放射性核素高摄取，双侧股骨髁有新发灶，放射性核素高摄取

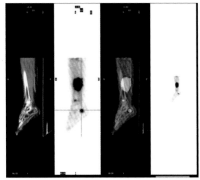
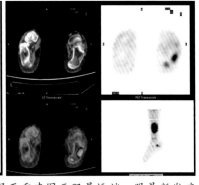
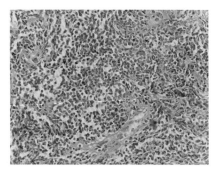

图 2.6.27　第三次术后 PET/CT 多层面重建图示胫骨远端、跟骨新发病灶范围较二次手术放化疗后增大，放射性核素高摄取，软组织肿胀

图 2.6.28　病理镜检图示满视野小圆细胞

（六）骨肉瘤转移

病例8

女性，8岁。发作性右膝关节疼痛1年余。外伤后拍片发现右股骨下端骨破坏（图2.6.29）。当地医院行手术病理活检。确诊右股骨远端骨肉瘤后2月余，行化疗3周期。MRI怀疑盆腔转移（图2.6.30）。

PET/CT：右股骨远端屈侧骨皮质不光整，髓腔内呈斑片状骨密度增高，软组织间隙肿胀，内见部分包壳状瘤骨，范围约为9.3cm×7.4cm×10.9cm，呈放射性核素异常浓聚（SUVmax：9.1），累及腘窝；右侧腹股沟、股动脉旁淋巴结肿大融合成团，放射性核素浓聚（SUVmax：4.6）；右下腹膜后可见沿腰大肌内缘至盆腔内侧壁有一不规则形囊实性软组织肿块影，囊内有分隔，密度不均匀，最大径约为5.3cm，放射性核素呈不均匀性高度摄取（SUVmax：10.5）（图2.6.31～图2.6.34）；全身骨髓腔内广泛放射性核素轻度摄取。

诊断：右股骨远端骨肉瘤化疗后病灶代谢仍活跃；腹膜后、盆腔、右侧腹股沟、股动脉旁软组织肿块，葡萄糖代谢增高，提示恶性病变，考虑转移瘤。

术后病理：瘤细胞形状、大小不一，核大、深染，间质内可见淡红色骨基质（图2.6.35）。

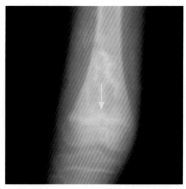

图2.6.29 原发灶X线平片示右股骨下段干骺端骨皮质欠光滑，骨密度不均匀，周围软组织肿胀，内有瘤骨形成

（七）斜坡脊索瘤并颅内、脊柱转移

斜坡脊索瘤，源于胚胎残留的脊索组织，出生后没有退化、消失，从而演变成肿瘤，多为良性或低度恶性。病理分型中含有恶性间充

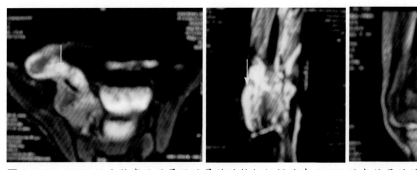

图2.6.30 MRI示右髂窝及股骨远端骨髓腔软组织间隙有T2WI混杂信号的肿块影

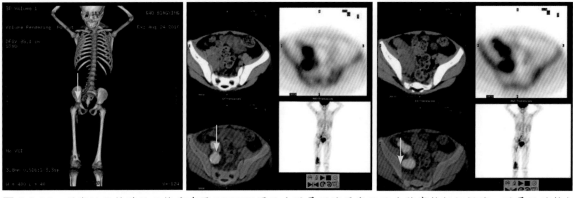

图2.6.31 原发灶及转移灶三维重建图 PET/CT图示右股骨下端原发灶及右髂窝软组织间隙、股骨远端软组织间隙内转移灶，均有放射性核素高摄取

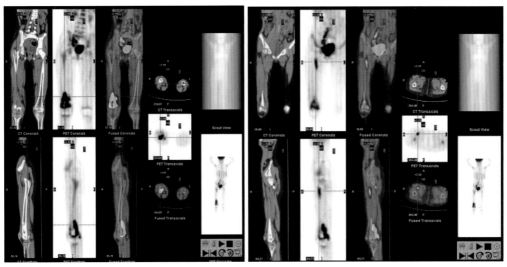

图 2.6.32　原发灶及转移灶 PET/CT 经 MPR 重建图示右股骨远端及软组织间隙内原发灶，以及股骨近端、髂窝转移灶，均有放射性核素高摄取

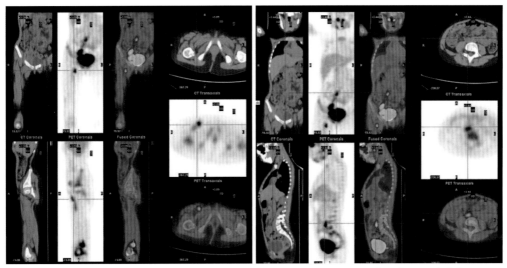

图 2.6.33　原发灶及转移灶 PET/CT 图示右股骨远端软组织间隙内均有放射性核素高摄取

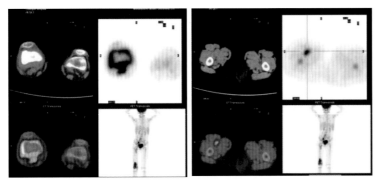

图 2.6.34　原发灶 PET/CT 图示右股骨下段干骺端骨肉瘤原发灶及软组织间隙肿块影，呈放射性核素高摄取

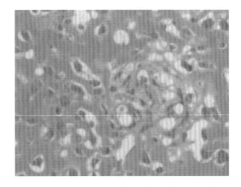

图 2.6.35　原发灶术后病理镜检：瘤细胞形状、大小不一，核大、深染，间质内可见淡红色骨基质

质成分，极少数发生恶性间变性（去分化型），可经血液、蛛网膜下腔种植转移，或放疗后发生恶性变。

1. 临床表现

头痛向枕颈部放射，步态不稳及颅内压增高。

2. 影像学特点

（1）CT 斜坡有软组织肿块及溶骨样破坏。

（2）MRI 斜坡呈长 T2 高信号，T1WI 增强后出现异常强化信号。

病例 9

女性，10岁。斜坡脊索瘤术后1年半，腰背痛1个月。

2019年8月因头痛、头晕行颅脑 MRI，提示斜坡异常强化信号影，考虑肿瘤性病变。行神经内镜下经鼻蝶斜坡占位性病变切除术，术后病理示（斜坡占位）脊索瘤，局部去分化。术后复查头颅 MRI 提示病灶残留。2020年1月发现左侧颞部有一个约 2cm×2cm 的病灶，行原位复发病灶及左侧颞部病灶切除术。术后病理证实去分化脊索瘤。术后复查颅脑 MRI 提示肿瘤残留。2020年7月复查颅脑 MRI 提示额叶新发病灶，行伽马刀治疗。2020年12月复查颅脑 MRI 提示额叶再次出现新发病灶，并再次行伽马刀治疗。2021年2月出现腰痛并逐渐加重，保持强迫卧位，平卧时疼痛缓解，活动时疼痛加重。复查颅脑＋胸腰椎体 MRI 示颅脑病灶较

前无明显变化，T8 椎体楔形变，考虑病理性骨折；T8 及 L1、L4 椎体增强明显强化，考虑转移（图 2.6.36）。

现左颞部可见一长约 10cm 的弧形手术瘢痕，愈合良好。

（八）颅内生殖细胞瘤并颅内、脊柱转移

病例 10

男性，13岁。患儿5~6岁出现胡须，7岁变声，9岁始有遗精，8~9岁追求异性，并出现食量大增的现象，11岁视力减退。1年7个月前行头颅 CT、MRI 检出生殖细胞瘤，行开颅手术切除。

术后6个月突然发生持续性抽搐 15min。治疗后对肿瘤再评估，行 PET/CT、MRI 增强检查。CT 示右颞顶骨术后改变，右额枕顶部颅板下方可见弧形水样密度影，相应脑皮质移位；病灶部分与右侧侧脑室相通，脑室系统扩大，以左侧侧脑室为著，双侧侧脑室旁可见片状低密度影，中线未见明显移位（图 2.6.37）。增强 MRI 示右颞顶骨术后改变，右额顶部颅板下方可见带状水样异常信号影，相应大脑半球凸面受压变平，脑沟变平，脑皮质向内移位；病变与右侧侧脑室前角相通，边缘可见条状异常强化；右侧侧脑室前角呈尖角样改变，鞍上池内及右侧侧脑室前角可见结节状强化影，脑室系统扩大，以左侧侧脑室为著，双侧侧脑室旁可见片状长 T2 异常信号；中线未见明显移位；视交叉显示模糊，垂体变薄，垂体柄居中（图 2.6.38）。

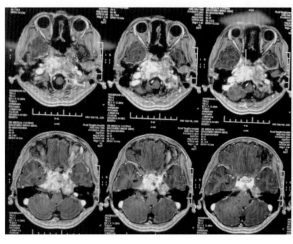

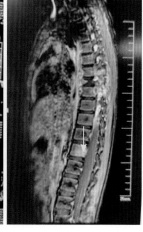

图 2.6.36 MRI 增强扫描图示斜坡脊索瘤原发灶术区及 T8 及 L1、L4 椎体转移灶增强明显强化

PET/CT松果体区可见一类圆形高、低混杂密度影，无放射性核素异常摄取，致第三脑室、双侧侧脑室扩张、积水，侧脑室壁明显不均匀性增厚；双侧侧脑室内、室管膜下、胼胝体膝部、双侧基底节区、丘脑、左颞叶可见多发结节样稍高密度影，边界尚清，放射性核素高度摄取，以左侧基底节区为著（图2.6.39~图2.6.42）；左侧额叶、颞叶可见中度低密度水肿，左侧额、颞叶皮层放射性核素摄取较对侧明显降低，累及枕叶；双侧小脑半球放射性核素摄取大致对称。

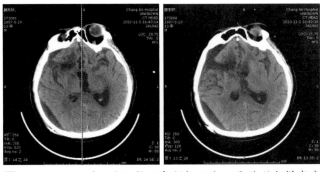

图2.6.37 CT图示右额枕顶部颅板下方可见弧形水样密度影，病灶部分与右侧侧脑室相通

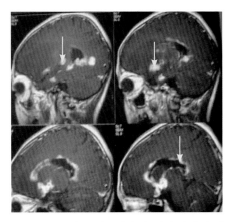

图2.6.38 MRI增强图示左侧大脑半球多发病灶，室管膜上也可见颅内转移瘤的高信号强化，病变累及海马回附近

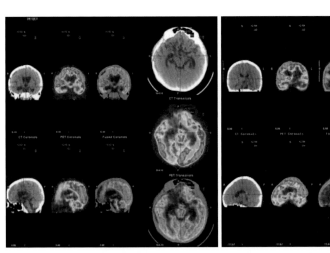

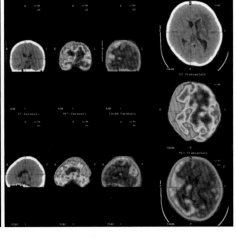

图2.6.39 PET/CT图示在肿瘤分布多的右侧大脑半球，受损区域内仍可见斑片状放射性核素高摄取

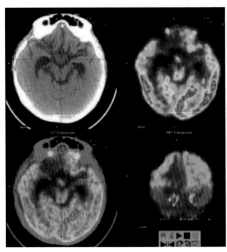

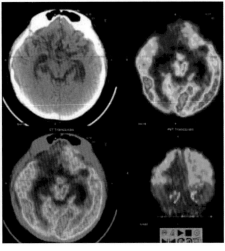

图2.6.40 PET/CT图示多发、大面积水肿，同层面PET图像可显示脑功能受损，在受损的区域内仍可见斑片状放射性核素高摄取

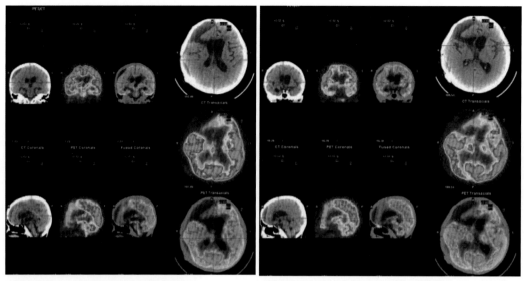

图2.6.41 PET/CT图示颅内多发、大面积水肿，同层面PET图像可显示脑功能受损，在受损的区域内仍可见斑片状放射性核素高摄取

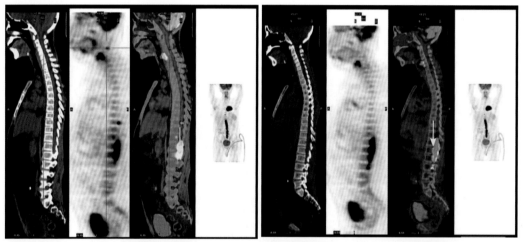

图2.6.42 PET/CT图示脊椎、脊髓未见破坏，同层面PET/CT图可见斑片状放射性核素高摄取，提示已有脊髓、椎体转移

二、成人骨转移瘤

（一）下颌腺腺样囊腺癌并颅骨转移

下颌腺腺样囊腺癌，又称圆柱瘤型腺癌，是指发生于颌下腺、舌下腺及腮腺的肿瘤。多见于女性，发病年龄为40~60岁。

病例11

女性，53岁。左下颌腺腺样囊腺癌并颅骨转移，放疗后复查。CT示右顶叶、枕叶及颞枕交界处可见大小不等宽基底半圆形软组织块影，较大者约为7.3cm×2.6cm；其内密度不均匀，

可见点状钙化影，病变占位效应明显；同侧侧脑室受压明显，中线结构向左偏移约1.3cm，周围颅板可见骨质破坏，部分颅板骨质变薄，其周围软组织肿胀（图2.6.43）。

诊断：右侧顶叶、枕叶及颞枕交界处颅骨及脑膜转移较前有所好转。

（二）肱骨转移性腺样囊腺癌并病理性骨折、多骨转移

病例12

女性，33岁。右肩部疼痛不适3月余，加重伴功能障碍2个月。

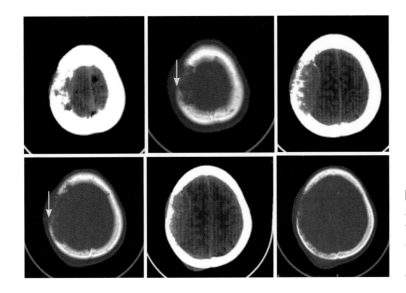

图 2.6.43　CT 图示右顶颅骨内板可见骨质溶骨样破坏征象，部分板障骨质变薄，其周围软组织略肿胀。颅内可见右顶叶大小不等新月形略高密度影，其内密度不均匀，可见点状钙化影

　　术前 X 线片示右肱骨上段骨质异常伴局部骨膜反应性增生，考虑骨肿瘤（图 2.6.44）。术前 CT 示右肱骨中上段骨髓腔广泛密度异常，内可见瘤骨碎片，骨皮质中断，软组织块影突出（图 2.6.45~图 2.6.48）。骨盆 CT 示右侧 L_5 椎体横突骨、双侧髂骨可见溶骨样破坏。术前 MRI 示右肱骨中上段骨髓腔异常信号，骨皮质呈虫蚀样改变，软组织间隙肿胀，并见瘤骨混杂 T2WI/STIR 异常信号（图 2.6.49，图 2.6.50）。ECT 可见右肱骨、髂骨、骶骨有核素摄取。

　　术中可见右肱骨骨皮质缺损（图 2.6.51）。DR 引导下穿刺活检（图 2.6.52）。免疫组化结果：AE1/AE3（+）、EMA（局灶+）、CK7（+）、FLi-1（+）、S-100（局灶+）、BCL2（+）、Ki67（+），热点区域约 60%，肿瘤细胞 E-cadherin（+）、P120（胞膜）、CD7（+）、CD117（+）、CK5/6（+）、p53（散在+，符合野生型表达模式）。特殊染色结果：黏液染色（+）（图 2.6.53，图 2.6.54）。

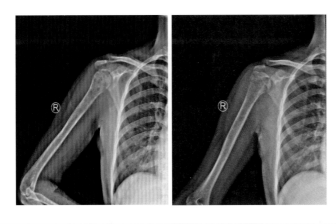

图 2.6.44　术前 DR 图示右肱骨近端骨皮质变薄，有虫蚀样改变

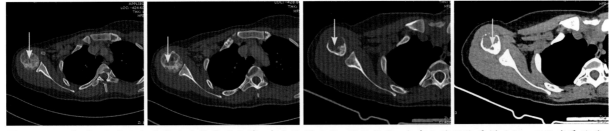

图 2.6.45　术前 CT 图示右肱骨近端骨皮质变薄，有虫蚀样改变，髓腔扩张，内有大范围溶骨样破坏，可见瘤骨碎片，软组织间隙肿胀

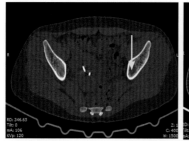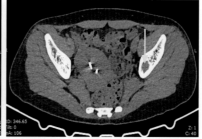

图 2.6.46　术前 CT 图示左侧髂骨溶骨样破坏，骨破坏区无骨硬化缘

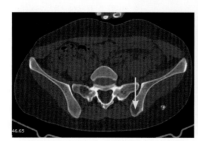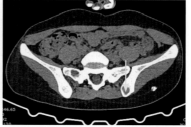

图 2.6.47　术前 CT 图示左侧髂骨、右侧 L_5 椎体横突多发性溶骨样破坏，骨破坏区无骨硬化缘

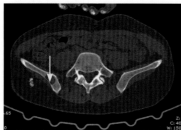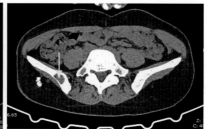

图 2.6.48　术前 CT 图示右侧髂骨外缘骨皮质变薄，髓腔内溶骨样破坏，骨破坏区无骨硬化缘

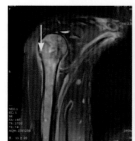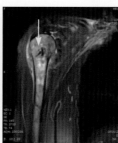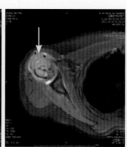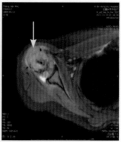

图 2.6.49　术前 MRI 图示病变范围波及右肱骨，呈 T1WI 高信号，骨周围软组织间隙渗出水肿。右肱骨外髁颈骨皮质断裂，髓腔水肿，肱骨头下出血，呈 T2WI 混杂高信号

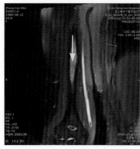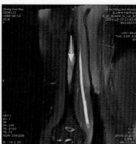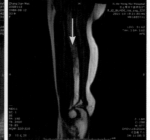

图 2.6.50　术前 MRI 图示右肱骨髓腔内近端可见 T2WI 混杂高信号

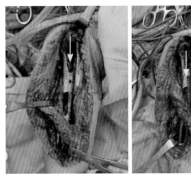

图 2.6.51　术区可见右肱骨上端、中段骨缺损

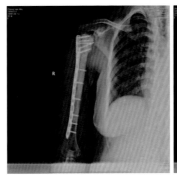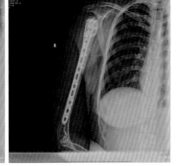

图 2.6.52　术后 DR 图示右肱骨转移瘤，行病灶灭活、刮除、骨水泥填充、内固定术

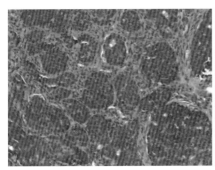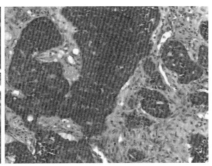

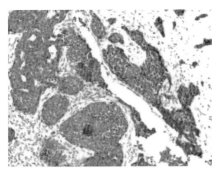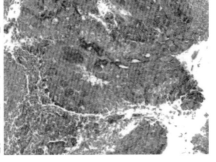

图 2.6.53　术后病理光镜：瘤组织由小圆细胞构成，呈片状、巢团状及筛孔状排列，局灶呈基底细胞样、腺腔样、弥漫分布，密集排列，小巢间纤维组织增生

图 2.6.54　术后病理 + 免疫组化

（三）神经母细胞瘤并左股骨颈转移

神经母细胞瘤，也称成神经细胞瘤，是儿童时期常见的恶性肿瘤，其发病率仅次于儿童急性白血病、颅内肿瘤及肾母细胞瘤。神经母细胞瘤占腹部恶性肿瘤第 2 位，在儿童颅内转移瘤中占首位。本病多见于男性。70% 于 5 岁前发病。70%~73% 的病例在确诊时已有转移，以骨、淋巴结、肝、颅内多见。

本病可发生于交感神经链上的任何部位，或肾上腺髓质。约 75% 发生于腹部（75% 好发于左侧肾上腺），15% 发生于胸腔纵隔内，5% 发生于眼部，5% 发生于全身其他部位。临床特征：主要以无痛性腹部包块、发热、贫血为首

发症状。发生于成人眼部视神经的神经母细胞瘤更为罕见。

病例 13

女性，60 岁。1 个月前出现左眼视力减退，傍晚视物不清。突发左侧股骨颈骨折。

X 线平片示左侧股骨颈骨皮质连续性中断，断端错位，病灶内可见大片膨胀性、溶骨样破坏。术前未明确诊断，CT 引导下行左股骨颈病理性穿刺活检（图 2.6.55）。术后病理：镜检可见瘤细胞呈蓝染的小圆形，围绕神经毡呈菊花样排列，细胞核大、深染、胞质少（图 2.6.56）。

术后诊断：左眼神经母细胞瘤并左股骨颈转移瘤伴病理性骨折。

（四）喉癌并甲状软骨转移

病例 14

男性，86岁。声音嘶哑6月余，气短10d。在电子喉镜引导下行病理活检，病理证实喉癌（鳞状上皮癌）。

CT示右侧声带增厚，甲状软骨呈溶骨样破坏（图2.6.57）。PET/CT示喉咽前壁一大小约为1.2cm×0.9cm×1.3cm的结节样软组织块影，边界不清，甲状软骨溶骨样破坏，周围软组织肿胀，挤压喉腔、喉室变窄；右侧声带增厚，瘤体放射性核素高度浓聚（SUVmax：15.7），核素分布均匀（图2.6.58，图2.6.59）；鼻咽部形态结构正常，未见放射性核素异常分布；甲状腺正常，无放射性核素异常分布。

诊断：喉癌累及甲状软骨。

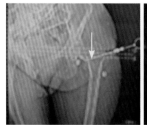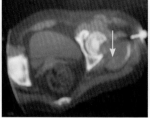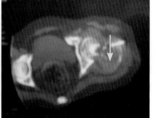

图2.6.55 CT引导下穿刺活检

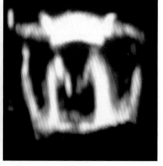

图2.6.56 瘤细胞呈蓝染的小圆形，围绕神经毡呈菊花样排列

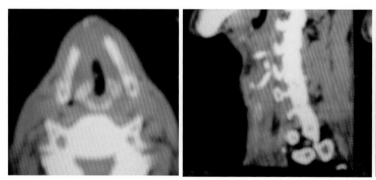

图2.6.57 CT+MPR重建图示甲状软骨呈溶骨样破坏，骨连续性中断，周围软组织肿胀

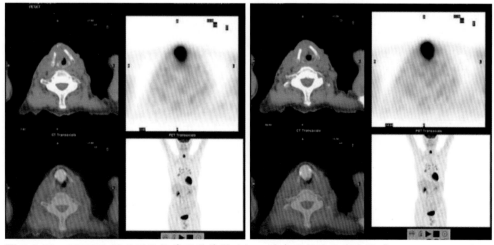

图2.6.58 PET/CT图示甲状软骨呈溶骨样破坏，并有放射性核素浓聚（SUVmax：15.7）

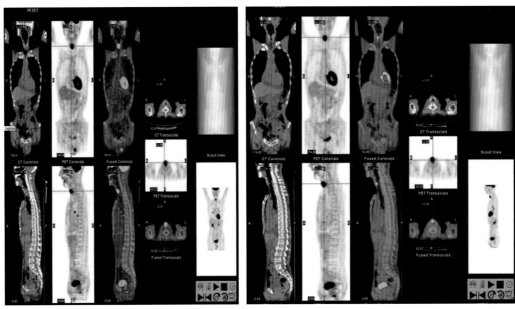

图 2.6.59　多层面重建图示甲状软骨呈溶骨样破坏，并有放射性核素浓聚（SUVmax：15.7）

（五）胸腺黏液腺癌并骨转移

病例 15

男性，34 岁。曾有腰痛、右肩疼痛不适 2 个月伴多汗。CT 检出腰椎椎间盘脱出。术前 MRI 示 $L_2 \sim L_5$ 椎体 T1WI 呈低信号（图 2.6.60）。胸部 DR 发现右侧前上纵隔增宽肿大。术前 CT 平扫＋增强扫描可见前上纵隔增宽，呈软组织肿块影，增强后呈轻度强化，其内有低密度未强化影（图 2.6.61）。

在胸腔镜引导下行胸腺肿瘤切除术。术后病理证实胸腺黏液腺癌，转移瘤不除外。

术后复查 PET/CT：胸廓尚对称，右侧前侧胸壁可见不规则气体影；肺窗示右侧胸腔前上胸壁内可见气体影，内缘可见压缩之肺外带；双肺纹理增多，右肺下叶背段及外基底段片状高密度影，双肺下叶可见条索状高密度影，双肺门不大；右侧胸腔可见引流管状影；双侧胸膜增厚、粘连；$L_2 \sim L_3$ 椎体骨破坏，并有放射性核素浓聚（图 2.6.62~图 2.6.66）。

术后病检，镜下（×50）散在分布腺上皮癌变细胞；100 倍可见腺上皮癌变细胞堆积，染色深，核大（图 2.6.67）。符合胸腺黏液腺癌。

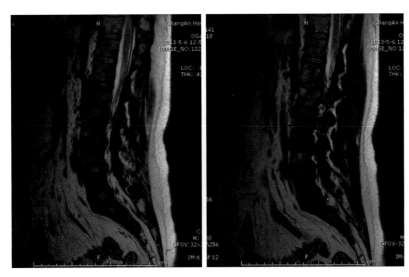

图 2.6.60　MRI 图示 $L_2 \sim L_5$ 椎体 T1WI 呈低信号

127

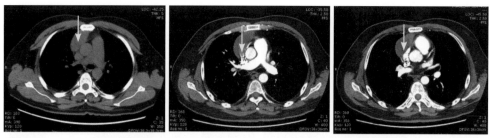

图 2.6.61　CT 平扫＋增强扫描示右上纵隔内可见一低密度囊性灶，增强后无明显强化

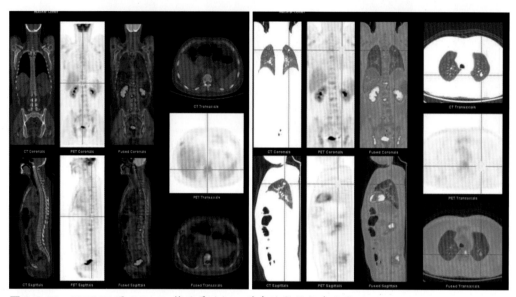

图 2.6.62　PET/CT 图示 L_2~L_3 椎体骨破坏，并有放射性核素浓聚

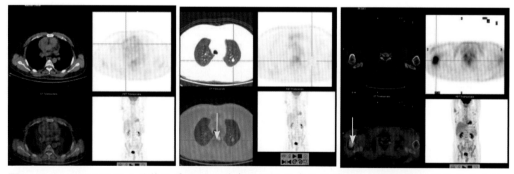

图 2.6.63　PET/CT 图示胸椎体骨破坏，并有放射性核素轻度摄取，右侧肱骨放射性核素浓聚

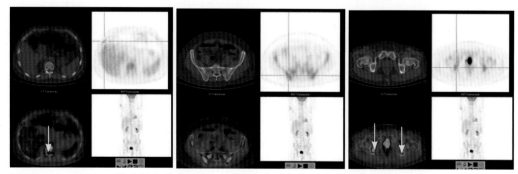

图 2.6.64　PET/CT 图示胸椎体骨破坏，双侧骶髂、坐骨支骨放射性核素浓聚

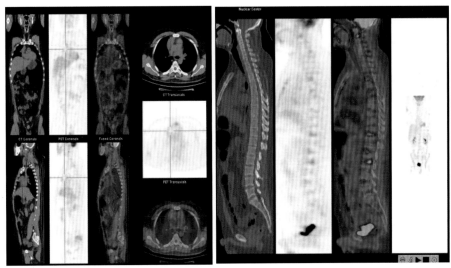

图 2.6.65 PET/CT 图示 L$_2$~L$_3$ 椎体骨破坏，并有放射性核素浓聚

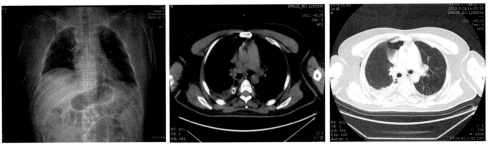

图 2.6.66 术后复查 CT 图示胸腔前纵隔术区内纵隔胸膜边缘黏膜不光滑，局部有充气征，右侧后壁胸膜增厚，并少量积液影

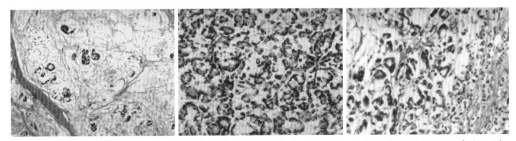

图 2.6.67 镜下：（×50）可见大量黏液背景下，散在单个或灶状不规则腺样的低分化癌变细胞；（×100）可见腺上皮癌变细胞堆积，染色深，核大

（六）肺癌并骨转移

病例 16

男性，68 岁。确诊右肺腺癌（低分化腺癌）化疗后骨转移 3 年。现咳嗽、咳痰，痰黏稠、不易咳出。CT 示两肺散在实性结节影，边缘光滑；右肺门旁有一软组织肿块影，边缘不光滑，有毛刺征，最大 2.6cm×3.5cm。骨窗示胸骨、T$_9$、L$_2$~L$_4$ 椎体及附件成骨样破坏（图 2.6.68，图 2.6.69）。诊断：右肺癌（低分化腺癌）并肺、骨转移。

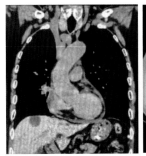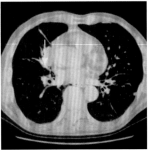

图 2.6.68 CT 图示肿瘤原发灶，左肺野内大小不等的实性结节

129

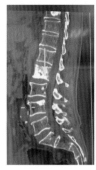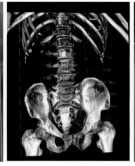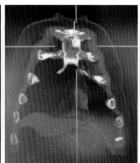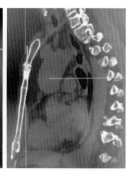

图 2.6.69　CT 图示胸骨、T₉、L₂~L₄ 椎体及附件成骨样骨破坏

病例 17

男性，44 岁。肺癌术后 9 年。近期有肛周脓肿。SPECT 示全身骨骼显像清晰，结构无异常，右侧股骨大转子下方局限性放射性核素浓聚；其余骨骼未见异常浓聚热点或稀疏缺损区；双肾正常显影（图 2.6.70）。

4 个月后复查，ECT 示全身骨骼显像清晰，结构无异常；放射性核素分布不均匀，右后第 8 肋椎关节、左后第 5~10 肋有摄取，右侧股骨大转子下方仍有局限性放射性核素浓聚；其余骨骼未见异常浓聚热点或稀疏缺损区（图 2.6.71）。

诊断：肺癌（腺样囊性癌）术后放化疗后骨转移。

病例 18

女性，66 岁。右上臂、左臀部疼痛 2 个月，加重月余；咳嗽咯痰 10 个月，无痰中带血，无胸痛；胃部不适 5 个月。胃镜示萎缩性胃炎、溃疡，经治疗好转，但右上臂、左臀部疼痛不缓解。

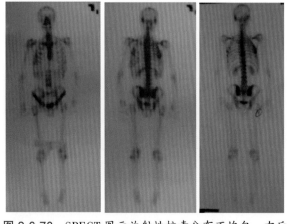

图 2.6.70　SPECT 图示放射性核素分布不均匀，右后第 8 肋椎关节、左后第 5~10 肋及右侧股骨大转子下方仍有局限性放射性核素浓聚

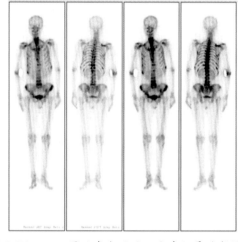

图 2.6.71　ECT 图示多个肋弓、右肩胛骨放射性核素高摄取

PET/CT：后下纵隔近肺门部可见一大小约为 6.1cm×3.6cm×6.0cm 的软组织肿块影，密度不均，边界尚清，外缘可见血管集束征，放射性核素浓聚（SUVmax：12.9），核素分布不均匀，中央低密度区呈放射性核素缺损（图 2.6.72）；两肺野内近胸膜下可见大小不等的粟粒样结节影，左肺上叶尖后段、右肺下叶背段胸膜下结节钙化，无放射性核素摄取；右肺门淋巴结肿大明显，放射性核素浓聚（SUVmax：3.1）；主动脉弓旁、双侧肺门淋巴结钙化，放射性核素轻度摄取；C₂ 齿突根部、左第 7 肋弓、右第 10 肋弓、L₅ 椎体、左侧骶髂关节、左侧髋臼、右侧肱骨远端、尺骨近端溶骨性骨质破坏，部分病灶周围软组织肿胀，放射性核素浓聚（SUVmax：5.1~11.7）；脊柱前缘广泛唇样骨质增生；右侧肾上腺体积增大，放射性核素浓聚（SUVmax：4.0）（图 2.6.73~图 2.6.76）。

诊断：右下肺肺癌并淋巴结、双肺、右肾上腺及骨转移。

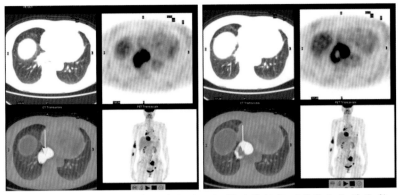

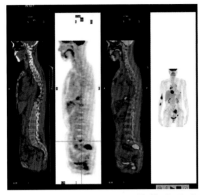

图 2.6.72　PET/CT 示原发灶右侧后下纵隔近肺门部可见软组织肿块影，密度不均，边界尚清，外缘可见血管集束征，放射性核素浓聚

图 2.6.73　PET/CT 示骶骨椎体呈溶骨样破坏，放射性核素浓聚

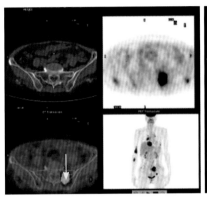

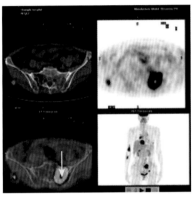

图 2.6.74　PET/CT 示骶骨、髂骨呈溶骨样破坏，放射性核素浓聚

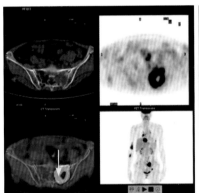

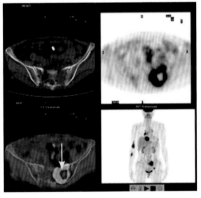

图 2.6.75　PET/CT 示左侧骶骨、髂骨呈溶骨样破坏，放射性核素浓聚

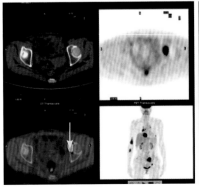

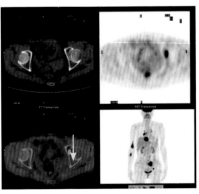

图 2.6.76　PET/CT 示左侧髂骨、髋关节白窝缘呈溶骨样破坏，放射性核素浓聚

病例 19

男性，49 岁。体检时发现右肺门肿块，支气管镜检示右肺中心型肺癌（小细胞肺癌）。吸烟 30 年，1 包 / 天。曾患右侧桥小脑角胆脂瘤，行手术切除。

PET/CT 示右肺门有一大小约 2.8cm×1.7cm×3.7cm 的软组织肿块影，密度均匀，边界不清，呈放射性核素浓聚（SUVmax：3.0），挤压支气管，右肺下叶背段结节，放射性核素浓聚；两肺尖胸膜内缘毛糙，可见多个大小不等的含气囊性灶，无放射性核素摄取；右腋窝、腔静脉后、食管旁淋巴结肿大，长径为 0.7~1.9cm，放射性核素高度摄取（SUVmax：2.0~3.5）；C_7 右侧横突、左侧第 3 后肋、T_3、T_4、T_8~T_{12}、L_1~L_5 椎体，骶椎，双侧髂骨，髋臼及左侧耻骨多发性溶骨及成骨样破坏，放射性核素不同程度摄取（SUVmax：1.4~2.0）（图 2.6.77~ 图 2.6.81）；左室心肌未显影。

诊断：①右肺小细胞肺癌并骨盆多发骨转移；②右桥小脑角胆脂瘤切除术后。

病例 20

女性，74 岁。确诊肺癌（非小细胞肺癌腺癌）3 年放化疗后并脑、骨转移。全身疼痛，腰骶尤重。CT 示 L_4、L_5、S_1 椎体附件形态不正常，L_4 椎体变扁，呈楔形样变，骨质明显破坏，为成骨样密度增高间以筛孔状溶骨样破坏（图 2.6.82）。诊断：肺癌（非小细胞肺癌腺癌）并骨转移。

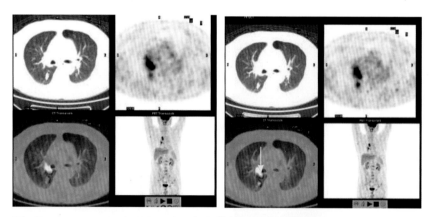

图 2.6.77 PET/CT 图示右下肺门支气管起始部有一软组织肿块影，呈放射性核素浓聚，挤压支气管，右肺下叶背段结节，放射性核素浓聚

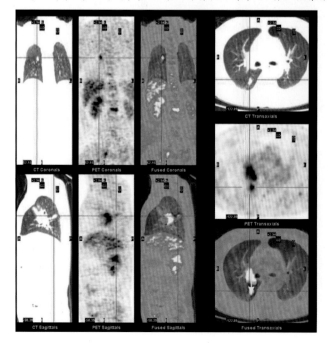

图 2.6.78 PET/CT 图示右下肺门支气管起始部有一软组织肿块影，呈放射性核素浓聚（SUVmax：3.0），挤压支气管，右肺下叶背段结节，放射性核素浓聚

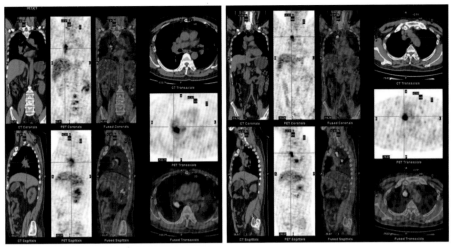

图 2.6.79　PET/CT 图示右下肺门支气管起始部有一软组织肿块影，呈放射性核素浓聚（SUVmax：3.0），挤压支气管，右肺下叶背段结节，放射性核素浓聚

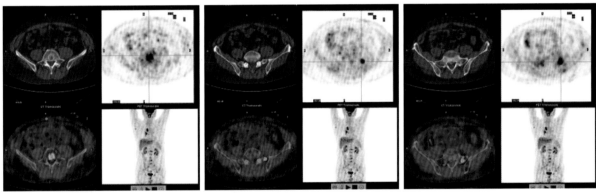

图 2.6.80　PET/CT 图示 L_5 椎体溶骨及成骨样破坏，放射性核素不同程度摄取（SUVmax：1.4~2.0）

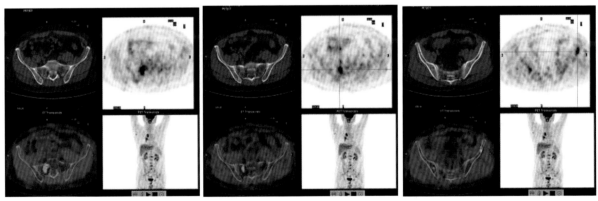

图 2.6.81　PET/CT 图示右侧骶椎溶骨样破坏，放射性核素不同程度摄取（SUVmax：1.4~2.0）

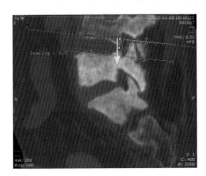

图 2.6.82　多层面重建图示 L_4、L_5、S_1 椎体附件形态不正常，L_4 椎体变扁，呈楔形改变，骨质明显破坏

病例 21

男性，71岁。左肺腺鳞癌术后放化疗1.4年；右足第5趾红肿1年，血尿酸增高，放疗1周期好转。右下肢肿痛2d。

PET/CT：左侧胸腔轻度塌陷；左侧肺纹理粗乱，两肺野内散在大小不等的结节，长径为0.6~1.9cm，部分结节放射性核素浓聚（SUVmax：1.8~8.7）；左肺舌叶斑片状致密影，前壁胸膜肥厚，放射性核素轻度浓聚；腹主动脉、右髂总动脉、髂外动脉旁及腹股沟区可见多发肿大淋巴结，部分融合成团，右腹股沟最大者约为8.7cm×5.2cm×3.2cm，放射性核素浓聚（SUVmax：8.7~9.2）；右侧髋臼骨质破坏，放射性核素浓聚（SUVmax：7.6）；右下肢明显肿胀，右股骨下段后间隙内、腘窝、胫骨下段前缘可见不规则软组织肿块影，大小约为7.2cm×4.2cm×9.8cm，1.0cm×0.7cm×1.3cm，1.5cm×2.5cm×4.4cm，呈放射性核素浓聚（SUVmax：3.6~14.1），胫骨前下缘虫蚀样破坏（图2.6.83~图2.6.86）。

诊断：左肺腺鳞癌术后放化疗后双肺、淋巴结、骨及右下肢软组织转移。

病例 22

男性，57岁。右颈部淋巴结肿大2月余，右侧股骨颈骨折2d。追问病史：吸烟30余年，1.5~2包/天。

术前DR可见右侧股骨颈骨皮质连续性中断，断端移位，髓腔内呈溶骨性、扩张性改变，并见周围软组织间隙肿胀（图2.6.87）。术前MRI T1WI显示右侧股骨颈骨皮质断裂，髓腔内及断裂局部呈低至等信号影，断裂处有软组织肿块影（图2.6.88）。

行右侧股骨颈金属假体置换术后，病理活检证实均为低分化腺癌，来源为肺、胃等部位的腺上皮细胞（图2.6.89）。

术后行PET/CT示右颈部淋巴结集聚，成片融合，有放射性核素浓聚。PET/CT多层面重建冠状位可见右颈部淋巴结、右肺尖、右侧人

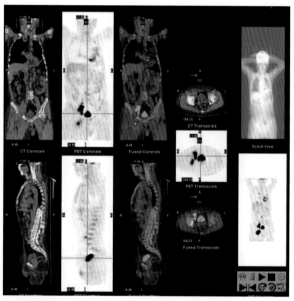

图2.6.83　PET/CT图示右侧髋臼骨质破坏，放射性核素浓聚（SUVmax：7.6）

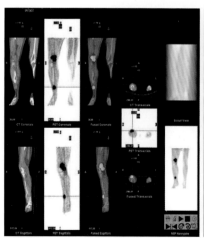

图2.6.84　PET/CT图示右股骨下段后间隙内、腘窝、胫骨下段前缘可见不规则软组织肿块影，呈放射性核素浓聚（SUVmax：3.6~14.1）

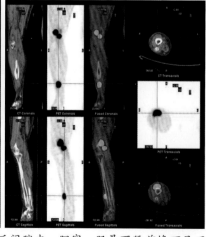

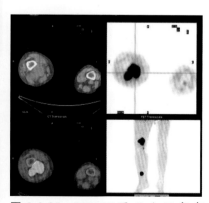

图2.6.85　PET/CT图示右腘窝有软组织肿块影，呈放射性核素浓聚（SUVmax：3.6~14.1）

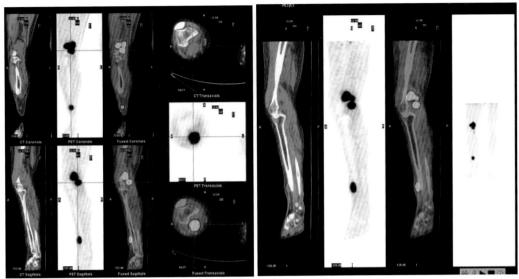

图 2.6.86　PET/CT 图示右股骨下段后间隙内、腘窝、胫骨下段前缘可见不规则软组织肿块影，呈放射性核素浓聚（SUVmax：3.6~14.1）

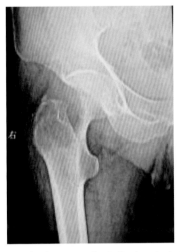

图 2.6.87　术前 DR 示右股骨颈、大粗隆骨皮质连续性中断，髓腔内呈溶骨样、扩张性破坏

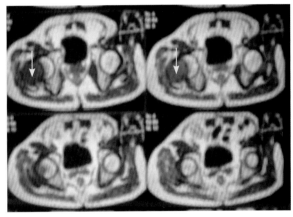

图 2.6.88　术前 MRI T1WI 示右侧股骨颈骨皮质断裂，髓腔内及断裂局部呈低至等信号的软组织肿块及水肿影

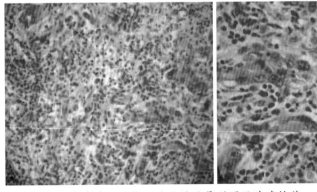

图 2.6.89　术中病理活检：淋巴结见异型明显腺癌转移，病理性核分裂

工关节置入股骨头下均有放射性核素浓聚（图 2.6.90~ 图 2.6.92）。

诊断：右侧周围型肺癌（低分化腺癌）并右颈淋巴结转移癌，右股骨颈病理骨折，右股骨头置换术后。

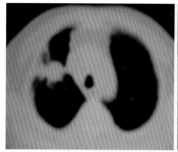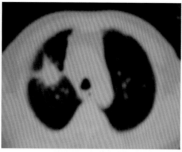

图 2.6.90　术后 CT 图示右肺上叶有片状致密影，边缘不光滑，肿瘤原发灶一侧与胸膜相连，另一侧与右侧肺门相连

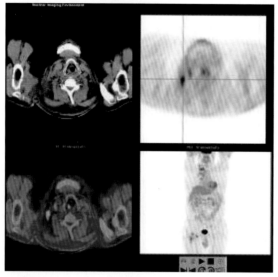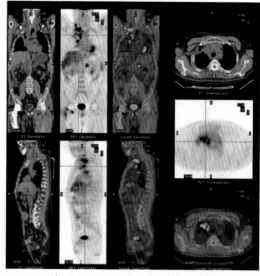

图 2.6.91　术后 PET/CT 图示右颈部有成堆的淋巴结聚集，呈放射性核素浓聚

图 2.6.92　术后 PET/CT 图示右颈部淋巴结、右肺尖、右侧人工关节置入股骨头下均有放射性核素浓聚

（七）右乳腺癌（浸润导管型腺癌）并骨转移

病例 23

女性，73 岁。3 年前右乳包块局部切除，术后病理证实浸润导管型腺癌，未行放化疗。现术区旁可触及核桃大小肿块，质地较硬。患者咳嗽，痰带血 6 月余。

胸部 X 线片示肺门淋巴结肿大，左胸腔积液，右肺结节。PET/CT 示右乳外下象限可见一大小约 3.5cm×3.2cm×4.5cm 的类圆形软组织块影，密度均匀，轮廓不整，界限清楚，呈放射性核素高度均匀性摄取（SUVmax：6.9）；右侧腋窝淋巴结肿大，放射性核素浓聚（SUVmax：3.0）；左侧胸膜广泛不规则增厚，放射性核素不均匀性摄取（SUVmax：5.3）；胸腔内可见弧形水样低密度影；左肺舌叶、纹理增重，下叶受

压膨胀不全，向肺门聚拢；右肺野内散在结节样高密度影，部分结节放射性核素浓聚（SUVmax：2.2）；右肺下叶外基底段可见斑片状高密度影，边缘模糊，放射性核素轻度摄取；椎体边缘广泛呈唇样改变，T_{10} 椎体楔形变；C_7 椎体、右侧肩胛骨、T_5~T_6 椎体及双侧胸肋关节、左侧第 5 前肋、右侧第 6 前肋、右侧髂骨、骶骨、右侧耻骨、左侧股骨上段成骨性骨质破坏，放射性核素摄取（SUVmax：9.3）（图 2.6.93~图 2.6.95）。

诊断：右侧乳腺癌并淋巴结、肺、胸膜及多发骨转移；左侧胸腔积液。

（八）胃癌并左髂骨转移

病例 24

男性，32 岁。发作性胃痛 6 月余。无泛酸、嗳气、饱胀。曾有消化道出血。每天吸烟数根。

胃镜：胃体中上部大弯侧可见散在的片

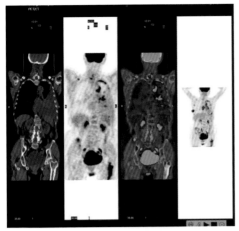

图 2.6.93 术后 PET/CT 图示右侧髂骨、骶骨、右侧耻骨、左侧股骨上段成骨性骨破坏，放射性核素摄取（SUVmax：9.3）

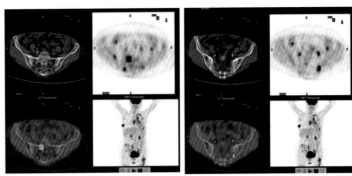

图 2.6.94 术后 PET/CT 图示右侧髂骨呈溶骨性骨破坏，放射性核素摄取（SUVmax：9.3）

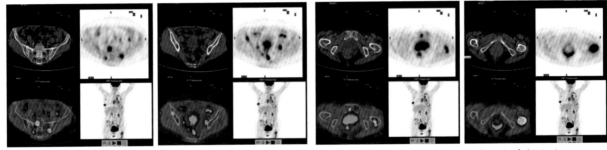

图 2.6.95 术后 PET/CT 图示双侧骶骨、右侧髂骨、左侧股骨上段成骨性骨破坏多发，放射性核素摄取（SUVmax：9.3）

状糜烂，下部小弯侧可见巨大溃疡，大小约 4.0cm×3.0cm，覆厚污苔。诊断：胃体部巨大溃疡。病理检查：低分化腺癌。HP 抗体（+）。

PET/CT 示胃小弯侧胃壁不规则增厚，胃腔密实，大小约为 4.6cm×3.6cm×2.4cm，呈放射性核素高度摄取（SUVmax：8.1），核素分布均匀，周围脂肪间隙清晰；肺内可见上腔静脉前后、气管隆嵴、食管旁、双肺门、小网膜囊、腹主动脉旁、左肾门、腹主动脉左缘多发肿大淋巴结影，边界清楚，胰腺颈体部与肿大的淋巴结

融合，呈放射性核素高度摄取；两肺肺野内散在多发结节，放射性核素不均匀摄取；肝脏体积增大，表面不整，实质内满布大小不一的异常密度灶，放射性核素高度摄取；双侧肱骨、脊柱多椎体及附件、左胸锁关节近端、左肩胛骨、双侧肋骨、胸骨、骨盆、右侧股骨小粗隆可见多发的放射性核素高度摄取，同机融合 CT 图像有的呈溶骨样破坏，有的仅为骨密度降低（图 2.6.96，图 2.6.97）。

诊断：胃癌并左髂骨转移。

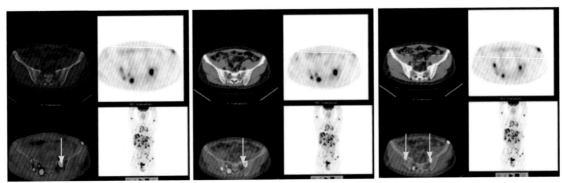

图 2.6.96 PET/CT 图示双侧髂骨、骶骨多发性破坏，局部放射性核素浓聚

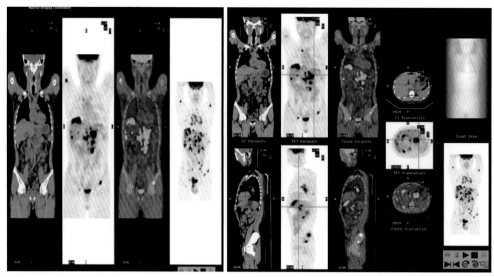

图 2.6.97　PET/CT 图示肺、肝、胰腺颈体部、腹膜后淋巴结、左髂骨骨破坏，局部放射性核素浓聚

（九）肾上腺皮质癌并骨转移

病例 25

女性，26 岁。全身水肿 1 个月伴体毛、胡须增多。

腹部 CT 平扫发现肝肾间隙有一不规则肿块影，内无钙化；肝内可见低密度影；邻近椎体有骨破坏（图 2.6.98）。CT 增强扫描示肝肾间隙肿块部分强化；肝内散在低密度影，部分有强化（图 2.6.99）。CT 增强动脉期早期可见肝肾间隙肿块，肝内散在低密度影，有少许强化；静脉期可见肝肾间隙肿块，肝内散在低密度影，强化范围较前扩大（图 2.6.100）。CT 增强延迟期可见肝肾间隙肿块、肝内散在低密度影，造影剂大部分流失（图 2.6.101）。

PET/CT 可见肝肾间隙肿块、右侧肾上腺形

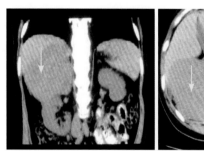
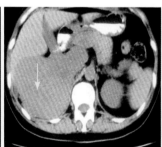
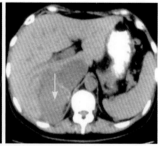

图 2.6.98　CT 图示肝肾间隙有一不规则肿块影，内无钙化；肝内发现低密度影；邻近椎体有溶骨样骨破坏

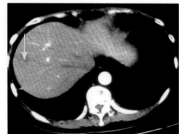
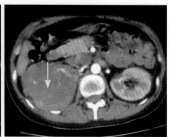

图 2.6.99　增强后动脉期早期 CT 图示肝肾间隙肿块，肝内散在低密度影，有少许强化

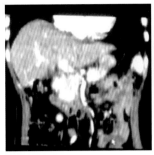
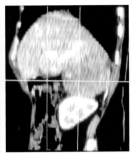
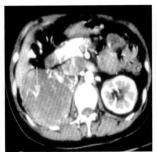
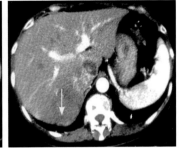

图 2.6.100　增强静脉期 CT 图示肝肾间隙肿块，肝内散在低密度影，强化范围较前扩大

态增大，且有放射性核素浓聚，并见同层面椎体、左前肋骨内放射性核素浓集；右肺中叶、内外侧段结节影；L₁~L₄ 椎体放射性核素浓聚（图 2.6.102~ 图 2.6.107）。提示右侧肾上腺肿瘤并全身多脏器、多骨转移。

B 超引导下右侧肾上腺肿块内穿刺活检证实肾上腺皮质癌（图 2.6.108）。第二次穿刺活检提示肾上腺皮质癌并局部坏死。

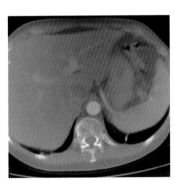
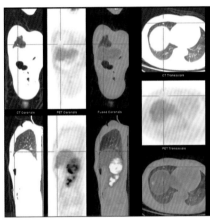
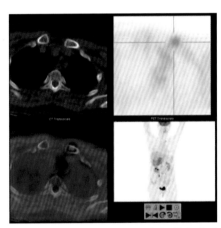

图 2.6.101　增强延迟期 CT 图示肝肾间隙肿块，肝内散在低密度影，造影剂流失

图 2.6.102　PET/CT 图示右侧肾上腺肿块影，放射性核素浓聚；右肺中叶、内外侧段结节影

图 2.6.103　PET/CT 图示右侧肾上腺肿块影，放射性核素浓聚；同层面椎体、左前肋骨内放射性核素浓聚

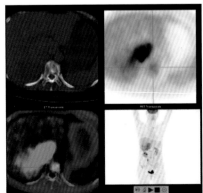
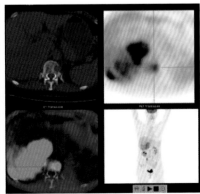
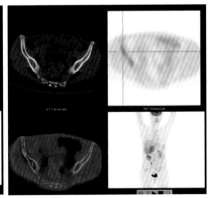

图 2.6.104　PET/CT 图示右侧肾上腺团块肿块影，放射性核素浓聚；同层面椎体、右髂骨内放射性核素浓聚

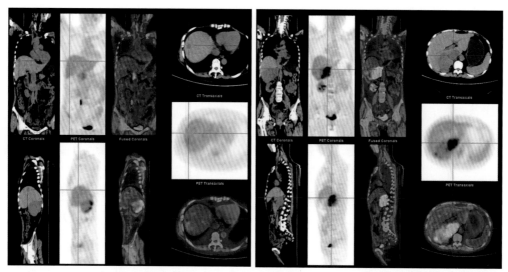

图 2.6.105　PET/CT 图示右侧肾上腺肿块影，放射性核素浓聚；同层面椎体、右髂骨内放射性核素浓聚

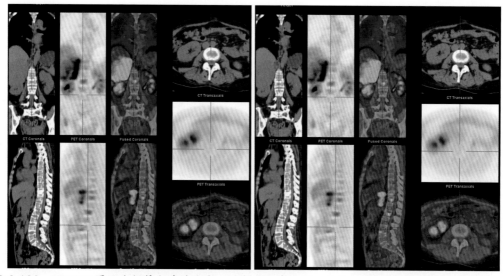

图 2.6.106　PET/CT 图示右侧肾上腺肿块影，放射性核素浓聚；可见 $L_1 \sim L_4$ 椎体放射性核素浓聚

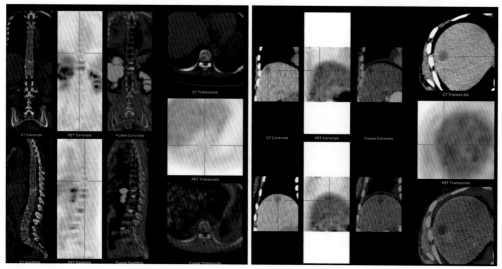

图 2.6.107　PET/CT 图示右侧肾上腺肿块影，放射性核素浓聚；肝顶叶、右叶前段内多个低密度灶影；$L_1 \sim L_4$ 椎体放射性核素浓聚

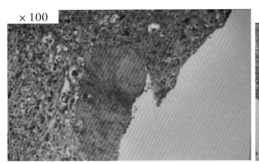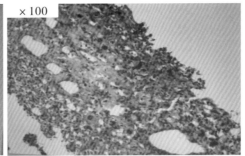

图 2.6.108　病理检查提示肾上腺皮质癌伴局灶性坏死，细胞异型性明显，考虑恶性肿瘤

（十）原发性肝癌并左髋关节骨转移

病例 26

女性，28 岁。因左髋关节溶骨性破坏接受肿瘤切除并全髋置换术，术后病理证实左髂骨、坐骨、耻骨多发性骨转移瘤。

PET/CT：肝脏形态失常，左右两叶比例失调，表面不光整，右叶前段有一大小约为 5.9cm×5.7cm×5.8cm 的浅分叶状低密度肿块影，边界清楚，CT 值为 24~31HU，放射性核素浓聚，核素分布不均（SUVmax：8.7）；T_2 右侧胸肋关节、T_9 右侧附件、T_{10} 椎体、L_3 和 L_5 椎体附件、右髂骨呈溶骨样破坏，皮质中断，部分膨胀可见包壳状改变；周围软组织肿胀，内见微小瘤骨碎片，放射性核素浓聚（SUVmax：4.8）；左半侧全髋置换术后，髋关节后缘放射性核素不均匀性摄取（图 2.6.109）。

诊断：原发性肝癌并骨转移。

（十一）肝癌并骨转移

病例 27

男性，66 岁。患者全身疼痛，逐渐加重，口服芬必得无效，且伴盗汗、食欲缺乏、体重下降。

B 超 +CT 检查提示肝内占位性病变。行肝脏病灶穿刺术，术后病理 + 免疫组化提示肝脏低 – 未分化神经内分泌癌。PET/CT 示纵隔、左肺门淋巴结增大、肝内多发结节、左侧肾上腺肿大，全身多骨转移破坏（图 2.6.110~图 2.6.112）。

诊断：肝癌（肝内多发低 – 未分化神经内分泌癌 4 期）并全身及骨转移。

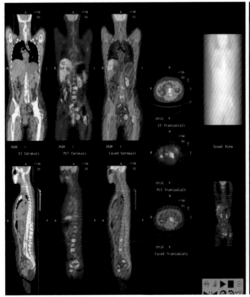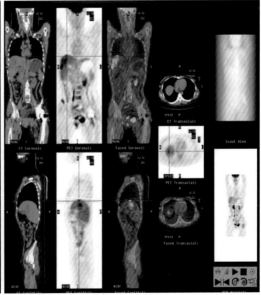

图 2.6.109　术后 PET/CT 图示右髂骨破坏，核素浓聚，同层面可见肝脏肿瘤原发部位放射性核素高摄取

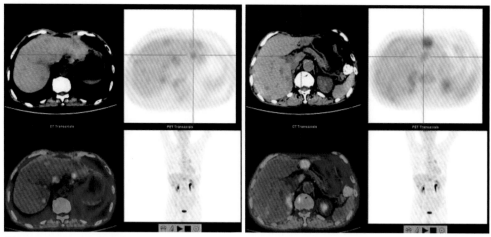

图 2.6.110　PET/CT 图示肝左叶、右叶后段包膜下多发性放射性核素浓聚灶

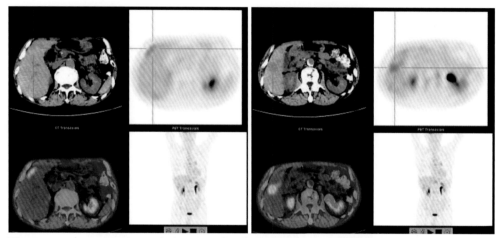

图 2.6.111　PET/CT 图示肝左叶、右叶前段包膜下多发性放射性核素浓聚灶

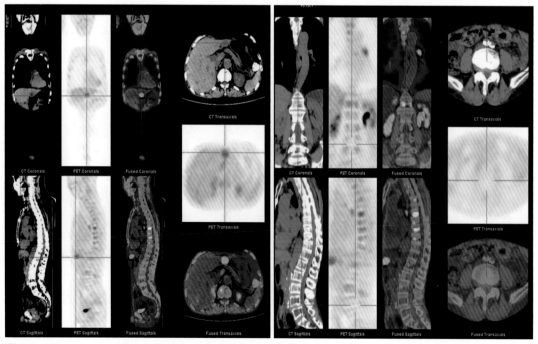

图 2.6.112　PET/CT 图示肝左叶、右叶前段包膜下多椎体多发性放射性核素浓聚灶（胸椎、腰椎）

（十二）肾癌并双侧股骨转移

病例 28

男性，47 岁。右肾（透明细胞癌）术后放疗后 8 年。近期全身疼痛，以右肩、右臀部尤为明显。

PET/CT 示右肾术后缺如，左侧肾脏体积明显增大，肾实质内可见 3 个大小分别为 2.5cm×2.4cm×1.7cm、2.8cm×2.9cm×2.1cm、2.5cm×2.8cm×2.9cm 的类圆形等低混杂密度灶，包膜完整，放射性核素不均匀性摄取；左侧肾上腺区可见一大小约为 3.8cm×5.4cm×5.0cm 的椭圆形软组织块影，与左肾上极分界不清，放射性核素摄取，中央低密度区呈放射性核素缺损；输尿管未见扩张积水，左侧肾内收集系统可见少许放射性核素滞留；右侧肩胛骨、髂骨、骶骨虫蚀样骨质破坏，周围软组织肿胀，部分区域液化坏死，其内可见骨碎片，放射性核素轻度不均匀性摄取；L_3/L_4 椎体内固定术后，术区无放射性核素异常分布（图 2.6.113，图 2.6.114）。

诊断：①右肾癌术后并左肾、肾上腺、双肺及骨转移；②L_3/L_4 椎体内固定术后。

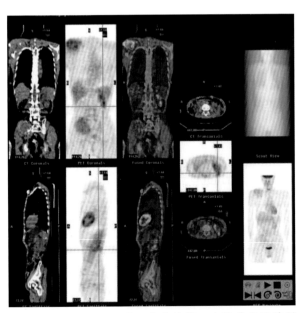

图 2.6.113　PET/CT 图示右肩关节、右髂骨呈溶骨样破坏，周围软组织肿胀，部分区域液化坏死，其内可见骨碎片，放射性核素轻度不均匀性摄取

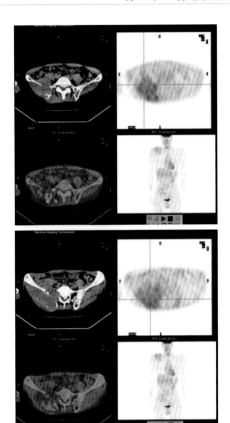

图 2.6.114　PET/CT 图示右髂骨、骶髂关节均呈溶骨样破坏，周围软组织肿胀，部分区域液化坏死，其内可见骨碎片，放射性核素轻度不均匀性摄取

病例 29

男性，69 岁。行动、思维迟缓 4d。高血压 30 年，脑梗死后 7 年。吸烟 30 余年，最大量 3 包 / 天。5 个月前头颅 MRI 平扫及增强扫描可见左侧大脑半球转移瘤；肺、腹部 CT 检查发现右肾癌并肺内、脑、骨转移。诊断后即行放疗 5 月余。

PET/CT：右肾下极可见一大小约为 6.1cm×4.1cm×5.6cm 的椭圆形等低混杂密度影，向前突起，边界清楚，呈放射性核素不均匀性摄取（SUVmax：2.0），肾周筋膜增厚；左侧肾脏形态、大小、位置正常，包膜完整连续，左肾可见一大小约为 1.5cm×0.9cm×0.8cm 的囊性低密度灶，无放射性核素摄取；右肱骨中段、右侧第 7 肋骨、左侧髂骨、右侧髋臼后柱均呈溶骨样骨破坏，骨皮质断裂，放射性核素轻度摄取（SUVmax：1.4）；右侧股骨上段髓腔内可见结节样软组织密度影，放射性核素轻度摄取（SUVmax：1.0）（图 2.6.115，图 2.6.116）。

诊断：原病灶较前略有缩小，仍有代谢活性。

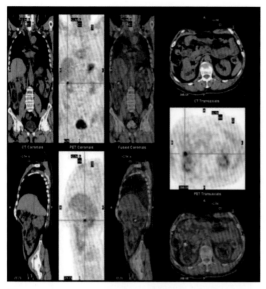

图2.6.115 PET/CT图示肾周筋膜增厚；右肾下极有椭圆形等低混杂密度影，边界清楚，呈放射性核素不均匀性摄取（SUVmax：2.0）

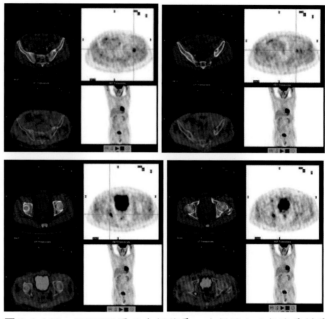

图2.6.116 PET/CT图示左侧髂骨、右侧髋臼后柱溶骨样骨破坏，骨皮质断裂，放射性核素轻度摄取（SUVmax：1.4）

（十三）宫颈黑色素细胞瘤并骨转移

宫颈恶性黑色素细胞瘤，是指起源于宫颈上皮基底黑色素细胞的恶性肿瘤。是极为罕见的妇科肿瘤，其发病占女性全身恶性黑色素细胞瘤的3%。

病例30

女性，82岁。9年前确诊子宫颈恶性肿瘤，1年前组织病理活检提示黑色素细胞瘤。8个月前自行停止所有治疗，逐渐出现食欲缺乏、乏力。

CT图示胸廓对称，气管居中，纵隔脂肪间隙清晰，其内未见肿大淋巴结；主动脉及冠状动脉壁钙化；两侧肺门影无肿大，所见气管、支气管及分支无明显狭窄；两肺纹理增粗，走行紊乱，肺野可见大小不等的类圆形结节影，表面光滑，边境清晰；两侧后壁胸膜未见异常（图2.6.117）。骨窗示椎体序列正常，椎缘皮质毛糙；$T_7 \sim T_9$椎体内类圆形稍高密度影成骨样改变；肝脏有大小不等的低密度结节影，周边有"晕轮征""牛眼征"（图2.6.118）。

诊断：①宫颈恶性黑色素瘤并肺、肝、骨转移；②主动脉及冠状动脉壁钙化。

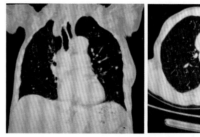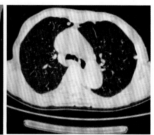

图2.6.117 CT图示两肺纹理增粗，走行紊乱，肺野可见大小不等的类圆形结节影

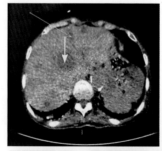

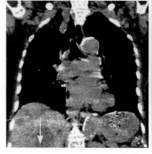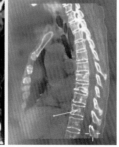

图2.6.118 CT图示肝脏实质内可见大小密度不均、形态各异的结节影；$T_7 \sim T_9$椎体内类圆形稍高密度影成骨样改变

（十四）前列腺癌并骨转移

男性，88 岁。前列腺癌 7 年并骨转移 2 年。CT 图示两肺纹理清楚，右肺中叶内侧段、左肺上叶尖后段、下叶外基底段可见实性结节影，边界清楚，最大径 5mm；双肺下叶可见片絮状影，边界模糊，散在可见薄壁透光影；扫描层面可见左侧肾上腺增大；骨窗示胸骨、双侧锁骨、左肩胛骨、肋骨、胸腰段椎体及附件多发性高密度成骨样骨破坏，部分肋骨为膨胀性改变（图 2.6.119，图 2.6.120）。

诊断：前列腺癌并肺内、骨、左侧肾上腺转移。

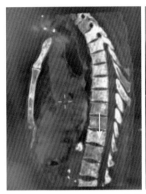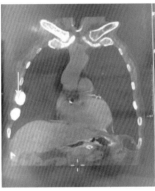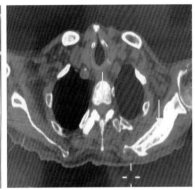

图 2.6.119　CT 图示胸骨、右侧锁骨、肋骨、胸腰段椎体成骨样密度增高影

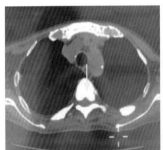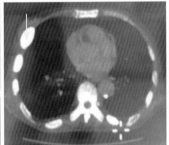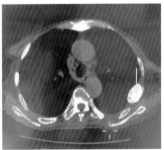

图 2.6.120　CT 图示胸骨、右侧锁骨、肋骨、胸腰段椎体成骨样密度增高影

男性，91 岁。前列腺癌 4 年。前列腺癌治疗后复查，DR 图示骨盆诸骨及股骨多发斑片状高密度影，关节关系未见异常，软组织未见异常（图 2.6.121）。MRI T1WI 示腰椎序列整齐，腰骶角增大，所见胸、腰、骶椎椎体多发斑片状低信号影，边缘不清，以 $L_4\sim S_1$ 为著；T2WI 示胸、腰、骶椎椎体病变仍呈低信号，$L_3\sim L_4$ 平面黄韧带稍厚，椎管明显变窄；右肾见片状高信号影，部分突出轮廓外（图 2.6.122，图 2.6.123）。

诊断：前列腺癌骨盆诸骨及股骨成骨性转移。

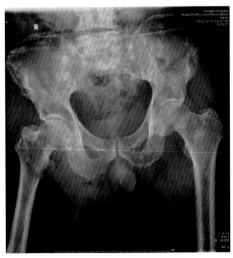

图 2.6.121　DR 图示骶骨、双侧髂骨翼呈多灶性、斑片状成骨灶分布

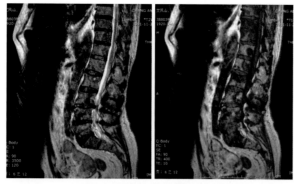

图 2.6.122　MRI T1WI 示胸、腰、骶椎椎体示多发斑片状低信号影，以 $L_4 \sim S_1$ 为著；T2WI 示胸、腰、骶椎椎体病变仍呈低信号

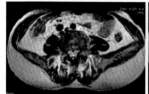
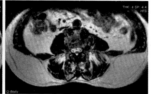

图 2.6.123　MRI T1WI+T2WI 示骶骨散在斑片状低信号

（十五）前列腺癌去势治疗后并全身转移

病例 33

男性，60 岁。确诊前列腺癌 1 年 4 个月后，出现腰骶、右臀部疼痛 6 个月，随后在局部麻醉下行双侧睾丸切除术，术后局部放疗。

CT 图示胸廓对称，右侧肋骨及胸椎内可见局限性密度增高；肺窗示双肺纹理清晰，走行自然，肺野透光度良好，双肺野内可见多发大小不等的高密度小结节影，边界清楚；纵隔窗示纵隔内可见多发肿大淋巴结，伴部分钙化；双侧胸腔沿后胸壁可见带状软组织密度影（图 2.6.124）。诊断：①双肺多发转移瘤；②右侧肋骨及胸椎改变。

MRI 示 $T_{11} \sim L_4$ 椎体形态不正常，其内可见不规则异常信号，T1WI 低信号，T2WI 低信号，相应椎管内未见明显受累，腰椎生理曲度存在；T_{12}、L_1、L_2、L_4、$S_1 \sim S_3$ 椎体呈均匀低信号，以后缘为著，多个椎体轻度边缘毛糙、变尖，信号正常；T2WI 示多个椎间盘信号降低，L_3/L_4、L_4/L_5、L_5/S_1 椎间隙平面蛛网膜下腔轻度弧形压迹，T1WI 示 L_3/L_4、L_4/L_5、L_5/S_1 间盘信号正常，横断面示 L_3/L_4、L_4/L_5、L_5/S_1 间盘后缘均匀后膨，硬膜囊轻度受压，骶管内可见类圆形长 T1、长 T2 异常信号，直径约为 1.2cm（图 2.6.125）。诊断：前列腺癌并多椎体转移瘤。

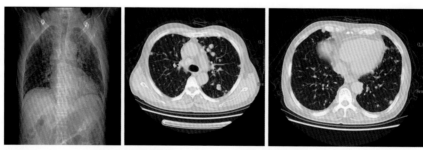

图 2.6.124　CT 图示双肺野内可见多发大小不等的高密度小结节影，边界清楚

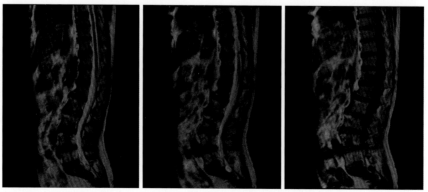

图 2.6.125　MRI 图示 $T_{11} \sim L_4$ 椎体形态不正常，其内可见不规则异常信号，T1WI/T2WI 双低信号

（十六）直肠癌并骨转移

病例 34

男性，54 岁。直肠癌术后并胸、肋骨转移，行放疗 20 次。CT 示胸骨下端骨髓腔内溶骨样破坏；PET/CT 见胸骨下端、左第 10 前肋、术区右旁局部有放射性核素高摄取（图 2.6.126，图 2.6.127）。

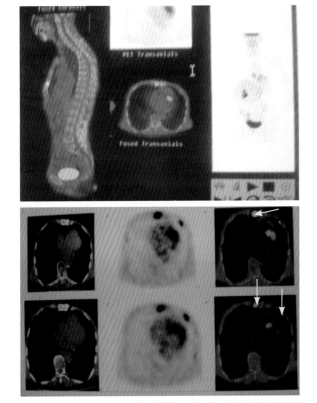

图 2.6.126 PET/CT 图示胸骨下端骨髓腔内溶骨样破坏，左第 10 前肋局部有放射性核素高摄取

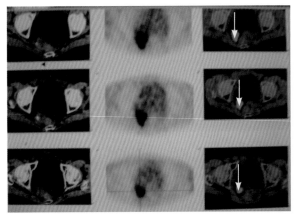

图 2.6.127 PET/CT 图示术区右旁有局灶性放射性核素高摄取

（十七）脊索瘤并骨、肺内转移

脊索瘤源于胚胎残留的脊索组织。脊索瘤好发于脊柱的两头，颅底斜坡的蝶枕部与骶尾部。蝶枕颅底约占 35%，骶尾部占 50%，椎体占 15%（颈椎 > 胸椎 > 腰椎）。与胚胎脊索分布有关。胎儿期 3 个月时头 – 尾两端脊索退化消失，仅分布于椎间盘的脊索发育成髓核，终身存在。脊索瘤为一种少见的肿瘤，发病年龄在 50~60 岁，男性多于女性（2：1）。病理活检镜下：大量空泡细胞和黏液形成，核深染，偶见核分裂。去分化时（细胞间变型）可发生骨、肺转移。

1. 诊断与鉴别诊断

（1）**诊断要点** DR、CT 可见病灶内有溶骨样或成骨样骨破坏，软组织肿胀。MRI 示病灶信号异常。ECT 示放射性核素浓聚。患者的临床症状有疼痛、消瘦、发热。病理活检取材方便，阳性率高达 90%，诊断较容易。

（2）**鉴别诊断** ①骨巨细胞瘤：病灶局部骨破坏呈偏心性溶骨样、膨胀性。②神经纤维瘤：围绕神经孔周围扩大或形态消失，病灶周边有骨硬化缘。

病例 35

男性，68 岁。腰骶疼痛 3 月余，疼痛加重并向双下肢放射 3 周。查体：臀部中央肿胀，皮肤温度稍高，局部压痛明显，叩击痛明显。

腰骶部 X 线平片及 CT 可见病灶边界不清，内有成骨或溶骨样破坏（图 2.6.128）。胸部 X 线片及 CT 可见双肺野近胸膜散在、大小不等的结节影（图 2.6.129）。

CT 引导下腰骶部骨破坏区穿刺活检（图 2.6.130），术后病检符合脊索瘤（图 2.6.131）。

诊断：脊索瘤并肺内、骨转移。

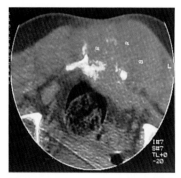

图 2.6.128 CT 图示腰骶部骨结构不完整，软组织弥漫性肿胀，其内散在斑点状溶骨及成骨样瘤灶

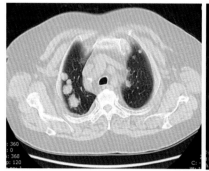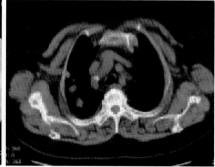

图 2.6.129 CT 图示两肺大小不等的转移结节影

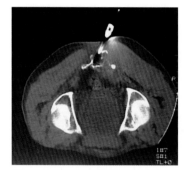

图 2.6.130 CT 引导下穿刺活检

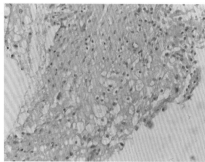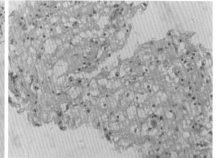

图 2.6.131 镜下：瘤细胞呈分叶状分布，细胞质呈空泡状，细胞核呈圆形、深染，肿瘤间质内也可见到黏液样基质

病例 34

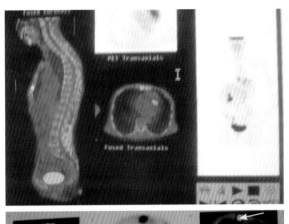

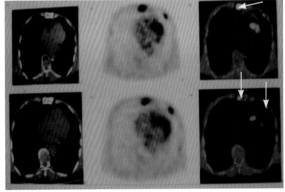

第三章

感染性骨病及软组织炎症

第1节 骨关节结核

骨关节结核，是指结核分枝杆菌经血运、淋巴循环而侵入骨骺、干骺端、关节滑膜内的感染。骨关节结核最常见的发病部位是髋关节、膝关节，其次是短骨及长骨骨干。当儿童受外伤、近期患热性病或其他传染病，病后免疫力低下，可使体内隐匿的骨结核病灶"死灰复燃"成活动性病变。

1. 病理改变

骨关节结核多见于血管网丰富的骨骺、干骺端、椎体的松质骨。病变部位的结核结节融合，易发生干酪样变、坏死、液化，产生病变骨周围或邻近部位冷脓肿。滑膜结核以膝、髋、踝关节多见。

2. 临床表现

病程长，有长期低热、盗汗、消瘦、食欲差、贫血、性格异常。出现髋、膝关节损害时已为中、晚期。

3. 实验室检查

• 红细胞及血红蛋白减少，呈小细胞低色素性贫血。

• 血沉增快。

• T 细胞斑点试验阳性。

• PPD（+++），结核抗体谱阳性。

4. 影像学特点

（1）DR　受累骨骺、干骺端、椎体的松质骨骨质疏松、骨密度降低、骨小梁分辨不清。

关节间隙变窄，如有脓肿形成，关节间隙增宽，软组织间隙肿胀。

（2）CT　关节滑膜、骨骺、干骺端、关节周围肌肉间隙内肿胀，有细沙砾状、斑片状的小死骨片，软组织肿胀内有坏死灶，溶骨样、虫蚀状骨质破坏，破坏区周围有骨硬化缘。髋关节可继发性脱位，长骨病理性骨折。

（3）MRI　病变关节周围呈长 T1、长 T2 信号，骨破坏呈 T2WI 混杂信号。PDWI/STIR 序列呈混杂高信号。

5. 诊断与鉴别诊断

（1）诊断要点　长期低热、盗汗、骨关节疼痛、活动障碍、跛行、体重不增、性格异常。结合 X 线平片、CT 检查、实验室检查不难诊断。

（2）鉴别诊断　①骨关节化脓性炎症：起病急，发热，骨关节红、肿、热、痛且功能活动障碍。DR、CT 检查显示病变区有骨膜反应，髓腔内骨破坏及小死骨片。②骨肉瘤：骨关节肿痛，活动障碍。DR/CT 检查示病变区可见骨膜反应，骨骺、干骺端呈溶骨样、成骨样破坏，无骨硬化缘。必要时进行 CT 引导下骨介入穿刺活检。

一、骨关节结核

病例 1

女性，14 岁。左髋疼痛伴跛行 3 月余。病前有外伤史。出生时、7 岁均未接种卡介苗。

CT 示髋臼周围肌肉间隙内有大量低密度渗

149

出、肿胀，内可见死骨碎片（图3.1.1）。住院抗结核治疗4周后，手术清除死骨、脓肿。

出院诊断：左髋关节结核病。

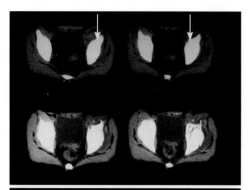

图3.1.1　CT图示左侧髋臼周围肌肉间隙内有大量的密度渗出、肿胀；左髋臼前唇在臀中肌间隙内广泛积液、肿胀

病例2

女性，11月龄。右足不能站立2个月。CT示右髋臼股骨头、颈骨质呈虫蚀状破坏，关节囊等密度积液。术后1年复查CT示右侧髋臼畸形，骨破坏区有骨硬化，右侧股骨头缩小，密度增高，关节囊积液消失（图3.1.2）。诊断：右髋关节结核。

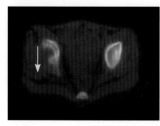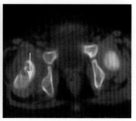

图3.1.2　复查CT示右髋臼畸形，骨破坏区有骨硬化；股骨头骺、股骨颈骨破坏呈虫蚀样；关节囊呈等密度积液影

病例3

女性，10岁。右侧锁骨近端肿痛半个月。

查体：右锁骨近端有4cm×2cm的肿块影，质硬，压痛明显，皮肤不红，皮温正常。

X线平片可见右侧锁骨近端骨胀大，软组织肿胀。CT示右锁骨近端髓腔内骨破坏区内有沙砾样死骨小碎片，周围软组织肿胀（图3.1.3）。经临床抗结核治疗6个月，肿胀消失，疼痛好转。

诊断：右侧锁骨近端骨结核。

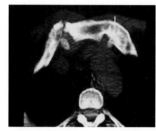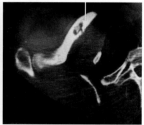

图3.1.3　CT图示右锁骨近端髓腔内骨破坏区内有沙砾样死骨小碎片，周围软组织肿胀

病例4

女性，14岁。右耻骨联合处肿痛8个月，压痛，皮肤不红、皮温正常。CT示右耻骨联合前上缘软组织肿胀；耻骨联合分离，内有沙砾样死骨碎片，间隙增宽，大于6mm（图3.1.4）。经抗结核治疗3个月，肿胀消失，压痛好转。诊断：右耻骨联合结核。

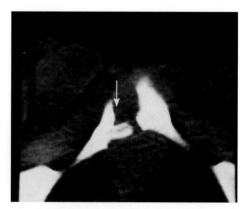

图3.1.4　CT图示右耻骨联合前上缘软组织肿胀

病例5

女性，13岁。左跟部肿痛1年余，活动受限3周。CT示左跟骨骨密度增高，内后缘皮质连续性中断，有1.1cm×0.6cm的低密度骨破坏区，周边有骨硬化缘（图3.1.5）。手术清理骨破坏区，术后病理证实跟骨结核。

诊断：跟骨结核。

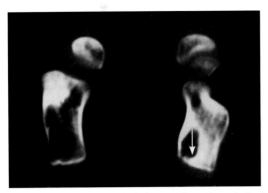

图 3.1.5　CT 图示左跟骨骨密度增高，内后缘皮质连续性中断

二、儿童脊柱结核

儿童脊柱结核，是儿童全身性结核感染的局部表现，主要是结核分枝杆菌经血行播散所致。首先累及脊柱（约占 30%）。脊柱的创伤可使体内隐匿的结核病灶转化为活动性骨结核。脊柱结核多发生于能站立、下地行走的儿童，发病部位以负重的脊柱胸腰段最常见。发病以男性多见，男女之比为 5.6∶1。X 线平片表现为椎间隙变窄，局部骨质疏松，椎体骨破坏与椎旁脓肿形成。胸椎结核诊治不及时，可引起胸廓畸形而致残。

有文献报告：HLA-B35 阳性与结核感染有关。有阳性家族史者较一般人群感染概率高 40 倍。

1. 病　理

儿童脊柱结核发生于椎体中心血管网丰富的松质骨或近椎体边缘部分，逐渐累及骨膜、韧带、椎间隙的纤维环、软骨板及邻近组织。进入椎管内受累脊膜和脊髓。椎间盘被破坏后椎体塌陷，椎间隙变窄，向邻近椎体蔓延，脊柱后凸畸形，椎旁脓肿可发生于椎体的任何方向，并且向外破溃形成窦道。镜检：基本的病理改变为渗出、增殖与变性，渗出可见炎症细胞、浆液与纤维蛋白，增殖性改变可见上皮样细胞核结节形成朗汉斯巨细胞，变性可见干酪样坏死。

2. 临床表现

多见于学龄前及学龄儿。早期症状有哭闹、夜啼、盗汗、乏力、消瘦、食欲缺乏、体重不增或热性病初愈。稍大的儿童可诉颈部、腰背疼痛不适，行走时下肢无力或跛行。

3. 影像学特点

（1）X 线平片　脊柱单一或多个椎体受累。早期见椎间隙变窄。病变部位椎体骨质疏松。脊柱有成角改变，或椎体有不同程度的楔形样变，病理性压缩性骨折。椎旁沿脊柱长轴可见软组织肿胀影。腰椎一侧或两侧腰大肌内有梭形低密度影或仅见椎体前缘软组织肿胀。颈椎前缘咽喉壁脓肿。发病部位以胸腰段最常见，腰椎次之，颈椎少见。

（2）CT　①单个或多个椎体骨密度普遍降低，骨小梁稀疏；骨皮质部分连续性中断；椎体松质骨区有骨质破坏，呈溶骨样、不规则形、蜂窝样、虫蚀样低密度影；有的病灶周围可见硬化缘；破坏区有斑点状或小斑片状死骨；椎体及附件均受累，但椎体基本轮廓存在。②椎管前后径变窄，硬膜囊前缘有沙砾样死骨碎片坠入；椎体骨破坏区塌陷后致病理性骨折，使椎管前后径仅为 4mm（正常值：8~12mm）；硬膜囊前 1/2 受压。③椎间盘仅有少数被浸润；多见于年长儿；可见椎间盘密度不匀，有小片死骨。椎间盘被挤压向四周呈环状膨出性改变。④椎旁软组织间隙肿胀，边缘不规则，梭形略高或等密度影；累及范围超过邻近病变多个椎体或病变下方椎体，甚至髂窝，骶髂关节前方，边界尚清，密度不匀，内有斑点状、沙砾样改变，或有钙化斑，CT 值为 40~83HU；颈椎仅显示咽喉壁，椎体前缘软组织肿胀，也有环绕椎体分布的软组织肿胀。

（3）MRI　病变骨质破坏、脊柱椎体炎症，椎间隙变窄，椎旁软组织肿胀，内可见死骨碎片，T2WI/STIR 呈混杂高信号。增强后可见冷脓肿周围强化。

（一）儿童颈椎结核

儿童颈椎结核，是指发生于儿童颈部椎体的结核分枝杆菌感染，其发病率仅占儿童脊柱结核的 3%~5%，寰枢椎骨关节结核不到 1%。儿童颈椎结核多经血行播散，发病部位位于椎体前缘骨质，或通过椎间盘血运波及椎间盘及上下骺软骨板。椎体的松质骨内形成结核肉芽肿，以增生为主的炎症，骨破坏区内有骨硬化。

1. 临床表现

起病隐匿，有低热、多汗、盗汗、斜颈、颈部疼痛，转颈加重，颈项强直等表现。也有咽喉壁冷脓肿，如腺样体样肥大，患儿鼾鸣。

2. 影像学特点

（1）X线平片　咽后壁软组织肿胀，颈椎椎间隙变窄，病变区骨质疏松。

（2）CT　矢状位显示椎体前缘气管后方软组织肿胀。椎体前缘肌肉间隙内广泛的软组织肿胀，可波及椎管内硬膜囊外，内有斑点状小死骨片。骨窗显示单个或多个椎体骨密度降低，椎体中间的松质骨区或前1/3有溶骨样、虫蚀样或骨碎片破坏区，或破坏波及横突椎弓等椎体附件，破坏区内同时可见有骨硬化缘。

（3）MRI　早期显示骨破坏的异常信号，T1WI呈低信号，T2WI/STIR呈高信号。对椎管内硬膜外改变的显示优于CT、X线平片，而对骨破坏的呈现不如CT敏感。

3. 诊断与鉴别诊断

（1）**诊断要点**　有结核病接触史或无卡介苗接种史。脊柱后凸畸形，椎旁肌肉压痛。患儿性格异常、低热、盗汗、颈部疼痛、斜颈。颈部X线平片、CT显示咽后壁软组织肿胀，病变部位椎间隙变窄，骨质疏松，骨破坏。

（2）**鉴别诊断**　①颈部外伤：患儿有外伤史，椎体骨折、软组织肿胀。②颈椎钙化性椎间盘病：斜颈、颈部疼痛病程短，结合X线、CT检查诊断。③佝偻病性脊柱后凸：学龄前儿童和佝偻病后遗症的患儿，同时可见鸡胸、X或O形腿等其他的骨骼畸形。④脊柱先天性或后天性畸形：患儿自幼脊柱发育畸形或脊柱手术后逐渐出现脊柱畸形。⑤脊柱化脓性骨髓炎：本病少见，患儿有皮肤及其他部位的化脓感染。X线平片、CT显示椎体骨破坏区呈溶骨样、虫蚀样，内有小死骨，破坏区周边有骨硬化。⑥儿童腰椎间盘脱出或膨出：患儿多有外伤史，腰腿疼痛。CT示椎缘四周、后方正中或偏向一侧疝出等密度的软组织影，CT值为34~46HU。

⑦脊柱及脊髓内肿瘤：患儿有发热、贫血、肢体活动障碍、大小便困难。结合病史、临床表现、实验室检查、影像检查进行诊断。

病例6

女性，11岁。斜颈伴转颈困难2周。CT示颈椎生理曲度轻度变直，C₃~C₆椎体前缘软组织肿胀明显，并见椎体边缘及右侧横突有多个溶骨样骨破坏区，内有小死骨碎片，周边有骨硬化缘，椎管间隙变窄（图3.1.6）。实验室检查：血沉40mm/h。PPD试验强阳性。

诊断：颈椎结核。

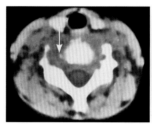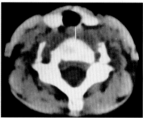

图3.1.6　CT图示 C₃/C₄、C₄/C₅ 椎体右侧横突有多个溶骨样骨破坏区，椎体周缘软组织肿胀

病例7

男性，8岁。咽痛、鼾鸣、颈部不适1个月。出生时及7岁未接种卡介苗。CT示椎管内软组织肿胀，双侧横突、椎体前缘骨破坏（图3.1.7）。诊断：颈椎结核病。

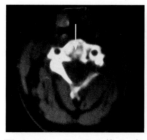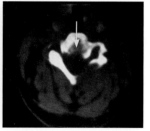

图3.1.7　CT图示椎体前、椎管内软组织肿胀，双侧横突前缘骨破坏

病例8

男性，14岁。鼾鸣伴颈部疼痛2月余。未接种卡介苗，与其患有结核病的祖父一起生活。CT示C₄椎体中后缘骨质破坏，左椎弓呈溶骨样破坏，伴软组织肿胀（图3.1.8）。诊断：颈椎结核病。

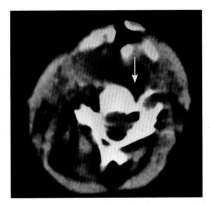

图 3.1.8 CT 图示 C$_4$ 椎体中后缘骨破坏，左椎弓呈溶骨样破坏，伴椎体前缘软组织肿胀

病例 9

男性，7 岁。低热、吞咽不适，颈部疼痛 3 个月。CT 示 C$_4$~C$_7$ 椎体前缘软组织肿胀（图 3.1.9）。诊断：颈椎结核病。

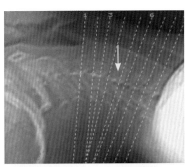

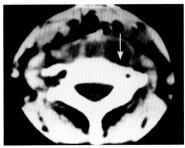

图 3.1.9 CT 图示 C$_4$~C$_7$ 椎体前缘软组织肿胀

病例 10

男性，8 岁。颈背部疼痛半个月。其父患浸润型肺结核。查体：胸椎向后侧弯曲畸形，脊柱旁肌肉压痛，强直。CT 可见颈椎－胸椎两旁软组织肿胀由上至下呈"漏斗形"；轴位椎体呈三角形改变；椎体边缘为溶骨样破坏；椎体前软组织肿胀，挤压气管、大血管（图 3.1.10~图 3.1.12）。

诊断：颈椎结核。

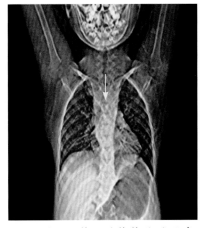

图 3.1.10 CT 图示颈椎－胸椎椎体的两旁可见软组织肿胀，由上至下呈"漏斗形"

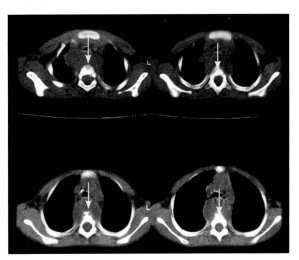

图 3.1.11 CT 示病变节段椎体呈"三角形"改变，边缘为虫蚀样溶骨样破坏，内可见小死骨碎片

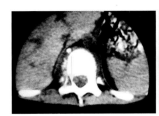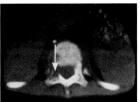

图 3.1.12 CT 图示椎体右缘皮质及松质骨、椎弓、椎肋关节均呈溶骨样骨破坏

病例 11

女性，3 岁 9 个月。爱哭闹，下腰呈"猫背状"，不适 1 个月。MRI 示 L$_3$ 椎体水平信号异常，椎旁软组织为混杂信号。CT 可见椎体生理曲度变直，椎体后缘呈溶骨样骨破坏，内有死骨碎小片；右侧软组织肿胀，其内亦见沙砾状小死骨片（图 3.1.13）。诊断：L$_3$ 椎体结核伴右肾旁脓肿。

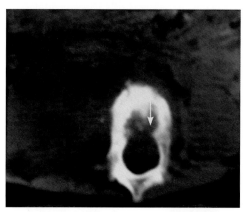

图 3.1.13　CT 图示椎体后半部为溶骨样骨破坏，内有死骨碎片

男性，2 岁 4 个月。胸腰部肿痛伴双下肢无力，大小便失禁 4 个月。其母患浸润型肺结核，患儿出生后未接种卡介苗。CT 示 T_{11} 椎体可见大片溶骨性破坏，环绕椎体前缘软组织肿胀内有小死骨，椎管内亦见软组织肿胀，椎管指数 2（图 3.1.14）。临床诊断：T_{11} 椎体结核并椎管内填塞，截瘫。

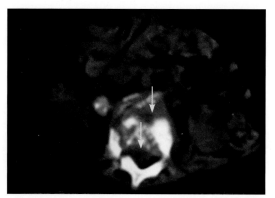

图 3.1.14　CT 示 T_{11} 椎体为溶骨性破坏，环绕椎体前缘软组织肿胀，内有小死骨，椎管受压变窄

男性，7 岁。左下肢疼痛 3 月余，不能弯腰。查体：脊柱双侧肌紧张、板样强直，腰椎生理弯曲消失，明显后凸。CT 示 L_5 椎体右前缘软组织肿胀，椎体左后方呈溶骨样骨破坏，椎管左前方软组织肿胀，同侧神经根"淹没征"（图 3.1.15）。

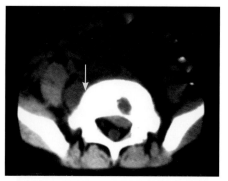

图 3.1.15　CT 图示椎体右前缘软组织肿胀，椎体内左后方溶骨样破坏

女性，13 岁。反复腰痛 2 年，时轻时重，逐渐出现脊柱后凸，双下肢无力。腰椎平片可见 L_2 呈楔形变，椎体高度降低，骨密度增加（图 3.1.16）。MRI 示病变段 L_3 椎体下缘、L_4 椎体上缘骨破坏，软组织肿胀信号异常；脊髓成角受压（图 3.1.17）。诊断：$L_3 \sim L_4$ 椎体结核。

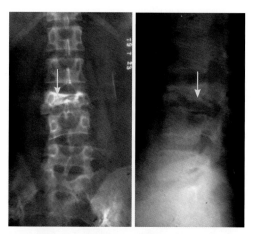

图 3.1.16　X 线平片可见 L_3 椎体下缘、L_4 椎体上缘骨破坏、压缩，椎体高度降低

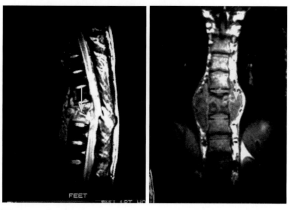

图 3.1.17　MRI 示 L_3 椎体下缘、L_4 椎体上缘骨破坏，周围软组织肿胀，椎体附件破坏，信号异常

第2节 脊柱炎症

一、儿童钙化性椎间盘病

儿童钙化性椎间盘病，亦称儿童椎间盘钙化症，是指颈、胸部的椎间盘内出现钙化灶。

1.病　因

病因不明。感染、外伤等可能为重要原因。本病患者曾有上呼吸道感染、发热、腹泻等感染的前驱病史，或曾有外伤史，也可能因儿童椎间盘血供丰富，易受累及。

2.临床表现

本病多见于男性，发病年龄为2~10岁，平均年龄为4.3岁。首发症状：颈部、胸背部疼痛，活动受限，斜颈，胸背部脊柱侧弯畸形。病前曾有上呼吸道、消化道感染或外伤史。

3.影像学特点

（1）DR　脊柱轻度侧弯畸形，特征性改变为：椎间隙、髓核部或椎体的纤维软骨小板形态多样的钙化，呈圆形、短棒形、线样。

（2）CT　与X线平片相同。颈部生理曲度呈"反曲或变直"。椎间盘层面或邻近软骨板有多形性的钙化灶，如类圆形、短棒形、薄片状，CT值≥80HU。骨窗显示椎间盘内钙化灶更清晰。图像的三维重建处理显示颈椎间盘钙化所在部位，钙化灶周围仍见低密度的髓核组织，髓核无疝出表现。

（3）MRI　病变的椎间盘内T1WI/T2WI/STIR呈低信号，偶见椎间盘向椎体后缘轻度突出，椎管前缘显示椎间盘信号，脊髓显示正常。

4.诊断与鉴别诊断

（1）诊断要点　本病有前驱感染病史，后出现颈部、胸背部疼痛，活动受限。DR及CT示椎间隙有多形性的钙化影。

（2）鉴别诊断　①儿童椎间盘脱出：均有外伤史。DR及CT椎间隙髓核无钙化，椎体边缘可见局限性的软组织密度影突出；MRI能更清晰地显示颈椎椎间盘突出。②脊柱结核：DR

及CT显示椎体骨质疏松，椎体中央松质有溶骨样、虫蚀样破坏区；椎旁软组织肿胀，其内有小死骨片。

病例 1

男性，8岁。转颈时疼痛1周。X线断层片示C_3/C_4椎间盘呈高密度钙化（图3.2.1）。

诊断：颈椎钙化性椎间盘病。

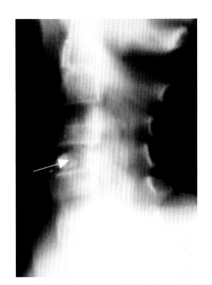

图3.2.1　X线断层片示C_3/C_4椎间盘呈高密度钙化

病例 2

女性，6岁。斜颈伴活动受限3d。2周前曾有腹疼、腹泻。CT示C_2/C_3椎间盘有点状钙化灶，颈椎曲度呈反曲状（图3.2.2）。

诊断：颈椎钙化性椎间盘病。

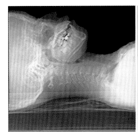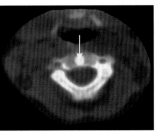

图3.2.2　CT图示颈椎曲度呈反曲状，C_2/C_3椎间盘内可见点状钙化

病例3

女性，9岁。颈部僵硬6d，3周前患上呼吸道感染。CT示C_5/C_6椎间隙有条状高密度影（图3.2.3）。诊断：颈椎钙化性椎间盘病。

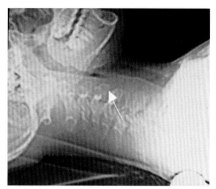

图3.2.3　CT图示C_5/C_6椎间隙有条状高密度影

病例4

男性，7岁。斜颈3周，治疗不缓解。CT示颈椎椎间盘层面斑片状高密度钙化灶（图3.2.4）。MRI矢状位可见C_3/C_4椎间盘内T1WI/T2WI均呈低信号（图3.2.5）。诊断：颈椎钙化性椎间盘病。

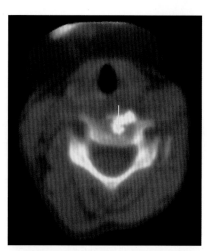

图3.2.4　CT图示椎间盘内有斑点状不规则钙化影

病例5

女性，7岁。后颈疼痛不适3周。不发热，无腹泻、外伤史。CT三维重建图像示颈椎曲度呈反曲状，C_3/C_4椎间盘有点状钙化灶（图3.2.6）。诊断：颈椎钙化性椎间盘病。

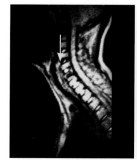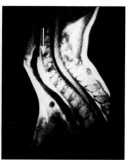

图3.2.5　MRI T1WI/T2WI可见C_3/C_4椎间盘呈低信号

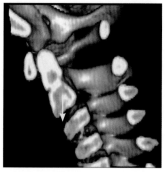

图3.2.6　CT三维重建图像示C_3/C_4椎间盘有点状钙化灶，且颈椎曲度呈轻度反曲状

病例6

女性，12岁。胸背部不适1个月。X线平片可见T_{11}~T_{12}椎间盘呈斑块样钙化灶；CT示T_{11}~T_{12}椎间盘层面可见T_{11}椎体的软骨板内有弧形高密度影，边缘清楚（图3.2.7）。诊断：T_{11}~T_{12}椎间盘钙化。

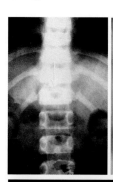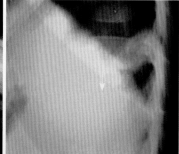

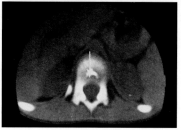

图3.2.7　X线平片+CT图示T_{11}~T_{12}椎间盘呈斑块样钙化灶（箭头所示）；T_{11}~T_{12}椎间隙、T_{11}椎体的软骨板内呈弧形高密度钙化

二、感染性椎间盘炎

病例 7

男性，47 岁。4 个月前行 L_4~L_5 椎间孔镜引导下腰椎间盘切吸术，术后腰痛、脊柱侧弯等症状无改善。经各种治疗、康复仍不缓解。

术前腰椎 DR 示椎体序列正常，腰椎体生理曲度变直，椎体骨质未见破坏（图 3.2.8）。

术后 MRI 示腰椎体生理曲度变直，L_4~L_5 相邻椎体缘、软骨板呈斑片状长 T1、稍长 T2 信号，边缘模糊，L_4~L_5 椎间盘呈长 T1、稍长 T2 信号。同时可见左侧后方有一长 T1、稍长 T2 信号术区影（图 3.2.9~图 3.2.11）。

诊断：L_4~L_5 椎间盘术后改变，L_4~L_5 椎体骨髓水肿、软组织间隙水肿，少量积液，考虑椎间盘炎症。

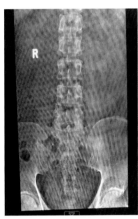
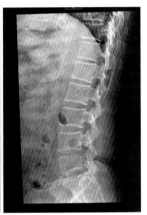

图 3.2.8　术前 DR 显示脊柱骨性结构完整，生理曲度变直

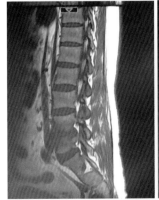
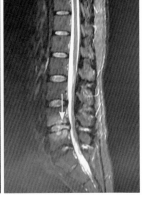

图 3.2.9　术后第一次 MRI 可见腰椎体生理曲度变直，L_4~L_5 相邻椎体缘、软骨板呈斑片状长 T1、稍长 T2 信号，L_4~L_5 椎间盘呈长 T1、稍长 T2 信号。同时可见左侧后方有一长 T1、稍长 T2 信号术区渗出水肿影

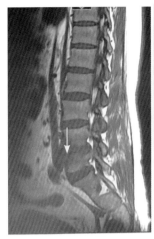
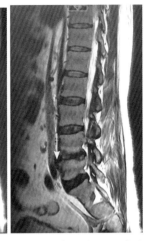

图 3.2.10　术后第二次 MRI 可见腰椎体生理曲度变直，L_4~L_5 相邻椎体缘、软骨板呈斑片状长 T1、稍长 T2 信号，L_4~L_5 椎间盘呈长 T1、稍长 T2 信号。同时可见左侧后方有一长 T1、稍长 T2 信号术区渗出水肿影较前略有好转

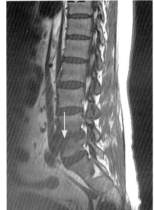
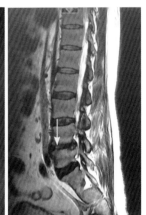

图 3.2.11　术后第三次 MRI 示腰椎体生理曲度变直，L_4~L_5 相邻椎体缘、软骨板呈斑片状长 T1、稍长 T2 信号，L_4~L_5 椎间盘呈长 T1、稍长 T2 信号。同时可见左侧后方有一长 T1、稍长 T2 信号术区渗出水肿影较前略有好转

三、布鲁氏菌感染后椎间盘炎并骨折

布鲁氏菌感染后脊柱炎，是由布鲁氏菌引起的人畜共患性全身传染病。急性期有长期发热、多汗、关节痛及肝脾肿大，慢性期多侵及脊柱和关节。本病在非牧区呈散在发病。

病例 8

男性，43 岁。间断发热 2 月余，有羊群接触史，诊断为布鲁氏菌病感染，治疗 4 个多月。3d 前行走中不慎扭伤腰部。

实验室检查：布鲁氏菌试管凝集试验 1：25、

1：50 均阴性。肝功、肾功、血糖均正常。

MRI 示腰椎序列正常，生理曲度变直；L_4 椎体下缘骨质欠完整，其内可见点状高信号。T_{12} 椎体可见类圆形稍长 T1、T2 异常信号，压脂序列仍见高信号，其内信号不均，呈周缘高、其内低；$L_3 \sim L_5$ 椎间盘 T2 信号降低，$L_5 \sim S_1$ 椎间变窄。$L_4 \sim L_5$ 对应椎体软骨板、S_1 椎体上缘可见长 T1、短 T2 信号，压脂序列信号增高（图 3.2.12，图 3.2.13）。

诊断：① L_4 椎体下缘骨折并椎体骨髓水肿，结合病史，考虑布鲁氏菌感染后骨病（椎体骨软骨炎）；② $L_5 \sim S_1$ 椎板炎，T_{12} 椎体血管瘤；③ $L_4 \sim L_5$、$L_5 \sim S_1$ 椎间盘膨出。

四、强直性脊柱炎

强直性脊柱炎（AS），是一种自身免疫性疾病，骶髂关节和脊柱纤维结缔组织附着点处的慢性炎症，引起椎间盘纤维环及其附近结缔组织纤维化、骨化。与 HLA-B27（+）呈强关联。同时可伴有眼、肺等其他器官组织损害。患病率约为 0.3%。发病年龄为 15~35 岁。发病部位：骶髂关节占 90%，脊柱占 8%，胸腰段占 5%，颈椎占 3%。

病例 9

男性，35 岁。腰骶部疼痛 1 年，持续性钝痛，夜晚尤甚，活动后无改善，无放射痛。曾诊断为强直性脊柱炎，服药效果不佳，且持续加重，现平卧起床困难。

CT 示双侧骶髂关节间隙变窄，骨质增生，关节面毛糙，部分呈虫蚀样改变，关节面下骨密度增高（图 3.2.14）。

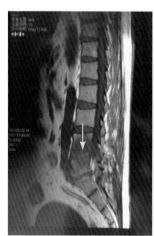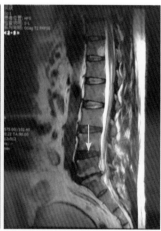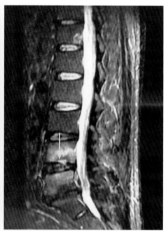

图 3.2.12　MRI 示腰椎序列正常，生理曲度变直；L_4 椎体下缘骨质欠完整，其内可见点状高信号；T_{12} 椎体可见类圆形稍长 T1、T2 异常信号，压脂序列仍见高信号，其内信号不均；$L_3 \sim L_5$ 椎间盘 T2 信号降低，$L_5 \sim S_1$ 椎间变窄；$L_4 \sim L_5$ 对应椎体软骨板、S_1 椎体上缘可见长 T1、短 T2 信号，压脂序列信号增高

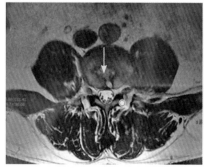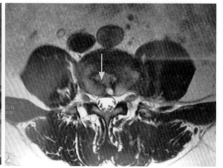

图 3.2.13　MRI 示 L_4 椎体下缘骨质欠完整，其内可见点状高信号；$L_3 \sim L_5$ 椎间盘 T2 信号降低，$L_5 \sim S_1$ 椎间变窄；$L_4 \sim L_5$ 对应椎体软骨板、S_1 椎体上缘可见长 T1、短 T2 信号，压脂序列信号增高

诊断：强直性脊柱炎。

病例 10

男性，62 岁。口干 2 个月，无多饮、多尿、消瘦。空腹血糖 8.3mmol/L，诊断为 2 型糖尿病。

DR 示腰椎体边缘骨质增生，呈"竹节样"改变；前纵韧带自上而下广泛钙化、纤维化（图3.2.15）。CT 可见骶髂关节间隙变窄，部分融合成一体（图 3.2.16，图 3.2.17）。诊断：腰椎体及髂骨骨质增生，强直性脊柱炎。

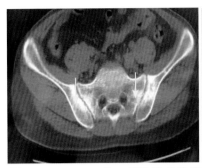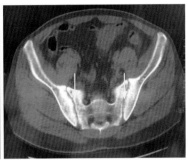

图 3.2.14 CT 可见双侧骶髂关节间隙变窄，关节面毛糙，部分呈虫蚀样改变，关节面下骨密度增高

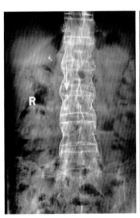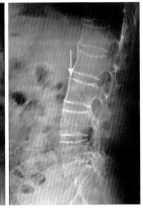

图 3.2.15 DR 示腰椎体边缘骨质增生，呈"竹节样"，前纵韧带自上而下广泛钙化

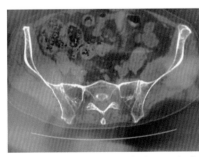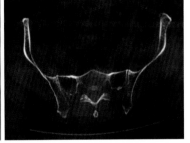

图 3.2.16 CT 示骶髂关节间隙变窄，部分融合成一体

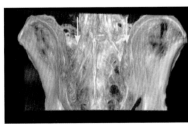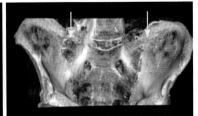

图 3.2.17 平扫 +CT 三维重建图像示骶髂关节间隙变窄，融合成一体

第3节 化脓性骨关节病

一、儿童化脓性关节炎

儿童化脓性关节炎，是指婴幼儿急性化脓性细菌感染性关节炎。常见部位：髋关节、膝关节及肩关节。局部骨髓炎波及附近关节或为全身血源性感染，经血液循环侵及关节、滑膜。

1. 病　因

最常见金黄色葡萄球菌感染。婴儿原发病可能来自呼吸道、消化道或脐部。年长儿可能为关节穿刺消毒不严格所致，或脑膜炎双球菌或肺炎双球菌感染。近年有文献报告了年长儿中莱姆病关节炎。

2. 病理改变

肉眼所见：关节滑膜充血、水肿，有黄白色浆液纤维性或黏稠成块状脓性渗出。镜检：可见大量炎症细胞浸润、变性、坏死细胞。

3. 临床表现

急性化脓性髋关节炎在儿童急性化脓性关节炎中发病率最高，尤其以婴儿中最常见。全身中毒症状明显，发热呈弛张热、稽留热或不规则型热；儿童哭闹、易激惹，贫血、乏力；关节肿胀，一侧肢体疼痛、活动受限，拒动；局部发红，皮温升高，疼痛明显。

4. 实验室检查

- 白细胞计数及中性粒细胞增高。
- 血沉增快。
- C反应蛋白阳性。
- 关节腔穿刺为浆液性灰白色混浊或黏稠液，易凝固。镜检：细胞计数增多，以中性粒细胞及变性、坏死细胞为主。

5. 常见类型

（1）**化脓性髋关节炎**　约占儿童化脓性关节的83%，多见于婴幼儿。白细胞计数及中性粒细胞增高。临床表现：儿童全身中毒症状明显，发热，乏力，脉搏增快；髋关节肿胀，肢体活动受限，局部皮温增高，压痛、拒按。

（2）**化脓性膝关节炎及肩关节炎**　发病率较低。儿童除全身症状外，主要以局部症状为主。关节肿胀、充血，局部皮温增高，功能活动障碍。

6. 影像学特点

（1）**X线平片**　早期仅为软组织肿胀。髋关节炎显示闭孔内、外肌以及关节囊外脂肪层消失，向外呈弥漫性软组织肿胀，关节间隙增宽。关节腔内积液，髋关节病理性半脱位或脱位。晚期主要为骨质破坏，可见股骨头骨骺、髋臼、股骨颈内出现虫蚀样小灶性骨小梁缺失区，有小死骨形成，病灶周围有骨硬化缘。

（2）**CT**　髋关节周围软组织肿胀。股骨头与髋臼间隙增宽。关节囊周围软组织间隙内正常脂肪层、肌间隙纹理模糊不清或消失。关节囊内为等或低密度积液影，CT值为15~28HU。股骨头、股骨颈、髋臼骨膜反应性增生。病变区骨密度增高，偶见降低区，有骨硬化缘，内可见小块状、点状密度增高的死骨组织。大量积液时，可致股骨头半脱位。

（3）**MRI**　早期软组织肿胀，关节腔内渗出积液、骨髓水肿，呈长T1、长T2信号。与骨病多处于中晚期破坏与修复增生并存，MRI PDWI/STIR呈混杂信号。关节软骨模糊不清，甚至消失。

7. 诊断与鉴别诊断

（1）**诊断要点**　有发热、局部疼痛、活动受限等表现。白细胞计数及中性粒细胞增高。结合影像检查不难诊断。

（2）**鉴别诊断**　①髋关节结核：多见于学龄前儿童，隐匿起病。跛行，髋部疼痛，多汗，肌肉萎缩、痉挛。儿童有结核病接触史，无卡介苗接种史，PPD试验阳性。X线平片、CT示关节囊肿胀、骨质疏松、破坏；晚期则骨质疏松、破坏，关节纤维性强直。②发育性髋关节脱位（DDH）：患肢活动少，有关节弹响征。皮肤纹理改变。结合X线检查不难诊断。

病例 1

男性，12岁。右髋关节矫形术后，疼痛3周。查体：右髂骨边缘可触及鸽蛋大的肿物，压痛、有波动感。CT示右侧髂骨术后变形、密度增高，关节腔内有小死骨碎片；髋臼增厚、毛糙、紊乱，关节面不光整；软组织间隙肿胀，髋臼前缘肌肉间隙内有囊性低密度影，CT值为33HU（图3.3.1）。诊断：化脓性右髋关节炎。

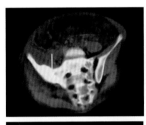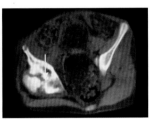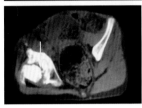

图3.3.1 CT可见右侧髂骨术后变形、密度增高，髋臼增厚，关节面不光整，软组织间隙肿胀，髋臼前缘肌肉间隙内有囊性低密度影

病例 2

男性，9岁。高热、右侧髋部肿痛2周。白细胞1.8×10^9/L，中性粒细胞87%，淋巴细胞13%。CT示右侧髋关节肿胀，右髋臼、股骨头骨骺皮质不光滑（图3.3.2）。诊断：右侧髋关节化脓性关节炎。

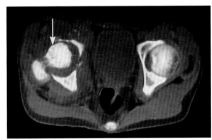

图3.3.2 CT图示右侧髋关节肿胀，右髋臼、股骨头骨骺皮质不光滑

二、化脓性骨髓炎

化脓性骨髓炎，是指骨组织（骨、骨膜、骨髓腔）的化脓性炎症。多见于2~10岁的儿童。

男性多于女性。病变部位：常发生于长管骨（胫骨、股骨、桡骨），偶为脊椎骨或髂骨。胫骨多累及上端，股骨则在下端。急性期表现为突然发热，畏寒，患肢肿胀，活动障碍；慢性期则有窦道和死骨形成。

1. 病 因

致病菌75%~85%为金黄色葡萄球菌，其次为溶血性链球菌，罕见的有阴沟杆菌。骨折并发骨髓炎者多为大肠杆菌、厌氧菌等引起。部分患者可为多种细菌的混合性感染。

2. 病 理

急性期病变始于干骺端松质骨内，直接侵犯骨髓或经软组织、骨膜、骨皮质进入骨髓腔，骨膜下脓肿形成，骨小梁破坏、吸收，死骨形成。慢性期则为骨质广泛增生硬化，窦道形成，长期不愈。

3. 临床表现

急性起病，寒战、高热，患肢剧痛。局部皮肤充血、肿胀、灼热，触之有波动感，穿刺可吸出脓液。慢性则有长期不愈合的窦道，流脓，时有小块死骨样组织排出，患肢可粗大、畸形、功能障碍。

4. 实验室检查

• 急性期白细胞计数增高，中性粒细胞增多。

• 血培养和脓液可直接涂片或培养出致病菌。经抗生素治疗或慢性期抽取液培养阳性率下降。

5. 影像学特点

（1）X线平片 早期表现为软组织肿胀，皮下脂肪层消失而呈粗大的条网状结构，脓肿所在部位从骨内向软组织间隙呈均匀的密度增高影。晚期表现为骨质破坏，呈边缘清楚的虫蚀样破坏，内间以大片死骨。骨质疏松，骨小梁变粗，呈粗网状粗疏骨纹，或骨小梁缺损区广泛骨质硬化。

（2）CT 急性期骨髓腔内密度增高，偶见小的局灶性骨小梁缺失区。骨膜反应，软组织肿胀明显，肌间隙水肿、渗出，脂肪层消失。慢性期髓腔内密度增高，甚至闭塞，骨皮质增生，破坏区域周围骨增生、硬化,偶见死骨。

（3）MRI 病变早期,深部脓肿及软组织肿胀范围较 CT 清晰。急性充血、坏死、骨髓水肿,T1WI 呈低或中等信号,T2WI 则为高信号。骨膜反应不及 CT 明显。死骨形成信号可多样,窦道形成皮肤不规则信号。

6. 诊断与鉴别诊断

（1）**诊断要点** 急起发热、畏寒,患肢肿胀、疼痛,功能活动受限。慢性则有皮肤窦道不愈,流脓,患肢畸形。X 线平片、CT、MRI 有特征性改变。

（2）**鉴别诊断** ①急性蜂窝组织炎:临床也有急性起病,感染多为软组织肿胀,局限于皮下、肌肉间隙内,尚未累及骨组织。X 线平片、CT、MRI 显示骨髓腔正常。②尤因肉瘤:有长期发热,软组织肿胀。骨破坏区呈溶骨样或成骨样改变,骨膜反应呈针状或葱皮样增生。抗感染治疗无效。CT 导引下骨穿刺活检鉴别。③骨结核:儿童骨结核、骨髓炎均好侵犯干骺端松质骨。骨结核可见骨质疏松、肌肉萎缩、软组织肿胀、冷脓肿形成。PPD 试验阳性,C 反应蛋白阴性。

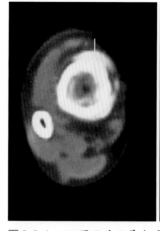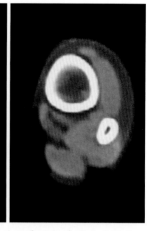

图3.3.4 CT图示病灶骨皮质呈晕环状骨膜反应增生,髓腔变窄,密度增高,周围软组织肿胀

病例 3

男性,14 岁。右胫骨下段红肿 2 周,活动受限。CT 示右胫骨下段软组织肿胀。髓腔内密度增高（图 3.3.3,图 3.3.4）。诊断:右胫骨下段急性骨髓炎。

病例 4

男性,18 岁。骑自行车摔伤,右膝关节、右手疼痛,活动受限 3d。DR 示右手第 4~5 掌骨、第 3~5 近节指骨及右股骨下段骨皮质断裂、移位（图 3.3.5,图 3.3.6）。MPR 重建图 + 三维重建图 + 下肢 CTA 显示右股骨下段、髌骨及股骨平台骨皮质断裂、移位,损伤未累及下肢血管（图 3.3.7,图 3.3.8）。诊断:①右股骨远端骨折;②右髌骨骨折;③右手第 4~5 掌骨骨折;④右手第 3~5 近节指骨骨折。

手术切开解剖复位,钢板内固定术（图 3.3.9,图 3.3.10）。高热持续不退,行第二次手术,术区重新切开引流,伤口开放,并取出金属内固定术后,体温逐渐恢复正常（图 3.3.11,图 3.3.12）。伤口无分泌物（图 3.3.13）。好转出院。

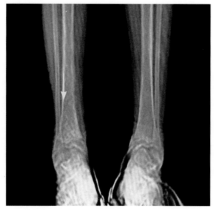

图 3.3.3 CT 图示右胫骨下段软组织肿胀,髓腔内密度增高

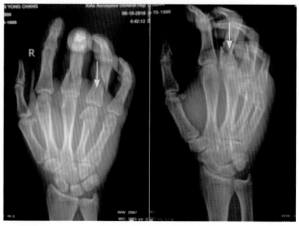

图 3.3.5 DR 可见右手第 4~5 掌骨、第 3~5 近节指骨骨皮质断裂、移位

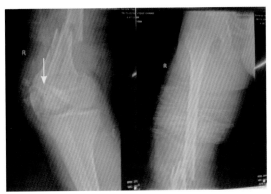

图 3.3.6　DR 示右股骨下段骨皮质断裂、移位

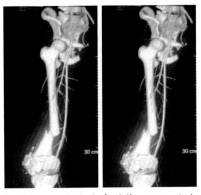

图 3.3.7　三维重建图像 +CTA 示右股骨下段骨皮质断裂、移位

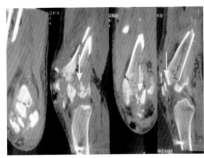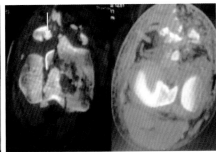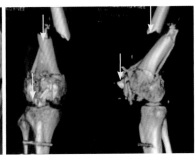

图 3.3.8　MPR 重建图 + 三维重建图像示右股骨下段、髌骨及股骨平台骨皮质断裂、移位

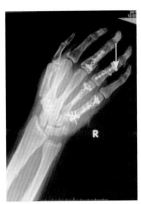

图 3.3.9　术后 DR 示右手第 4~5 掌骨、第 3~5 近节指骨骨折对位立线达解剖复位

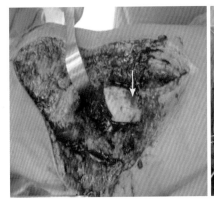

图 3.3.10　手术切开解剖复位

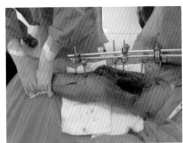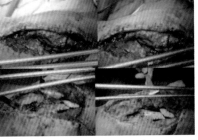

图 3.3.11　第二次手术将术区重新切开引流，伤口开放，并取出金属内固定

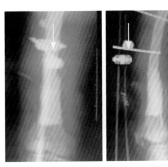

图 3.3.12　第二次术后 DR 图

163

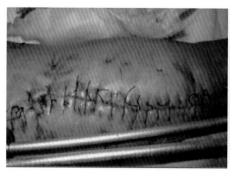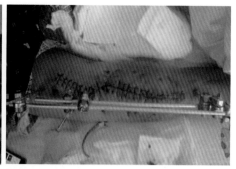

图3.3.13　右股骨下段皮肤干燥，无渗出肿胀

病例5

女性，13岁。扭伤左足后肿胀，疼痛4个月。CT示左足软组织肿胀，距骨中部密度增高，内见多个死骨碎片（图3.3.14）。诊断：距骨骨髓炎。

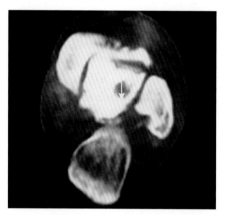

图3.3.14　CT图示左足软组织肿胀，距骨中部密度增高影，其内可见多个死骨碎片

病例6

女性，12岁。左股骨下端反复流脓1年余。X线平片示皮质毛糙、缺损，髓腔密度增高（图3.3.15）。诊断：左股骨下端化脓性骨髓炎。

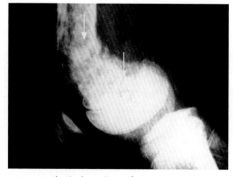

图3.3.15　X线平片示左股骨下端皮质毛糙、缺损，髓腔密度增高

病例7

男性，14岁。砸伤左足面后肿胀、流脓6月余。CT示左足第三趾骨骨质疏松，软组织肿胀，第一、三趾骨及皮下积气，其正常形态消失，内有多个死骨碎片（图3.3.16，图3.3.17）。

诊断：左足第三趾骨慢性骨髓炎。

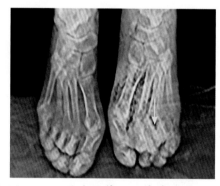

图3.3.16　CT可见左足第三趾骨骨质疏松，软组织肿胀

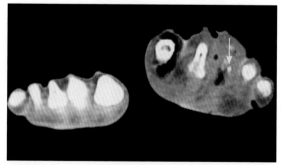

图3.3.17　CT示左足软组织肿胀，第一、三趾骨及皮下积气，其正常形态消失，可见多个死骨碎片

病例8

男性，17岁。跑鞋铁钉刺破右跟骨，反复发作性疼痛4年余。CT示右跟骨骨密度增高，后外骨皮质下多发囊变区，周边有骨硬化缘（图3.3.18）。诊断：右跟骨慢性骨髓炎。

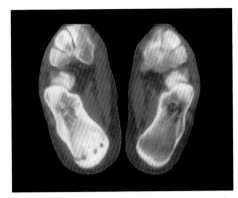

图 3.3.18 CT 图示右跟骨骨密度增高，后外骨皮质下多发囊变区

病例 9

男性，60 岁。3 个月前左下肢皮肤瘙痒，反复抓挠后感染，破溃流脓，行切开引流 3 次。20d 前再次发作。

查体：左下肢胫前区中下段外侧皮肤有 8cm×6cm 大小的软组织肿胀，中心有 0.5cm×0.5cm 皮肤破溃，挤压后有黄色脓液流出，周围皮肤瘙痒、肿胀，皮温高，无水疱、结痂。

DR 示左下肢胫腓骨中下段外侧骨皮质连续、变薄，厚度、密度降低，局部骨膜呈层状增厚；左下肢胫腓骨中下段外侧皮下软组织肿胀，其内可见点状低密度影（图 3.3.19）。诊断：左下肢腓骨中下段骨髓炎（早期）并软组织肿胀积气。

住院后渗出液培养：金黄色葡萄球菌。
药敏试验：多重抗生素耐药。

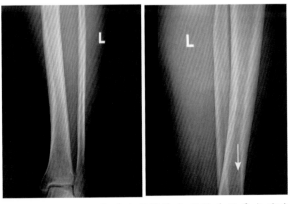

图 3.3.19 DR 示左下肢胫腓骨中下段外侧骨皮质连续，厚度、密度降低；左下肢胫腓骨中下段外侧皮下软组织肿胀，其内可见点状低密度影

病例 10

男性，52 岁。右小腿外伤术后伤口渗液、钢板外露 2 年余。查体：右下肢胫骨前钢板外露，周围皮肤色素沉着，皮肤干燥，无分泌物渗出（图 3.3.20）。

DR 示内固定器未见移位、断裂、滑脱（图 3.3.21，图 3.3.22）。CT+CTA 重建图像示右下肢胫腓骨多处骨皮质不连续，断端面骨硬化。CTA 示局部血管吻合支增多（图 3.3.23）。MRI 示骨干近干骺端骨皮质不规则增厚，边缘模糊，T1WI 低或等信号，T2WI 呈略高或混杂信号（图 3.3.24）。

诊断：右胫腓骨骨折术后感染并钢板外露，右胫骨慢性骨髓炎。

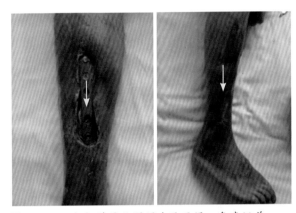

图 3.3.20 钢板外露处周围皮肤干燥，色素沉着

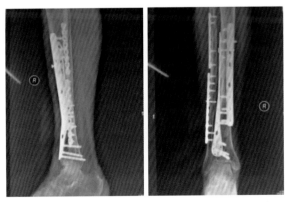

图 3.3.21 右侧胫腓骨下端骨折金属内固定术后 DR 图

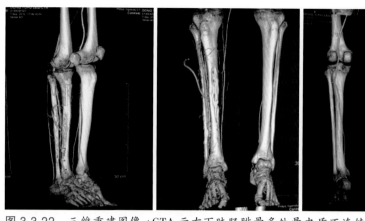

图 3.3.22 三维重建图像 +CTA 示右下肢胫腓骨多处骨皮质不连续，断端面骨硬化；局部血管吻合支增多

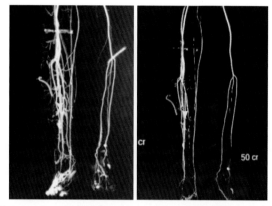

图 3.3.23 重建图像 +CTA 示右侧患肢血管丛丰富，血管吻合支多

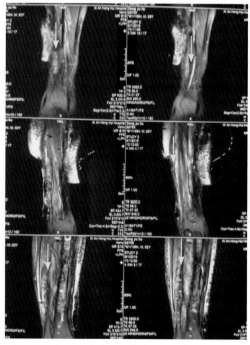

图 3.3.24 MRI 示右侧胫骨中下段骨皮质不规则增厚，T1WI 呈低或等信号，T2WI 呈略高或混杂信号

病例 11

男性，56 岁。外伤致左股骨骨髓炎 39 年伴局部渗出 2 个月。查体：左侧股骨远端内侧可见窦道，窦道皮肤红肿，皮温略高，压痛明显，可挤出浑浊渗液，探及窦道大小约为 1.0cm×1.0cm（图 3.3.25）。局部未触及骨摩擦感及反常活动。左下肢纵向叩击痛阴性。左膝关节活动轻度受限。左足趾可自主活动，左下肢皮肤感觉及末梢血运尚可。

术前 DR 示左侧股骨远端增粗，皮质不光滑，局部皮质不连续，髓腔内骨密度增高，周围有大量骨赘形成（图 3.3.26）。术前 MRI 示左侧股骨远端增粗，皮质不光滑，局部皮质不连续，髓腔内可见大量混杂信号，周围软组织间隙界限不清（图 3.3.27）。

术中观：清创后取出大量骨赘、死骨碎片（图 3.3.28）。

术后诊断：左侧股骨远端慢性骨髓炎。

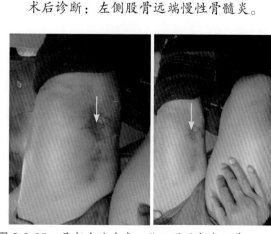

图 3.3.25 局部皮肤瘢痕，伤口周围色素沉着

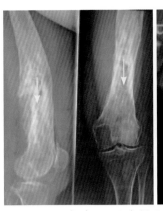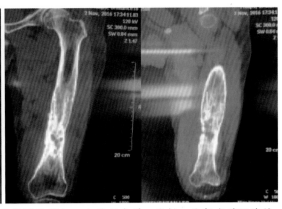

图 3.3.26 术前 DR 示左侧股骨远端增粗，皮质不光滑、毛糙，局部皮质不连续，髓腔内骨密度增高，周围大量骨赘形成

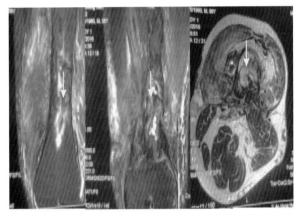

图 3.3.27 术前 MRI 示左侧股骨远端增粗，皮质不光滑，局部皮质不连续，髓腔内可见大量混杂信号，周围软组织间隙界限模糊不清

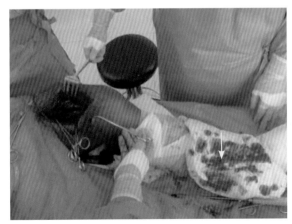

图 3.3.28 术中在病变段骨组织中取出大量骨赘及死骨碎片

病例 12

男性，56 岁。右外踝部反复红肿、破溃 3 年，局部破溃、流脓伴疼痛、活动受限 2 个月。第一次手术植皮后创面局部常年不愈合（图 3.3.29）。第二次局部清创植皮后，伤口干燥，术区未见分泌物渗出。

DR 示右侧距骨、跟骨距骨桥及跟骨前缘骨皮质结构紊乱，内有死骨形成（图 3.3.30）。CT 示右侧距骨、跟骨距骨桥及跟骨前缘骨结构紊乱，内有骨密度增高，死骨形成。软组织肿胀（图 3.3.31）

诊断：右侧距骨、跟骨慢性骨髓炎。

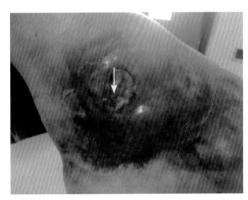

图 3.3.29 右外踝部肿胀、破溃、流脓，创面不愈，皮肤色素沉着

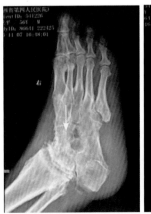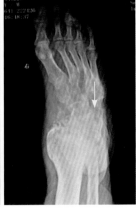

图 3.3.30 术前 DR 可见右侧距骨、跟骨距骨桥及跟骨前缘骨皮质结构紊乱，内有死骨形成

167

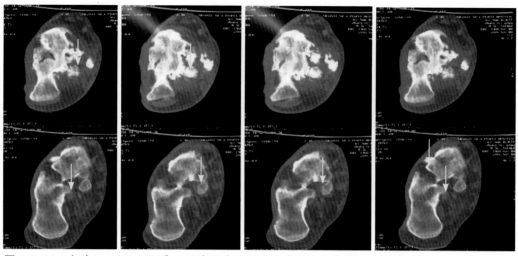

图 3.3.31　术前 CT 示右侧距骨、跟骨距骨桥及跟骨前缘骨结构紊乱，死骨形成

第4节　其他骨与关节疾病

一、骨化性肌炎

骨化性肌炎，是指肌腱、韧带、滑膜及骨骼肌的胶原性支持组织内的异常骨化现象。可分为两个类型：外伤性和进行性骨化性肌炎。

外伤性骨化性肌炎：常发于肌肉与骨膜或骨接近之处，如肱前肌、股内收肌、股四头肌。其特点为纤维组织、骨组织与软骨组织增生及化生。本病多发生于具有瘢痕体质的患者。

进行性骨化性肌炎：先天性遗传性疾病，有家族聚集性。男性多见，多发于婴幼儿。常合并其他畸形，如短指畸形、小指畸形、关节炎性全身假性麻痹等。

1. 病　因

不清。常见于儿童或青少年，部分为常染色体显性遗传。

2. 临床表现

早期局部红、肿、热、痛等临床症状明显。X 线检查多无阳性征象，仅见软组织肿胀。数日后症状消退，留有硬性肿块，数周后肿块缩小并出现骨化。病变呈间断性、进行性发展，由上向下，背侧多于腹侧。晚期关节囊、关节软骨可见骨化，关节出现骨性强直。

3. 病理改变和发病机制

除面肌、膈肌和咽、舌肌外都可受累，以骨骼肌为重。早期病变显示为组织浮肿样炎症反应，继而细胞增生部位出现大块胶原组织，胶原组织钙化出现类骨质。外伤后出现组织的退变与坏死。组织细胞侵入清除坏死组织的碎块，成纤维细胞进入损伤区形成一个幼稚成纤维细胞层，同时原始间胚叶细胞在损伤的结缔组织中增殖。这些间胚叶细胞具有成骨细胞的特征，钙沉积形成骨骼。骨化由边缘向中心发展，骨化后周界清晰。由于破骨细胞的作用，较小的骨化可以被吸收，肌肉外形得以恢复。

4. 影像学特点

常见于颈项部的韧带，向下扩展至斜方肌、背阔肌、胸锁乳突肌、胸背肌、脊柱韧带和腰大肌、骨盆肌。早期临床症状明显，X 线检查多无阳性征象，仅见软组织肿胀。后期出现肌肉或韧带内的条状或不规则状的钙盐沉积。

（1）X 线平片　伤后不久出现局限性肿块。3~4 周肿块内有囊状致密影，其邻近有骨膜反应。伤后 6~8 周，病变边缘被致密骨包围，有新生骨。软组织肿块的核心部有囊性改变，逐渐扩大其内腔，晚期有类似蛋壳状囊肿。伤后 5~6 个月，肿块收缩，肿块与邻近的骨皮质和骨膜反应间有透亮带。

（2）CT 病变多见于股骨中下段、肱骨中下段腹侧附近的软组织间隙，骨组织可见陈旧性骨折线。骨前缘的肌间隙散在分布或部分融合成斑片状、大小不等的不规则高密度影，CT值>120HU。骨化灶轮廓清晰，有的骨化组织出现硬化的骨环，其内有髓腔和少量骨纹理。

5.诊断与鉴别诊断

（1）诊断要点 有外伤史，受伤部位局部留有硬性肿块，肿块缩小后，其边缘光滑、密度增高。X线、CT诊断并不困难。

（2）鉴别诊断 ①骨皮质旁性骨肉瘤：肿块与骨膜皮质相连，无透亮带。其中心部及与骨相接触的基底部钙化最明显，呈日射状、斑片状钙化，边界不清，生长速度较快。②骨软骨肉瘤：发生于软骨，与骨皮质间无透亮区，软组织内有弧形高密度钙化影。③肿瘤样钙质沉积症：又称瘤样钙化症，为常染色体显性遗传病，由 *GALNT3* 或 *SAMD9* 基因突变导致。多见于青壮年，女性多于男性。活动期在髋、肩、膝关节附近有囊性结节，质软，静止期结节质硬，结节呈对称、多发。部分有家族史。④慢性肾病、尿毒症、继发性甲状旁腺功能亢进：发病年龄偏大，全身软组织及心、肺、肾多发性钙化。⑤维生素 D_3 中毒：长期大量服药史，皮肤油腻，关节周围、肾脏、血管壁广泛钙化。

（一）外伤性骨化性肌炎

病例 1

男性，14岁。车祸伤，左侧髋关节肿胀。伤后5个月因左侧髋关节功能活动障碍复查。CT示左侧髋臼外缘皮质毛糙，有乱丝麻状密度增高影（图3.4.1）。

诊断：左髋关节骨化性肌炎。

病例 2

男性，15岁。右侧臀部外伤后局部疼痛，右侧肢体后伸位活动受限3个月。查体：右侧臀部略有隆起，局部压痛，可触及质地较硬肿块，边界不清。骨盆平片示右侧皮下股骨粗隆外可见斑片状稍高密度影，边缘清楚，密度增高（图3.4.2）。

诊断：外伤后右侧臀肌内骨化性肌炎。

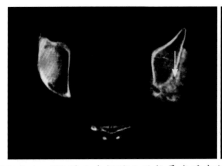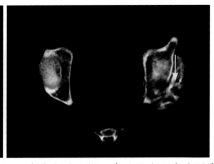

图 3.4.1 CT图示左侧髋臼后柱骨皮质中断，外缘皮质毛糙，有乱丝麻状密度增高影

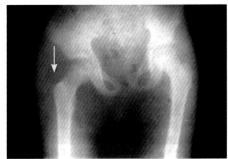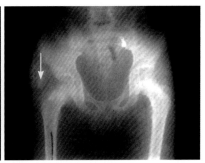

图 3.4.2 X线平片示右侧股骨粗隆外可见斑片状稍高密度影，边缘清楚

病例3

男性，3岁。左前臂肿痛、伸屈活动不灵活月余。查体：左前臂中段伸屈活动时可触及质硬肿物。X线平片示左尺桡骨中段呈斑点状、条状骨化影（图3.4.3）。术中发现软组织间隙内粘连，剥离出多个大小不等、形状不规则的、成团的、白色质硬结节。

出院诊断：左尺桡骨中段骨化性肌炎。

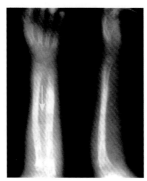

图3.4.3　X线平片左尺桡骨中段软组织间隙呈斑点状、条状骨化影

（二）进行性骨化性肌炎

病例4

男性，17岁。5年前无诱因出现右侧大腿疼痛，休息后可缓解，后逐渐肿胀，压痛，活动后可自行触及皮下包块，质硬，随伸侧肌肉收缩明显。现逐渐波及髋关节、膝关节，活动受限。左侧大腿也逐渐出现肿痛，活动不便。查体：双下肢大腿内侧明显增粗，可及皮下结节，皮肤无瘀斑、静脉曲张，压痛不明显。双侧髋关节、膝关节活动受限。

DR示患者双侧髋关节间隙变窄，关节周围骨密度增高；双侧股骨中上段可见多个蛋壳状骨性结构包绕骨组织；骨皮质与增生骨界清（图3.4.4）。诊断：进行性骨化性肌炎。

光镜下可见新生骨小梁大片增生及纤维结缔组织，无炎症反应及异形性（图3.4.5）。诊断：（右大腿）软组织骨化生。

其父也出现类似病理过程，因外伤致右侧股骨内外髁骨折发现。因此，本例患者可能属于常染色体显性遗传。进行患侧内固定术后，DR示双髋关节间隙变窄，骨密度增高，右侧髋臼呈弧形、包壳状骨旁钙化影（图3.4.6）。

（感谢西安长安医院影像科辛水利主治医师提供病例）

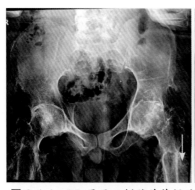
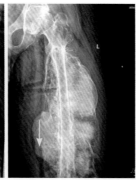
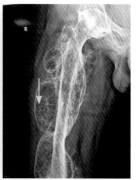

图3.4.4　DR显示双侧髋关节间隙变窄，关节周围骨密度增高；双侧股骨中上段可见多个蛋壳状骨性结构包绕骨组织

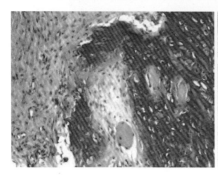
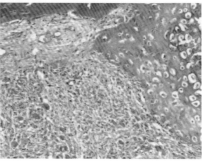

图3.4.5　光镜下：新生骨小梁大片增生及纤维结缔组织，无炎症反应及异形性

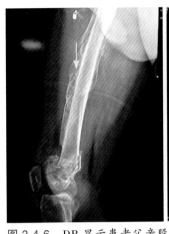
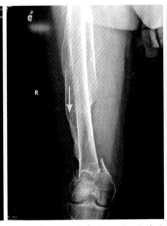
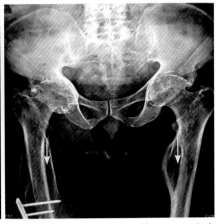

图 3.4.6　DR 显示患者父亲股骨内外髁皮质中断，断端嵌插错位；双侧髋关节间隙变窄，右侧关节内有弧形密度增高影，周围骨密度增高；双侧股骨中上段可见多个蛋壳状骨性结构包绕骨组织；骨皮质与增生骨界清

二、肿瘤样钙盐沉积症

肿瘤样钙质沉积症，又称瘤样钙化症，为常染色体显性遗传病。先天性钙磷代谢异常。本病首先由 Duret 于 1899 年描述，1943 年由 Inclan 命名。由 *GALNT3* 或 *SAMD9* 突变所致。

1. 病　理

大体所见：囊性或实性，包膜由成纤维组织和胶原纤维组成。囊内有大小不等的钙化结节及乳白色糊状沉积物，囊壁有上皮组织和多核巨细胞。

临床表现：多见于青壮年，女性多于男性。活动期在髋、肩、膝关节附近有囊性结节，质软；静止期结节质硬，结节对称、多发。部分患者有家族史。

2. 影像学特点

DR+CT 显示：关节周围软组织内多发性钙化肿块或囊性肿块，囊腔内有液 – 液平，分层、沉降征，囊壁有钙化或线样高密度影。

3. 诊断与鉴别诊断

（1）**诊断要点**　大关节周有多发、钙化性囊肿，囊内分层钙化。

（2）**鉴别诊断**　①慢性肾病、尿毒症、继发性甲状旁腺功能亢进：发病年龄偏大，全身软组织及心、肺、肾多发性钙化。②维生素 D_3 中毒：长期大量服药史，皮肤油腻，关节周围、肾脏、血管壁广泛钙化。

病例 5

女性，7 岁。2 个月前发现右膝关节前外侧硬性肿物，局部皮肤无红、肿、热、痛。在当地医院拍片发现右膝关节外前方软组织内多发钙化灶。

查体：右膝关节肿胀，右髌骨前外侧可触及 2.0cm×3.0cm 的包块，局部皮温正常、不红，未见静脉曲张，局部无压痛，质硬，推之不动，与周围软组织无粘连。右髋、膝关节活动好，右足背动脉搏动正常，右足各趾主动活动正常，趾端感觉、血运正常。

DR 示皮下软组织内髌骨前下缘可见簇状分布的高密度结节影（图 3.4.7）。CT 平扫 + 三维重建后处理图像可见右膝髌骨旁不规则高密度影堆积（图 3.4.8）。MRI 示右膝髌骨旁 T1WI/T2WI 序列均呈结节状低信号（图 3.4.9）。

在右髌骨前正中包块处做长约 12cm 的纵向切口，髌骨前方和前下方有多个独立分布的结节，逐一完整切除。术后病理：送检皮肤真皮纤维组织和皮下脂肪组织间质多灶的小片状、孤立的质硬结节，剖开结节，有淡黄色膏状物流出。颗粒状钙化灶，周围环绕增生的单核细胞、多核细胞、成纤维细胞。符合活动期肿瘤样钙盐沉着症。

诊断：活动期肿瘤样钙盐沉着症。

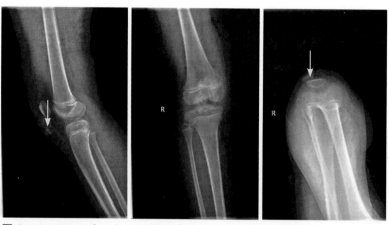

图 3.4.7　DR 示皮下软组织内髌骨前下缘可见簇状分布高密度结节影

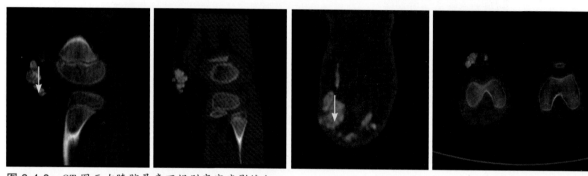

图 3.4.8　CT 图示右膝髌骨旁不规则高密度影堆积

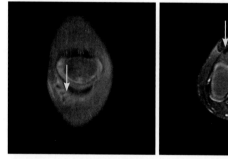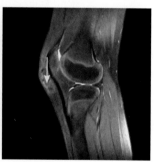

图 3.4.9　MRI T1WI/T2WI 序列均呈结节状低信号

三、肋软骨炎

肋软骨炎，是指胸肋关节近端的肋软骨炎症性肿胀，局部疼痛。肋软骨本身无血管组织，血液主要依靠软骨膜的弥散供应。软骨膜发生炎症感染时，软骨内有死骨、钙化等。

1.病　因

常见于病毒感染后，结核病全身感染免疫状态低下，伤寒、副伤寒经血运感染，胸外手术后局部感染。

2.实验室检查

• 白细胞计数增高，中性粒细胞增多。

• 血沉增快。

• C 反应蛋白阳性。

3.临床表现

在发热、急性病中或病后胸部疼痛或胸肋关节附近皮肤充血、肿胀，皮温较高，压痛明显，尤其于吸气末胸部扩张时胸肋关节疼痛明显。

4.影像学特点

（1）X 线检查　患侧胸肋关节略增大。患侧偶可检出肺内结核感染灶，但大多在胸部 X 线片显示正常。

（2）CT　胸部骨性结构完整、不对称。发病部位的胸骨体与肋软骨交界处有肿胀，边缘粗糙，呈细小的锯齿状改变。局部肋软骨增大且见小斑块状钙化，软组织间隙无渗出，无破坏。

病例6

女性，13岁。5年前上呼吸道感染导致发热伴胸痛，胸骨体旁左侧第4前肋软骨部位较对侧明显隆起，局部压痛。CT示左侧第4前肋软骨内斑片状略高密度影（图3.4.10）。5年后复查变化不明显。诊断：左第4前肋软骨炎。

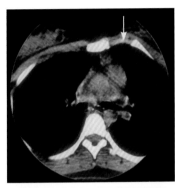

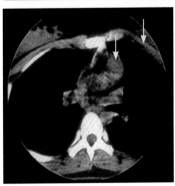

图3.4.10　CT图示左侧第4前肋软骨关节有略高密度影

四、骨骺炎

1.病　因

在各种感染中，尤其是发生全身性严重的感染时最易引发本病。致病菌主要有金黄色葡萄球菌、溶血性链球菌、肺炎球菌。临床上则更多见于毒力较低的致病菌引起的骨骺感染。

2.实验室检查

· 白细胞计数升高：（1.5~2.0）×10⁹/L。急性期中性粒细胞增多，隐匿起病，则白细胞的计数、分类均正常。偶有淋巴细胞增多。有时红细胞总数和血红蛋白减少。

· 血沉加快。

3.临床表现

绝大多数起病隐匿，病程较长。有肩、膝关节肿痛、不适、活动障碍，傍晚或临睡之前症状明显。查体：局部皮肤肿胀，肤色不红。肩、膝关节屈曲、外展、内收或者上抬时受限，局部有轻压痛。

4.影像学特点

（1）X线检查　受损的关节间隙变狭窄或增宽，关节囊内有积液。骨骺板不完整，密度不均匀，且呈溶骨样、虫蚀样破坏，周边有硬化缘。

（2）CT　骨骺破坏与增殖性病理细微的结构改变较X线平片清晰。可见骨骺内有低密度的溶骨样破坏，周边骨骺密度更清晰。

（3）CT　CT引导下骨介入穿刺活检直接在骨骺破坏区内抽取病理组织，明确诊断。

5.诊断与鉴别诊断

①骨肉瘤：多见于青少年。表现为发热，近关节处红肿、疼痛，活动障碍。X线平片及CT示骨骺端软组织肿胀，骨膜反应表现为增生，骨质破坏呈溶骨样。发病部位是干骺端，非骨骺处。必要时可做CT引导下的骨介入穿刺活检。②骨髓炎（硬化型）：骨髓腔内的急、慢性炎症，尤其在慢性骨髓炎中，骨皮质增厚，骨密度升高，骨髓腔闭塞。其鉴别点仍为发病部位。③低毒感染：临床多见一些骨局限性溶骨样破坏，皮质缺损，破坏区内可抽出巧克力样或果酱样稠厚的液体。④骨样骨瘤：骨局部疼痛，傍晚或夜间症状可加重，水杨酸治疗有效。X线平片及CT示骨皮质下有圆形、类圆形的透光区，骨皮质密度增高，内可见瘤巢。⑤骨结核：患者有长期的低热、盗汗，体重不增加，骨关节肿痛，跛行，活动受限。X线平片、CT见邻近关节以下的骨质破坏。结合结核病病史或接触史，或未接种卡介苗，以及PPD试验、C反应蛋白试验、血沉试验等诊断。⑥白血病：患儿有长期的低热，贫血，肝脾肿大，以及淋巴结肿大。X线平片、CT示长骨的干骺端病变。血常规有异常细胞增高。

病例 7

女性，14 岁。右肩肿痛 3 个月，上举困难。CT 图示右肩肱骨头骨骺不完整，密度不均匀，外上有多个灶状的低密度溶骨样破坏。CT 引导下穿刺活检（图 3.4.11）。术后病理证实骨骺炎。诊断：右肱骨骨骺炎。

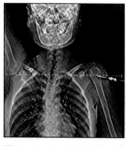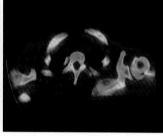

图 3.4.11　CT 引导下穿刺活检：右肩肱骨头骨骺炎不完整，密度不均匀，外上有多个灶状的低密度溶骨样破坏

病例 8

男性，6 岁。左膝关节肿痛 2 月余。术前CT 示左股骨下端的骨骺内有多个溶骨性破坏，内有斑点状密度增高。CT 引导下穿刺活检（图 3.4.12）。术后病理证实骨骺炎。诊断：左股骨下端骨骺炎。

病例 9

男性，12 岁。左侧胫骨前缘疼痛，活动受限 1 周。查体：左侧胫骨前缘压痛明显，局部皮肤略隆起，无红、肿、热（图 3.4.13）。DR 示左胫骨前结节骨骺碎裂征（图 3.4.14）。

诊断：左胫骨前结节骨骺炎。

病例 10

男性，11 岁。左膝疼痛不适 2 月余，下蹲、屈膝明显。查体：左膝关节无红、肿、热、痛，功能活动无障碍。CT 平扫 +MPR+ 三维重建后处理图像示左胫骨前结节骨骺碎裂征（图 3.4.15，图 3.4.16）。诊断：左胫骨结节骨骺炎。

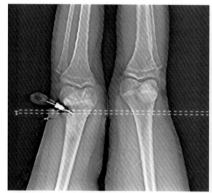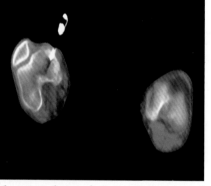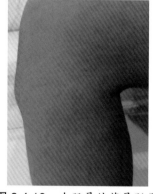

图 3.4.12　CT 引导下穿刺活检：左股骨下端的骨骺内有多个溶骨样破坏，内有斑点状密度增高影

图 3.4.13　左胫骨结节骨骺局部皮肤略隆起

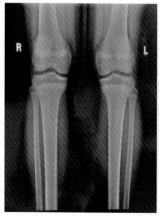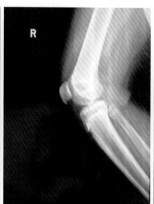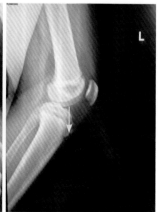

图 3.4.14　DR 示左侧胫骨前缘骨骺碎裂征

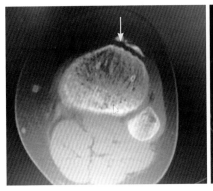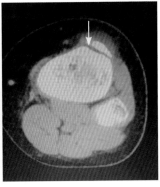

图 3.4.15　CT 图示左胫骨前结节骨骺碎裂征

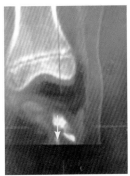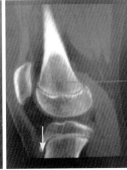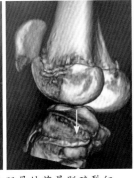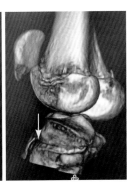

图 3.4.16　MPR 重建图像＋三维重建图像示左胫骨结节骨骺碎裂征

第 5 节　糖尿病合并代谢性骨病、感染

1 型糖尿病（T1DM），是一种代谢紊乱综合征，由于胰岛素绝对缺乏引起的高血糖。2 型糖尿病是以高血糖为特征的代谢性疾病。

1. 发病年龄

1 型糖尿病发病高峰期呈"马鞍形"，第一个高峰期是 4~7 岁；第二个高峰期是 10~14 岁。

2. 临床表现

1 型糖尿病的症状可能突然出现，包括口渴、多尿、遗尿，易饥饿，意识不清、昏迷，消瘦，易怒、易激惹，乏力，视力模糊。

病例 1

男性，17 岁。血糖增高 12 年。3h 前患者进食午餐时泵入赖脯胰岛素 7U，出现意识丧失伴全身大汗、四肢抽搐。急诊入院，即时血糖为 1.0mmo/L，予以 50% 葡萄糖注射液 15s 静脉输注等治疗，10min 后患者苏醒。

查体：神清，消瘦，身高 140cm，体重 31kg，体重指数 15.8kg/m²。心率 144 次 / 分，律齐。

清晨空腹血糖 8.2mmol/L，早餐后 2 小时血糖 14.3mmol/L，午餐前 12.8mmol/L、午餐后 2 小时 12.8mmol/L，晚餐前 18.1mmol/L、晚餐后 2 小时 19.7mmol/L，睡前 22.4mmol/L，次日晨空腹 5.4mmol/L，早餐后 2 小时 7.2mmol/L。结合患者病史、体征及各项检查结果诊断：① 1 型糖尿病；②低血糖性昏迷；③低钾血症；④性发育迟缓。

骨龄测定：指骨远、近关节骺板未完全融合；掌骨、诸腕骨数量和形态正常，月骨掌面缘的粗白线中部延伸形成一个较钝的凸起，不明显；尺骨茎突形态小、密度低，尺桡骨掌面缘的白线与骺软骨板接近，籽骨骨化中心未显示（图 3.5.1）。诊断：骨龄迟滞，符合"12 岁"。

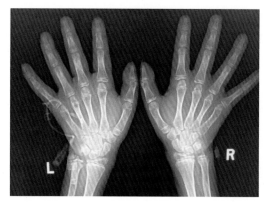

图 3.5.1　DR 示骨龄迟滞

病例 2

　　女性，15 岁。发作性头痛、头晕，间断意识障碍 1 周。随机空腹血糖 23.8mmol/L。腹部 CT 示胆囊呈磁胆，完全高密度钙化；肠系膜上动脉附近淋巴结增大（图 3.5.2）。诊断：1 型糖尿病并酮症酸中毒，高脂血症，胆石症。

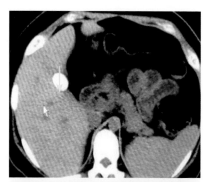

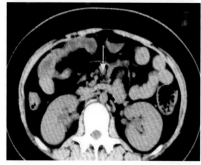

图 3.5.2　CT 图示胆囊完全高密度钙化，肠系膜上动脉附近数个淋巴结增大

一、2 型糖尿病并视网膜病变

病例 3

　　男性，49 岁。多食、多饮、多尿 3 年，失明 2 个月。病初发现易饥饿、多食、消瘦。多次发作性出冷汗、心慌、短暂性神志不清。进

食糖块、主食后，前症自行缓解。多食时曾进餐主食（米饭或馒头）量约 2kg/d。烦渴、多饮，摄入水 8000mL/d。多尿，尤其夜尿频繁，一晚多达 5~8 次。随机血糖 27mmol/L，尿糖（++++）。

　　诊断为 2 型糖尿病，用二甲双胍治疗，日常未监测血糖，未控制饮食。于 2 个月前逐渐出现视物不清，傍晚明显，后完全失明，眼科检查仅有光感。

　　诊断：2 型糖尿病性视网膜病变。

二、糖尿病并肺、肝、肾感染

（一）糖尿病并肺结核

病例 4

　　男性，49 岁。发热、胸闷痛 2 周。患糖病 4 年。查体：皮肤潮湿，呼吸急促，右肺呼吸音低，未闻及干、湿啰音。经抗生素治疗无效。

　　CT 示右肺上叶大片渗出实变，内可见支气管充气征（图 3.5.3~ 图 3.5.5）。诊断：糖尿病并干酪性肺炎。

　　实验室检查：血糖 25mmol/L，血沉增快，OT 试验强阳性。

病例 5

　　女性，51 岁。糖尿病 13 年，多饮、多食、多尿、消瘦，未能严格控制饮食、监控血糖。

　　胸部 DR 示左肺上野、右肺下野可见大片渗出影，边缘模糊（图 3.5.6）。胸部 CT 示左肺上叶尖后段、下叶背段及右肺下叶后基底段有不规则斑片状、团块状实变影，其内可见多发性类圆形、新月形空洞形成，最大者约为 1.8cm×1.7cm；洞壁较厚且不均匀，病变周围可见散在卫星结节、点片状、磨玻璃样影，边缘模糊；右肺下叶可见纤维条索影（图 3.5.7~ 图 3.5.9）。

　　诊断：左肺上叶尖后段、下叶背段及右肺下叶后基底段实变并空洞形成，考虑感染性病变。

　　转归：T 细胞斑点试验（−），抗感染治疗无效。联合诊断为继发性结核病（Ⅲ型），抗结核治疗后 6 个月，肺部渗出、空洞好转。

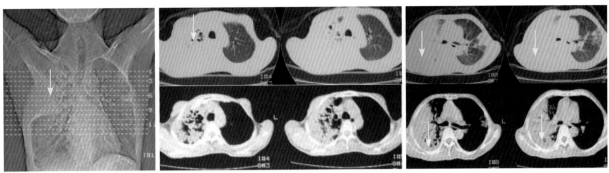

图 3.5.3 CT 图示右肺上叶大片渗出实变，内可见支气管充气征

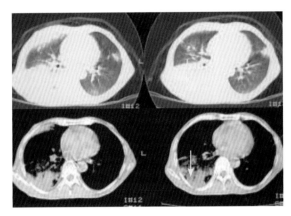

图 3.5.4 CT 图示左肺下舌段、右肺中叶播散病灶渗出实变，内可见支气管充气征

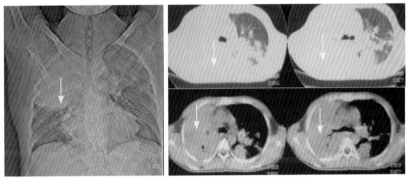

图 3.5.5 治疗后复查 CT 可见右肺上叶病灶及左肺下舌段、右肺中叶播散病灶渗出实变范围增大，内可见支气管充气征

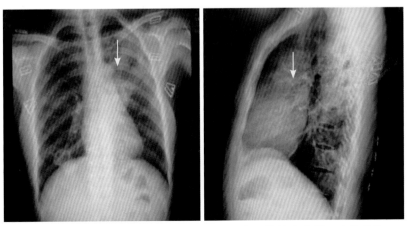

图 3.5.6 DR 示左肺上野、右肺下野可见大片云雾样渗出影，边缘模糊

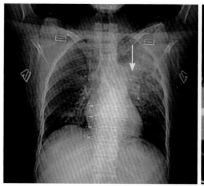
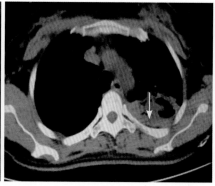
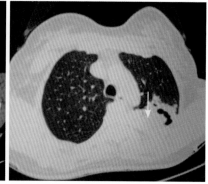

图 3.5.7　CT 图示左肺上野、右肺下野可见大片云雾样渗出影，边缘模糊，其内可见空洞形成

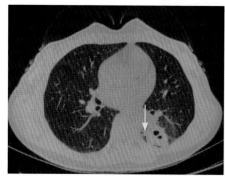
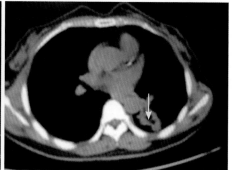

图 3.5.8　CT 图示左肺下叶背段云雾样渗出影，边缘模糊，其内可见空洞形成

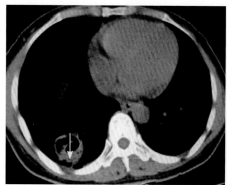
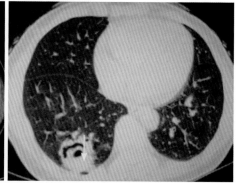

图 3.5.9　CT 图示右肺下叶后基底段云雾样渗出影，其内可见空洞形成，空洞呈"新月征"

（二）糖尿病并肝脓肿

病例 6

女性，52 岁。畏寒、发热 5d。糖尿病 7 年，口服降糖药控制欠佳，2 年前采用餐前胰岛素皮下注射。查体：精神欠佳，咽赤，两肺呼吸音粗，腹平软，肝脏肋下可触及，肝区叩击痛（+）。

实验室检查：总胆红素、直接胆红素、总胆汁酸及谷丙转氨酶、谷草转氨酶均升高。

胸部 CT 示两肺纹理增粗，部分支气管壁增粗，可见"双轨征"；肝顶可见斑片状低密度影，边缘模糊（图 3.5.10）。腹部增强 CT 可见肝脏右叶前段有一肿块影；动脉期肿块呈厚壁强化，内呈轻度强化及低密度坏死灶（图 3.5.11）；静脉期可见厚壁强化减弱，内呈多房性分隔，中央可见更低密度影（图 3.5.12）；延迟期厚壁与多房性分隔强化进一步减弱，内低密度影，变化不明显（图 3.5.13）。

经 B 超引导下穿刺活检，抽取出灰白色黏稠脓液约 30mL。体温逐渐恢复正常。病理符合肝脓肿。

诊断：糖尿病并肝脓肿。

鉴别诊断：①肝癌（肝内原发肿瘤），有乙肝或慢性活动性肝炎、丙肝史。甲胎蛋白增高。CT、B 超显示肝实质内低密度影 / 低回声，CT、B 超增强可见造影剂在动脉期病灶内呈"快进快出"特征。②胆囊癌及消化道肿瘤并肝转移。

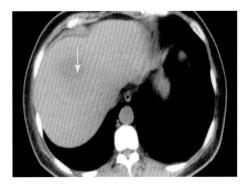

图 3.5.10 CT 图示肝顶斑片状低密度影，边缘模糊

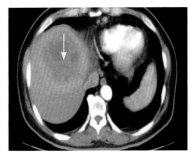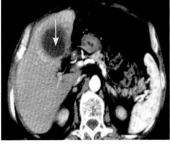

图 3.5.11 CT 平扫 + 增强动脉期可见肝顶部病灶厚壁强化，内呈轻度强化及低密度坏死灶

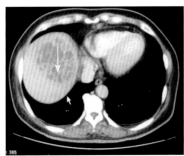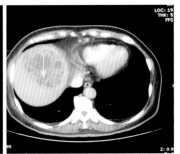

图 3.5.12 CT 平扫 + 增强静脉期可见病灶厚壁强化减弱，病灶内呈多房性分隔，中央可见更低密度影

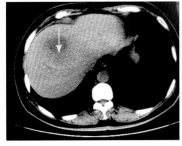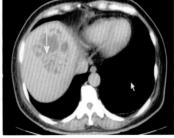

图 3.5.13 CT 平扫 + 增强延迟期可见病灶的厚壁与多房性分隔强化进一步减弱，内低密度影

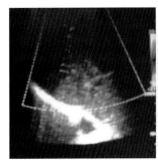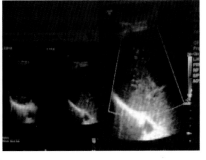

图 3.5.14 B 超引导下肝脓肿腔内穿刺活检

179

（三）糖尿病并肾积脓

糖尿病伴发肾积脓，是一种极为严重的肾化脓性感染，肾组织广泛破坏，肾功能丧失。发病率为 0.001 5%，治愈率近 60%，但复发率较高。

1. 临床表现

持续性或间歇性脓尿。急性发作时有寒战、盗汗、低热、高热、乏力等症状。

2. 实验室检查

• 白细胞升高，C 反应蛋白、超敏反应蛋白（+）。

• 尿常规：大量脓细胞，尿液细菌培养阳性。如有尿路梗阻则培养阴性。

• 膀胱镜检：可见患侧输尿管口有脓液流出。

3. 影像学特点

（1）X 线检查　患侧肾影不清，有时可见结石。静脉肾盂造影，逆行肾盂造影进管有阻力，患侧肾影不清。

（2）CT　肾实质形态较小、模糊，肾盂内为低密度影；增强扫描肾实质无强化或浅淡强化，肾盂、肾盏不显影。

（3）CTU　患侧肾脏、输尿管不显示。

病例 7

女性，68 岁。左下腹隐痛伴排尿不利。糖尿病、高血压 10 年。尿结石，行激光碎石术后 3 年。

CT 平扫 + 增强扫描 +CTU 后处理图像：双侧肾脏位于脊柱两侧，左肾体积明显缩小，肾实质变薄，增强后轻微强化，肾盏、肾盂、输尿管未见正常形态显示，无造影剂分布（图 3.5.15，图 3.5.16）。左肾下极肾盏内可见结石影，左侧肾前筋膜增厚，左肾周及上段输尿管周围脂肪囊模糊、毛糙，左肾肾盏、肾盂、输尿管扩张积水，管壁增厚，最大横径 1.7cm，平 L_4 椎体水平可见点状结石，约 3.4mm，中下段输尿管未见异常。行逆行输尿管插管造影，输入造影剂后左侧输尿管未见显影（图 3.5.17，图 3.5.18）。ECT 检查发现右侧肾功能轻度受损，左肾严重受损，放射性核素排泄受阻。

诊断：糖尿病并左侧脓肾。

鉴别诊断：①肾结核表现为低热、盗汗、

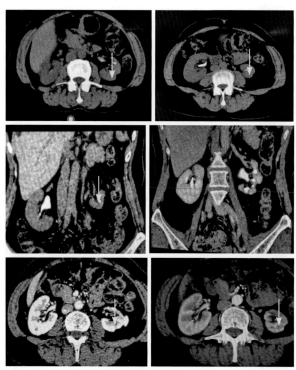

图 3.5.15　CT 平扫 + 增强扫描 +CTU 后处理图像示左肾体积明显缩小，肾实质变薄，增强后轻微强化

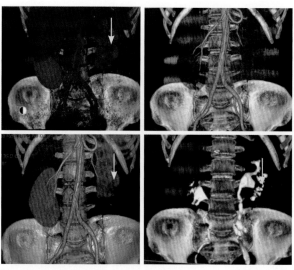

图 3.5.16　CT 平扫 + 增强扫描 +CTU 后处理图像示双侧肾脏位于脊柱两侧，左肾体积明显缩小，肾实质变薄，增强后轻微强化

消瘦、营养不良。血沉增快，C反应蛋白（＋），T细胞斑点试验（＋）。②黄色肉芽肿，有反复尿路感染史，肉眼脓尿，自截肾。病理检查可证实。

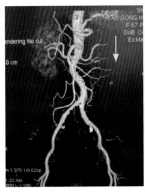
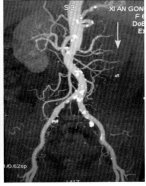

图3.5.17 逆行尿路造影CTA示左侧肾门血管，但肾实质次级血管分布未显示

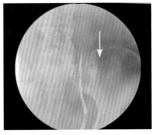
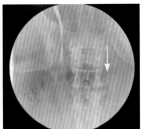

图3.5.18 逆行尿路造影：插管受阻，患侧输尿管上段不显影

（四）糖尿病并发骨关节病

病例8

男性，73岁。胸背疼痛，不能平卧10d。患糖尿病15年，未规律服药，空腹血糖7.8mmol/L，餐后血糖14mmol/L。

X线平片示T_5椎体虫蚀样变。MRI检出T_5椎体信号异常。PET/CT可见两肺下叶纹理增多，左侧叶间裂增厚，未见异常核素浓聚灶；纵隔内结构及放射性核素分布无异常；肝脏形态如常，实质密度均匀性、弥漫性降低，低于同层面脾脏密度，放射性核素分布尚均匀；胆囊术后缺如；脾上极前缘可见一等密度结节影；脊柱序列如常，脊柱侧弯畸形明显；椎体边缘广泛呈唇样改变，下胸段多椎体呈凹凸样变扁，T_5椎体骨密度广泛降低，小梁疏松，无放射性核素异常分布（图3.5.19，图3.5.20）。

诊断：鼻旁窦炎；脂肪肝；胆囊切除术后；副脾；脊柱退行性变；骨质疏松症。

鉴别诊断：①脊柱浆细胞型（骨髓瘤），有长期骨痛病史，多椎体可见溶骨样、穿凿样骨破坏；于骨破坏区骨穿可找到异常浆细胞，且比例大于30%。②骨转移瘤，患者有肿瘤原发灶，如肺癌、乳腺癌等，可见脊柱、肋骨多发溶骨样/成骨样、穿凿样骨破坏区。

病例9

女性，81岁。腰背酸痛20年。患糖尿病21年。DR示脊柱侧弯畸形，所见椎体骨皮质变薄，骨小梁稀疏，骨密度降低；T_3、T_4、T_6、T_8、T_{11}~T_{12}、L_1~L_2椎体楔形变；T_{12}、L_1~L_4椎体内可见不规则高密度影填塞入内（图3.5.21）。

诊断：糖尿病致骨质疏松症并多椎体压缩性骨折，微创术后改变。

病例10

男性，82岁。10年前因腰椎压缩性骨折行微创椎体成形术。2年前胸腰椎体又有压缩性骨折，再行微创椎体成形术。5d前再次出现腰痛，休息无缓解。患糖尿病14年，未能严格控制饮食、监控血糖。

DR示腰椎体轻度侧弯位，T_{12}、L_1、L_3、L_5椎体内高密度骨水泥填塞（图3.5.22）。

诊断：T_{12}、L_1、L_3、L_5椎体微创术后改变。

（五）糖尿病并下肢动脉硬化闭塞症

病例11

男性，91岁。2个月前患足发痒，抓挠后皮肤肿胀伴剧烈疼痛。在当地医院检查，发现左下肢股动脉栓塞。此后左足疼痛逐渐加重，出现足趾发黑。4周前检出左下肢动脉硬化闭塞症、左足趾部分坏疽，行血管球囊扩张术。术后规律服药，前症无改善。现左足第4、第5趾坏疽，皮肤发黑范围加大。

查体：平卧位左下肢踝关节以上皮肤无红肿，左侧腓肠肌无压痛。左足皮肤呈紫红色，左足蹬趾、第2趾、第4趾部分皮肤缺血坏死，小趾完全坏死，呈炭黑色。第4趾及小趾趾间

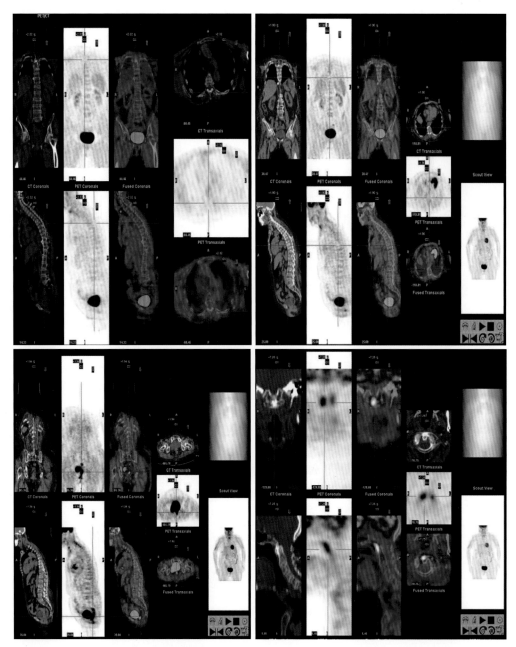

图 3.5.19　PET/CT 示脊柱序列如常，脊柱侧弯畸形明显；椎体边缘广泛呈唇样改变，下胸段多椎体呈凹凸样变扁，T_5 椎体骨密度广泛降低，小梁疏松，无放射性核素异常分布

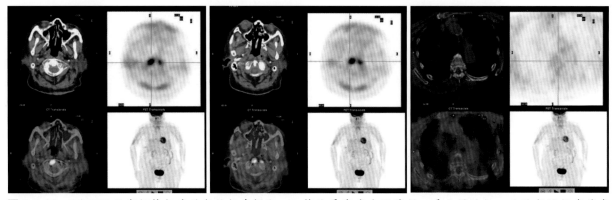

图 3.5.20　PET/CT 示寰枢椎轻度放射性核素摄取，T_5 椎体骨密度广泛降低，骨小梁疏松，无放射性核素异常分布

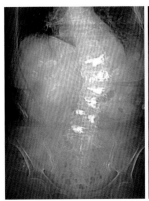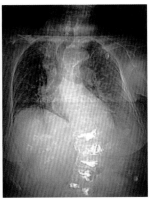

图 3.5.21 术后 DR 示脊柱侧弯畸形，所见椎体骨皮质变薄，骨小梁稀疏，骨密度降低

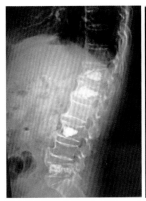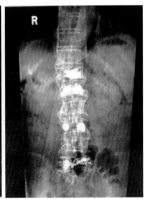

图 3.5.22 术后 DR 示脊柱轻度侧弯畸形

溃疡，皮肤缺损，伴有少量炎性渗出。左足足背动脉未触及。左足及踝关节皮温明显降低。右下肢皮肤正常，右足足背动脉可触及，但搏动较弱。

临床诊断：①高血压病 3 级（很高危）；②糖尿病并左下肢动脉硬化闭塞症，左足趾部分坏疽。

DR 示左足骨结构完整，左足趾骨皮质变薄，骨小梁稀疏，骨密度降低（图 3.5.23）。MRI 示左足距骨、舟骨、跖骨、趾骨骨髓腔内信号欠均匀，可见斑片状长 T2 信号影，边缘模糊；组成各骨关节间隙略变宽，可见积液信号影；左足底及肌肉间隙模糊，左趾长屈肌腱、姆短屈肌腱、姆长屈肌腱、趾长/短伸肌腱、姆长伸肌腱周围可见 T2WI 高信号；左足面、足底软组织间隙内可见条索状长 T1、长 T2 信号影（图 3.5.24，图 3.5.25）。诊断：①左足诸骨骨髓水肿；②左足各关节间隙积液，各肌肉间隙模糊；③趾长屈肌腱、姆短屈肌腱、姆长屈肌腱、趾长/短伸肌腱、姆长伸肌腱腱鞘炎症；④左足周围软组织肿胀。

鉴别诊断：①下肢丹毒，患者下肢皮肤浅表淋巴管感染后出现的局部皮肤红、肿、热、痛表现。患者原有足癣或下肢皮肤抓挠后感染，致病菌为乙型溶血性链球菌。②慢性炎症或寄生虫感染，下肢淋巴回流障碍，淋巴回流受阻，淋巴液在组织间隙积聚所致局部组织纤维增生、脂肪硬化，肢体肿胀、皮肤增厚、色素沉着。

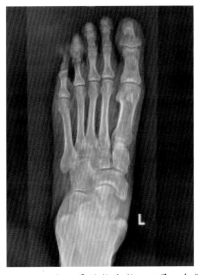

图 3.5.23 DR 示左足骨结构完整，距骨、舟骨、跖骨、趾骨骨皮质变薄，骨密度降低，骨小梁稀疏

（六）糖尿病并胰腺钙化

病例 12

男性，58 岁。9 年前确诊 2 型糖尿病，规律服药，平日未严格控制饮食及运动。近半年无明显诱因出现乏力、视物模糊、左手麻木、无明显原因腰痛、双下肢水肿、夜尿增多等症状。

CT 示胰腺位于腹膜后、腹腔大血管前，胰腺头、颈、体、尾无正常腺体显示，而沿胰腺自然走行位置呈弥漫性、小结节状钙化影（图 3.5.26，图 3.5.27）。诊断：糖尿病并胰腺钙化。

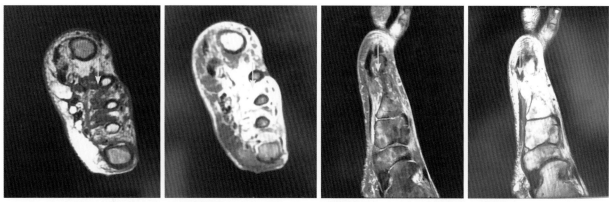

图 3.5.24　MRI 示左足距骨、舟骨、跖骨、趾骨骨髓腔内信号欠均匀，可见斑片状长 T2 信号影，边缘模糊；组成各骨关节间隙略变宽，可见积液信号影

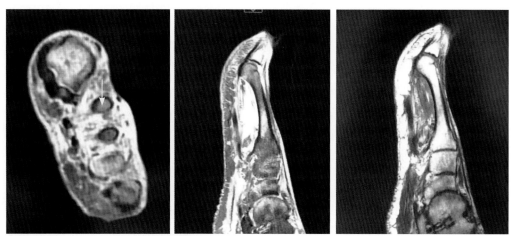

图 3.5.25　MRI 示左足底及肌肉间隙模糊，左趾长屈肌腱，跗短屈肌腱，跗长屈肌腱、趾长 / 短伸肌腱、跗长伸肌腱周围可见 T2WI 高信号；左足面、足底软组织间隙内可见条索状长 T1、长 T2 信号影

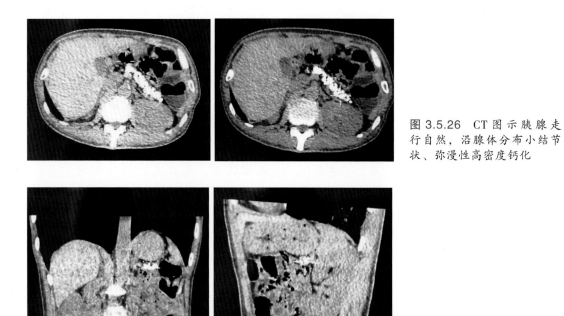

图 3.5.26　CT 图示胰腺走行自然，沿腺体分布小结节状、弥漫性高密度钙化

图 3.5.27　CT 图示沿腺体分布小结节状高密度钙化

第6节 其他软组织感染

一、颈深部脓肿

病例 1

男性，28 岁。发热 1d，左颈根部疼痛 10d。左侧胸锁乳突肌下方压痛明显。

血常规：白细胞 13.77×10^9/L，中性粒细胞 71.7%，血沉 68.2mm/h。血培养：左颈深部脓肿抽取液细菌培养，细菌培养结果为金黄色葡萄球菌。

DR 示颈椎序列正常，生理曲度略变直，椎体及间隙未见异常。CT 可见两肺野纹理增粗，双肺尖未见结核感染灶（图 3.6.1）。颈部 CT 示左侧甲状腺前外缘有一低密度影挤压，边界尚清，密度均匀（图 3.6.2，图 3.6.3）。MRI 示左颈部深筋膜间隙、甲状腺左叶旁可见有一病灶，其大小约为 4.7cm×2.2cm×2.3cm，呈椭圆形的长 T1、混杂 T2 信号影，边界清楚，信号不均匀，并向下蔓延；甲状腺左叶受压、变形，气管轻度右移；左深筋膜间隙、左颈肩部及左前胸壁软组织肿胀，肌间隙显示不清，呈斑片状、条索状长 T1、长 T2 水肿信号，边缘模糊，病变范围累及左侧臂丛神经（图 3.6.4，图 3.6.5）。颈部 B 超引导下穿刺引流术后复查 CT：穿刺引流管置入脓腔内，未见移位、滑脱，脓腔较前次检查范围缩小（图 3.6.6，图 3.6.7）。

B 超引导下穿刺引流术后 5d，患者左前胸疼痛消失，又行颈部 CT 复查。CT 示甲状腺左缘脓腔范围缩小，其旁左侧胸锁乳突肌肌腹内可见轻度肿胀，有小气泡影，肿块挤压气管、甲状腺移位略有好转。

诊断：左颈深部金黄色葡萄球菌感染脓肿。

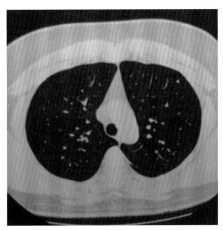

图 3.6.1 胸部 CT 示双侧肺尖未见活动性病变

二、颈椎前筋膜间隙积液

病例 2

男性，73 岁。吞咽不适、颈部疼痛、活动受限 2 周，症状逐渐加重 3d。MRI 示颈椎生理曲度存在，序列整齐，椎缘变尖，骨质增生；多椎间隙 T2 异常信号，T1WI/T2WI 序列呈高信号，STIR 序列呈等信号，部分椎间隙变窄；$C_3 \sim C_7$ 椎间盘向后突出，并压迫硬膜囊；$C_4 \sim C_6$ 椎体水平前筋膜内可见细带状长 T1、长 T2 信号，边缘清晰（图 3.6.8，图 3.6.9）。

诊断：① 椎体前筋膜内少量积液；② $C_3 \sim C_7$ 椎间盘突出；③ $C_3 \sim C_7$ 椎体终板炎（Ⅱ型）。

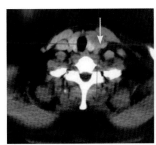
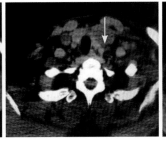
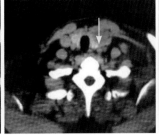
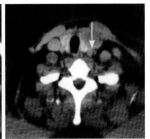

图 3.6.2 CT 示左侧甲状腺前外缘受压

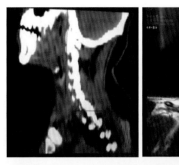
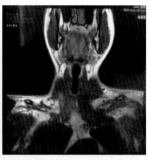

图 3.6.3　MPR 重建图像显示左侧甲状腺前外缘受压

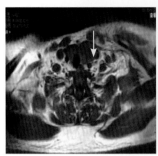
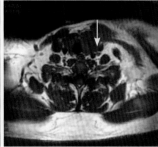
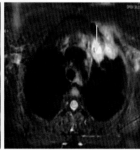
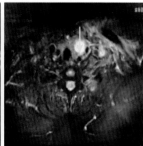

图 3.6.4　MRI 示左侧甲状腺外缘受压，T1WI 低信号，T2WI 信号增高，周边模糊

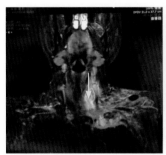
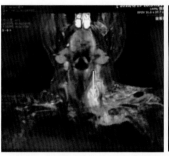
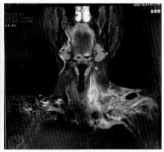

图 3.6.5　MRI 示左侧甲状腺外缘受压，FLIVR 序列呈稍高信号，周围弥漫性水肿信号增高

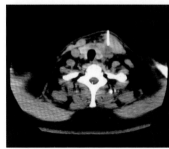
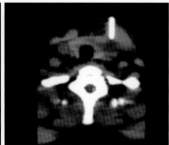
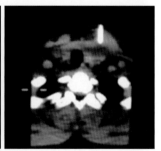

图 3.6.6　复查 CT 示脓腔较前次检查范围缩小

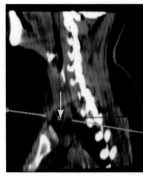
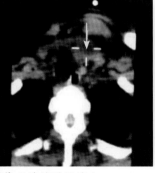
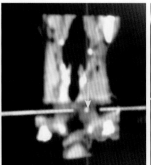
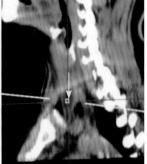

图 3.6.7　CT 多方位重建图像示脓腔明显缩小

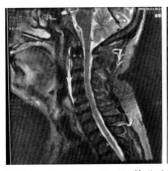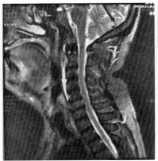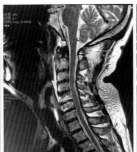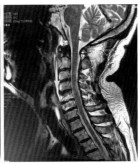

图 3.6.8 MRI 示 C$_4$~C$_6$ 椎体水平前筋膜内可见细带状 T2WI 高信号，边缘清晰

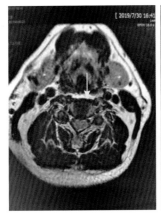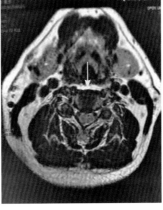

图 3.6.9 轴位 MRI 示 C$_4$~C$_6$ 椎体水平前筋膜内仍见细带状长 T1、长 T2 信号，边缘清晰

三、乳腺脓肿

（一）哺乳期急性乳腺炎

病例 3

女性，26 岁。哺乳期，被婴儿咬破左侧乳头后左乳肿胀、疼痛 5d。服药后左乳仍疼痛。左乳内可扪及 5.0cm×5.0cm 大小的肿块，压痛明显。

CT 示胸廓对称，左乳形态饱满，密度欠均匀，内见多个低密度囊性灶影（图 3.6.10）。肺窗示双肺纹理清晰，走行自然，肺野透光度良好，双肺未见异常实变影，双肺门不大。纵隔窗示纵隔无偏移，心影及大血管形态正常，纵隔内未见肿块及肿大淋巴结。无胸腔积液及胸膜肥厚。

诊断：左乳异常改变，考虑左侧急性乳腺炎。

（二）男性急性乳腺炎

病例 4

男性，64 岁。右乳红肿、疼痛，局部皮肤无破溃，乳头无分泌物。彩超提示右乳房内囊性占位，考虑乳腺脓肿。治疗后疼痛缓解，红肿消退不明显。

CT 示胸廓增宽，两肺纹理增粗、增多，走行紊乱，部分支气管壁增厚，左肺下叶、右肺中叶点片状高密度影，散在可见薄壁透光影，透光度增加；主动脉、冠状动脉壁钙化；右侧乳房腺体体积较对侧增大，内有低密度斑点影（图 3.6.11）。

诊断：①右侧乳腺炎；②支气管炎、肺气肿、肺大疱；③主动脉、冠状动脉壁钙化。

四、脐尿管囊肿

脐尿管囊肿，位于脐下正中腹壁深处，介于腹横筋膜与腹膜之间的管腔，其两端闭合，中间管腔未闭合，其内上皮分泌物填充。

病例 5

男性，24 岁。脐周疼痛 2 个月，腹痛不适 4d，加重 2h。查体：脐部少许分泌物，无臭味。脐周皮肤无红肿，压痛（+），直径大小约为

187

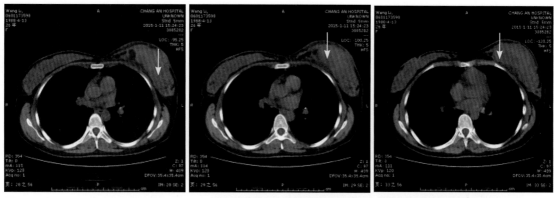

图 3.6.10 CT 图示双侧乳房不对称，左乳形态饱满，密度欠均匀，内见多个低密度囊性灶影

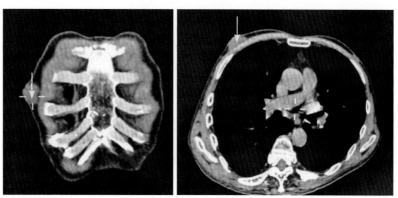

图 3.6.11 MPR 重建图像示双侧乳房不对称，右侧乳房腺体体积较左侧明显增大，内有低密度斑点影

2cm，无波动感。

CT 可见中腹部腹直肌间皮下软组织肿胀，密度不均匀增高，范围约为 2.3cm×1.6cm×3.5cm，似与腹腔内肠管相连，并可见斑片状气体密度影（图 3.6.12）。CT 重建图像可见腹部脐窝内有小片状等密度影，周边模糊不清；脐尿管囊肿与膀胱底前上壁间有一等密度细管相连（图 3.6.13）。

术中可见脐尿管与脐部相接的近端膨大、扩张明显，远端有一纤细的肌性组织与膀胱底相连。切除与膀胱底相连的脐尿管囊肿及远端纤细的肌性组织。术后病检可见脐尿管管壁有炎症细胞浸润，管腔内有分泌物（图 3.6.14）。

最后诊断：脐尿管囊肿继发性感染。

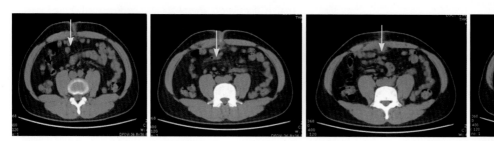

图 3.6.12 CT 示中腹部腹横筋膜与腹膜之间皮下软组织肿胀，密度不均匀增高，似与腹腔内肠管相连，仍见斑片状气体密度影

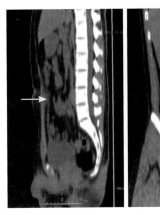
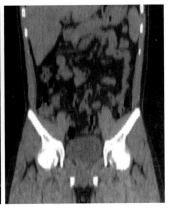

图 3.6.13 CT 重建图像示中腹部腹横筋膜与腹膜之间皮下软组织肿胀，密度不均匀增高

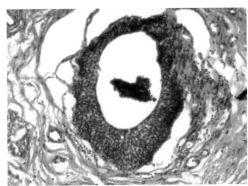
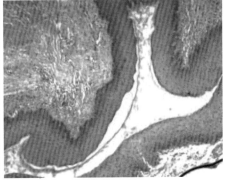

图 3.6.14 镜下（×50）：HE 染色，可见脐尿管管壁有炎症细胞浸润，管腔内有分泌物

五、粟粒型结核并脐疝、脐炎

病例 6

男性，19 岁。低热、食欲不佳、多汗、乏力伴脐周红肿、隆起、不适月余。查体：精神欠佳，消瘦、贫血貌。脐周缘充血隆起、呈淡红色肿胀，脐部高出皮面约 2cm，顶端局部皮肤有黄白色结节；沿腹白线两侧可及皮下有一囊性腹块，质软，有波动感，横径约为 5cm（图 3.6.15）。

CT 示右肾实质内可见多发类圆形低密度影，最大直径约为 1.2cm；左肾盂内可见斑点状高密度影，双侧肾盂、输尿管未见明显扩张；脐部可见囊性肿物突出前腹壁，突口约 1cm，呈"葫芦状"，突出物大小约为 3.5cm×4.0cm，密度均匀（图 3.6.16~ 图 3.6.18）。沿前下腹壁的腹膜腔见"腊肠状"扩张管腔，宽约 3cm，长约 13.5cm，囊壁清楚，密度均匀，且有细分隔，管腔直达膀胱顶部与浆膜层相连，但无贯通。

MRI 可见右额叶深部局灶性 T1WI 低至等信号，T2WI 高信号，T2-FLAIR 局灶性高信号，灶周缘水肿带（图 3.6.19~ 图 3.6.23）。

结核感染 T 细胞检测检验：结核感染 T 细胞抗原 A/B 均升高。

最后诊断：急性血型播散性结核（2 型结核病）并结核性脑膜炎、结核性胸膜炎、结核性腹膜炎、肠结核、肾结核；结核性脐尿管区囊性扩张伴脐疝形成。

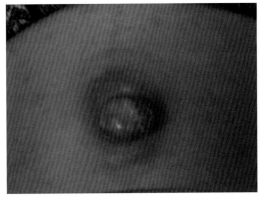

图 3.6.15 脐周缘充血隆起，呈淡红色肿胀，顶端局部皮肤有黄白色结节

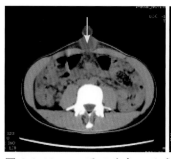
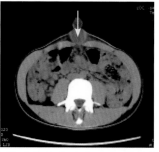

图 3.6.16　CT 图示脐部可见囊性肿物突出前腹壁，呈"葫芦状"，密度均匀

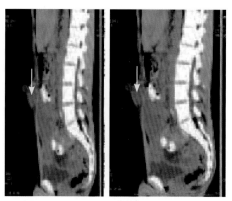

图 3.6.17　CT 重建图像可见脐部有囊性肿物突出前腹壁，沿前下腹壁的腹膜腔见"腊肠状"扩张管腔

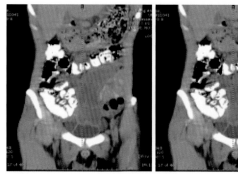

图 3.6.18　CT 重建图像（冠状位）显示腹腔内、肠系膜间隙、盆腔被低密度积液影填塞

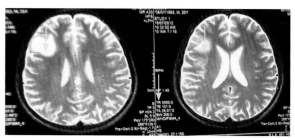

图 3.6.19　MRI 示右额叶深部局灶性 T2WI 高信号

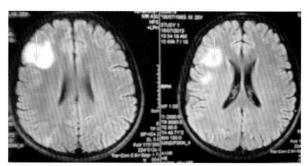

图 3.6.20　MRI 示右额叶深部 FLAIR 局灶性高信号

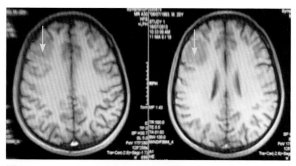

图 3.6.21　MRI 示右额叶深部局灶性 T1WI 低至等信号

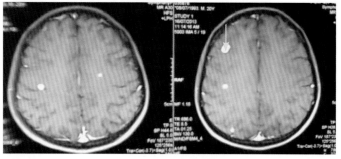

图 3.6.22　MRI 示右额叶、顶叶深部散在点状高信号，灶周缘水肿带

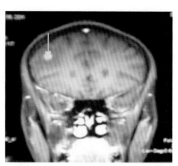

图 3.6.23　MRI 示右额叶深部 T2WI 散在点状高信号，灶周缘水肿带

六、腹腔及腹膜后结核性淋巴结炎

腹腔及腹膜后淋巴结结核，是指发生于腹膜后、第二肝门、胰腺头颈部后方的淋巴结结核病。单纯腹腔淋巴结结核较少见，易误诊为恶性肿瘤，国内文献报道较少。其影像表现比较独特。由于淋巴结核起病隐匿，临床表现多为慢性腹痛、腰背部不适伴中上腹隐痛、腹胀、消化不良、消瘦等。

病例 7

女性，58 岁。右背部不适 10 余年，进食高脂肪餐后腹泻。偶尔咳嗽、痰中带血丝，恶心、呕吐。1 周前因腹部疼痛、腹胀行 CT，发现肝门区有结节影。

PET/CT 可见胰头体积不规则增大，胰头部可见一大小约为 2.3cm×1.3cm×2.0cm 的团块状软组织块影，向前呈膨胀性生长，边缘光整，密度均匀，边界清楚，放射性核素浓聚，核素分布均匀；小网膜囊、第一肝门、胰头背侧、腹腔干旁、腔静脉后、主肺动脉窗、隆突下及右侧肺门可见多发大小不等的肿大淋巴结影，第一肝门、胰头背侧淋巴结部分融合呈团，放射性核素浓聚；肝内外胆管、胰管未见明显扩

张梗阻征象（图 3.6.24~ 图 3.6.27）。

术后病理：呈干酪样坏死。镜检可见朗格汉斯细胞，周围有淋巴细胞、上皮样细胞及少量成纤维细胞包绕。

最后诊断：腹膜后淋巴结核。

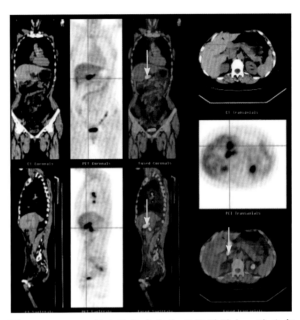

图 3.6.24 PET/CT 示胰头体积不规则增大，胰头部有团块状软组织块影，向前呈膨胀性生长，密度均匀，呈放射性核素浓聚（SUV 值：8.4~9.7），核素分布均匀；小网膜囊、第一肝门、胰头背侧淋巴结部分融合呈团，放射性核素浓聚（SUV 值：8.4~9.4）

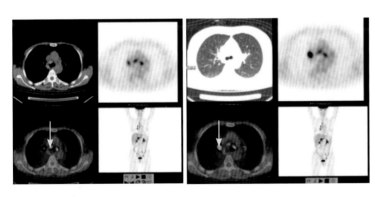

图 3.6.25 PET/CT 示右肺门、纵隔内多个增大的淋巴结，放射性核素浓聚

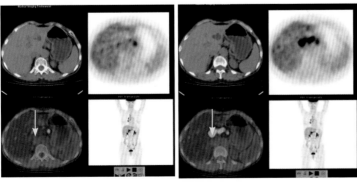

图 3.6.26 PET/CT 示胰头体积不规则增大，胰头部、小网膜囊、第一肝门、胰头周围多发肿大淋巴结可见团块状软组织块影，向前呈膨胀性生长，密度均匀，边界清楚，放射性核素浓聚

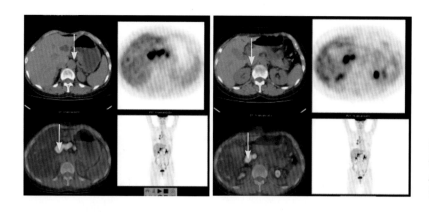

图 3.6.27　PET/CT 显示胰头体积不规则增大，胰头部、小网膜囊、胰头后方多发肿大淋巴结，放射性核素浓聚

七、结核性腹膜炎后腹腔、腹膜后淋巴结钙化

病例 8

男性，42 岁。曾患结核性腹膜炎，经治疗好转。

PET/CT 示胸廓骨性结构对称；各级支气管含气通畅，右肺下叶后壁胸膜尖幕状隆起，无放射性核素异常分布；余肺野内清晰，未见异常核素浓聚灶；血管前间隙于右头臂干、腔静脉后、右肺门淋巴结钙化，放射性核素分布

无异常（图 3.6.28~ 图 3.6.30）；左室心肌未显影。肝脏形态如常，肝实质密度弥漫性降低，右叶上段可见点状钙化灶，放射性核素分布尚均匀；胆囊不大，腔内未见异常；胰腺正常，实质内未见异常密度影，胰周间隙清晰，无放射性核素异常分布；脾脏约占 6 个肋单元，实质内未见异常，无放射性核素异常分布；腹腔、盆腔内散在结节样钙化，无放射性核素异常分布；胃充盈良好，胃壁光滑，胃肠道内未见放射性核素异常浓聚。

诊断：胸部、腹部结核淋巴结钙化。

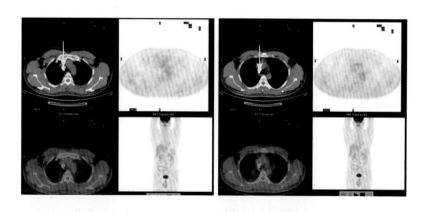

图 3.6.28　PET/CT 示纵隔内腔静脉后方增大钙化的淋巴结，无放射性核素摄取

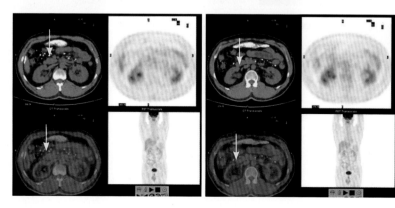

图 3.6.29　PET/CT 示肠系膜间隙、腹膜后增大钙化的淋巴结，无放射性核素摄取

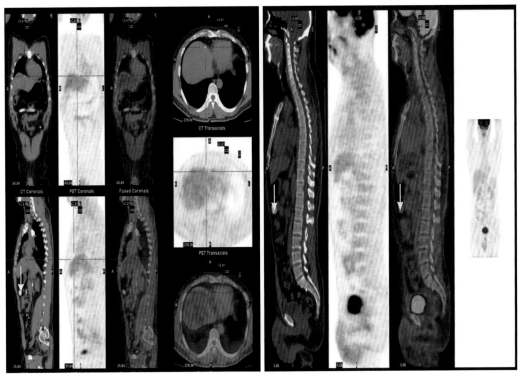

图 3.6.30　PET/CT 示肠系膜间隙增大钙化的淋巴结，无放射性核素摄取

八、炎性肌纤维母细胞瘤

炎性肌成纤维细胞瘤，为肺内、纵隔内罕见的介于良恶性间的低度恶性肿瘤，是一种少见的独特的间叶性肿瘤。Brunn 首次描述本病，称为"炎性假瘤"，肿瘤起源于胸膜的脏层、壁层、叶间胸膜壁层或肺组织。一般无明显临床症状，当肿瘤增大，波及胸膜壁层内神经小体时，可有胸壁疼痛感。

病理学上为低度恶性或交界性肿瘤。肉眼所见：肺内肿块有浅分叶，呈球形、椭圆形肿块，质地较硬。瘤体剖面呈灰白色，有包膜或包膜不完整，因其所含成分不同而异。含肌成纤维细胞、胶原纤维多，质地较硬；含黏液性纤维血管、各种血细胞、组织细胞，质地较软。镜下：分布大量浆细胞、淋巴细胞、嗜酸性粒细胞及少量中性粒细胞、泡沫样组织细胞，成纤维细胞样梭形细胞增生。

影像学表现为侵袭性占位性病变，肿块为实质性，周边可见毛刺征。较大的肿块呈浸润性生长，局部复发也可伴随淋巴结增生，少数可见到局部复发浸润性生长。

病例 9

男性，65 岁。发作性胸部隐痛 5 月余，无发热、咳嗽、咯痰。

CT 示胸廓骨性结构对称；各级支气管含气通畅，右肺中叶外侧段可见一球形高密度影，大小为 2.2cm×2..3cm×2.2cm，边缘模糊，密度不均，CT 值为 19~33HU，周围肺纹理紊乱；腔静脉后双侧肺门淋巴结增大（图 3.6.31，图 3.6.32）。在 CT 引导下穿刺活检，术后病理证实炎性肌成纤维细胞瘤。

病例 10

女性，26 岁。体检时拍胸部 X 线片发现右肺内基底段有一实质性肿块影，外缘清晰光滑，内缘与心后缘分辨不清。随即行胸部 CT，纵隔窗可见位于右肺内基底段有一实质性肿块影，呈等密度软组织肿块影，境界清楚，呈浅分叶，CT 值为 39~61HU。为明确诊断在 CT 引导下穿刺活检（图 3.6.33）。术后病理：后纵隔炎性肌成纤维细胞瘤（图 3.6.34）。

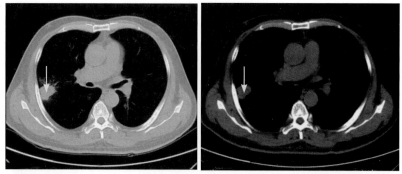

图 3.6.31　CT 示右肺中叶外侧段有一球形高密度影，边缘模糊，密度不均，周围肺纹理紊乱

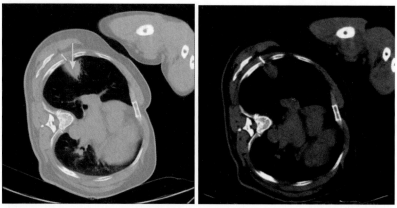

图 3.6.32　CT 引导下穿刺活检

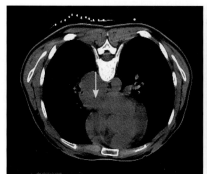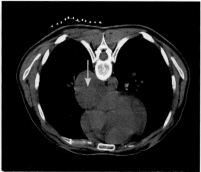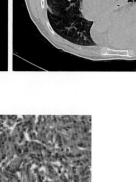

图 3.6.33　CT 引导下穿刺活检

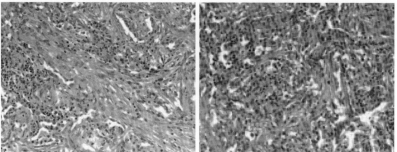

图 3.6.34　病理镜检（×100）：瘤组织内大量纤维细胞增生和炎症细胞浸润，尤以淋巴细胞、浆细胞为著，还可见黏液变性、纤维化、透明变性，含铁血黄素沉着，肥大细胞浸润等

病例 11

男性，43岁。因声音嘶哑3个月行CT检查，发现前纵隔占位，不能明确性质。开胸探查发现左前纵隔内肿瘤包绕主动脉弓，弥漫性侵入大血管间隙，难以剥离。取小块病理活检，诊断为左前纵隔炎性肌成纤维细胞瘤（低度恶性）。术后行放疗33次，剂量不详。目前声音嘶哑恢复较好，无明显不适。

术后复查：一般情况好，左胸乳头下手术切口瘢痕约30cm，已愈合。CT示胸廓对称，肋骨骨性结构不完整，左侧胸壁软组织结构紊乱；肺窗示左侧上叶上舌段可见小片状纹理模糊，余肺纹理清晰，走行自然，肺野透光度良好；

纵隔窗示纵隔无偏移，左前纵隔增宽，可见大小约为 4.2cm×2.6cm×2.3cm 的软组织块影，其内呈不均匀低密度影，CT值为27~70HU，未见明显异常强化，心影及大血管形态正常，纵隔内未见肿大淋巴结（图 3.6.35~ 图 3.6.37）。无胸腔积液，双侧胸膜肥厚，左侧明显。

九、中枢神经细胞瘤

中枢神经细胞瘤，是指颅内脑室外中枢神经肿瘤。本病罕见，其具有脑室内中枢神经细胞瘤免疫组化和组织结构相似特点：神经节细胞分化，散在神经纤维网分隔，细胞增殖率低。

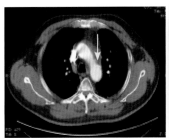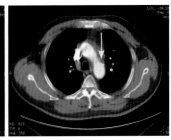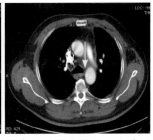

图 3.6.35　增强 CT 动脉期可见左侧胸壁软组织结构紊乱；纵隔窗示纵隔无偏移，左前纵隔增宽，可见软组织块影，其内呈不均匀低密度影

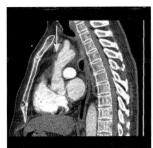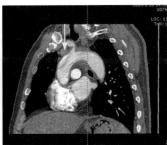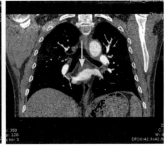

图 3.6.36　增强 CT 静脉期 +MPR 重建图像示左前纵隔增宽，可见软组织块影，其内有不均匀低密度影

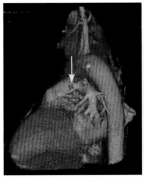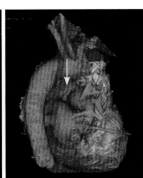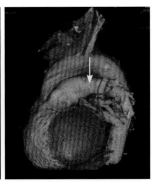

图 3.6.37　CT 增强 + 三维重建图像显示左前纵隔增宽，可见软组织块影，其内呈不均匀低密度影

病例 12

男性，29岁。因头痛、头晕、颈部强直行头颅CT、MRI检查，发现颅内占位性质待查，手术后病理证实脑室外中枢神经细胞瘤。

术前头颅CT平扫＋增强示双侧侧脑室间有混杂密度影，挤压脑室、胼胝体及左侧大脑半球脑实质，灶周呈低密度晕轮征；瘤灶轻度强化，瘤区内血管强化明显（图3.6.38，图3.6.39）。头颅MRI平扫＋增强T2WI瘤灶呈等至稍高混杂信号，瘤区内信号不均；FLAIR瘤灶内呈等至稍高混杂信号，瘤区内信号不均；肿瘤旁血管挤压（图3.6.40～图3.6.42）。MRI增强扫描可见瘤区内轻度强化，瘤区内、外血管强化明显（图3.6.43）。

术后5年复查头颅MRI：双侧侧脑室前角、胼胝体膝部、左侧额叶深部呈长T1、长T2信号影，边缘清楚，信号均匀（图3.6.44）。

鉴别诊断：①低级别星形细胞瘤，多见于儿童，肿瘤位于小脑半球。②少突胶质瘤，好发于大脑半球皮层区，结节状、爆米花样或粗大钙化，瘤内血管流空或出血较常见，增强呈轻至中度强化。③脑实质室管膜瘤，易囊变，可见钙化、出血，实性部分有明显强化。④血管母细胞瘤，多见于幕下，大囊小结节，增强

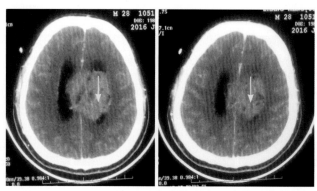

图3.6.38 术前头颅CT平扫显示双侧侧脑室间有混杂密度影，挤压脑室、胼胝体及左侧大脑半球脑实质，灶周呈低密度晕轮征

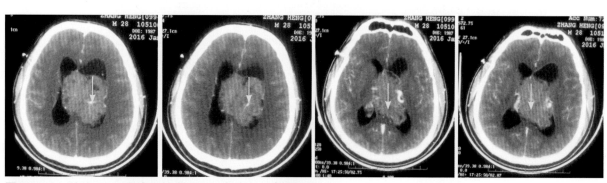

图3.6.39 增强CT可见瘤灶轻度强化，瘤区内血管强化明显

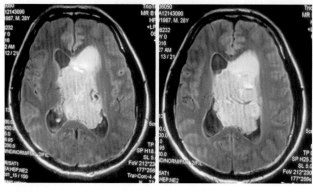

图3.6.40 术前MRI T2WI示瘤灶呈等至稍高混杂信号，瘤区内信号不均

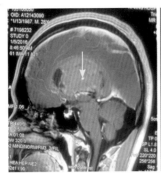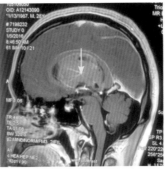

图 3.6.41　术前 MRI FLAIR 示瘤灶内呈等至稍高混杂信号区，瘤区内信号不均

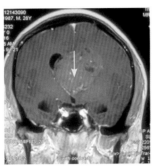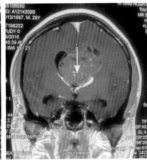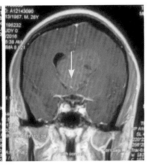

图 3.6.42　术前冠状位 MRI FLAIR 示肿瘤旁血管挤压，瘤灶内呈等至稍高混杂信号，瘤区内信号不均

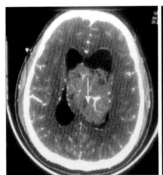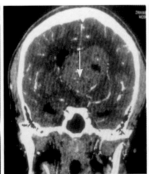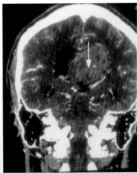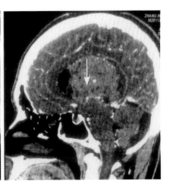

图 3.6.43　术前增强 MRI 可见瘤区内轻度强化，瘤区内、外血管强化明显

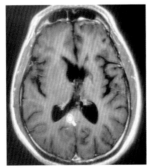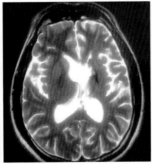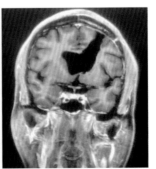

图 3.6.44　术后 MRI 可见双侧侧脑室前角、胼胝体膝部、左侧额叶深部呈长 T1、长 T2 信号影，边缘清楚，信号均匀

扫描可见壁结节明显强化，囊壁不强化。光镜下肿瘤细胞围绕血管生长，形成乳头状或菊花样结构，乳头中央血管透明变性，部分瘤区细胞弥漫性片状分布，并见神经纤维网，瘤细胞大小一致，核圆形，未见明显核分裂象及坏死。

197

十、隐球菌感染所致颅内、肺内多发性脓肿

病例 13

男性，41岁。体检发现右肺上叶有一肿块，抗感染治疗后肿块缩小。此后又出现咳嗽，咯痰，痰中带血，少量咯血。复查胸部CT示右肺上叶实质性肿块影，边缘不光整，周边有细毛刺，与侧壁胸膜相连，且病灶范围增大（图3.6.45）。术前PET/CT示右肺上叶实质性肿块影，有放射性核素浓聚（图3.6.46）。术后病理证实右肺上叶隐球菌肉芽肿。

术后第2年，间断出现右侧偏头痛伴恶心。头颅MRI可见右侧颞叶深部有一T1WI/T2WI混杂信号肿块影，周边低信号水肿带；FLAIR序列呈高信号，右侧侧脑室、中线结构受压轻度移位（图3.6.47，图3.6.48）。右颞部大片水肿，其内可见类圆形异常信号；DWI示病灶弥散受限，周围组织受压，右侧侧裂池变窄消失，右侧侧脑室体部变窄（图3.6.49）。增强MRI可见肿块呈"花结状"强化，周边壁明显

强化，壁薄厚不均，内似有壁结节（图3.6.50，图3.6.51）。MRA可见右侧大脑中动脉被推挤、抬高、移位（图3.6.52）。

诊断：①右颞及左顶叶占位性病变；②鼻旁窦炎。

抗隐球菌治疗4年，复查MRI头颅平扫＋增强显示术区残腔及软化灶形成，局部无脑沟回强化（图3.6.53）。

诊断：脑隐球菌感染后术区残腔及软化灶形成。

十一、右锁骨骨折颈动脉闭锁致急性脑梗死

病例 14

男性，26岁。车门挤压伤后右胸部、肩部疼痛。查体：胸部无畸形，胸部挤压试验阳性，右侧第2~4肋骨压痛，局部淤青，双肺呼吸音清，未闻及干、湿啰音。脊柱及四肢无畸形，右肩胛骨压痛，活动受限，肌力、肌张力正常。

CT平扫及三维重建示颈椎生理曲度正常，

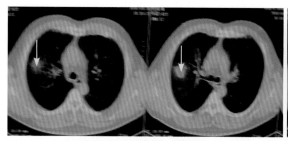
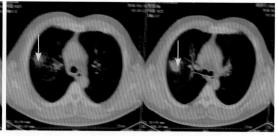

图3.6.45 术前胸部CT示右肺上叶有一肿块影，部分边缘清楚，可见细毛刺，与外侧壁胸膜相连

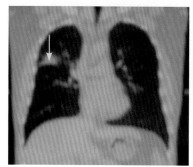

图3.6.46 术前胸部CT重建图像示右肺上叶肿块部分边缘清楚，可见细毛刺，与外侧壁胸膜相连

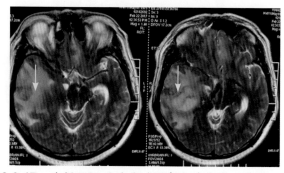

图3.6.47 头颅MRI示右颞叶深部大片水肿，其内可见团块形混杂信号，边缘模糊，大小约5.2cm×3.7cm×4.6cm，内可见囊状长T1、长T2信号影，T2WI-FLAIR呈低信号；周围颞叶可见指状明显长T1、长T2信号影

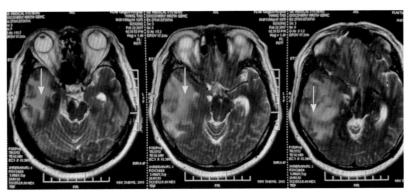

图 3.6.48　头颅 MRI 示右颞部大片水肿，其内可见类圆形异常信号

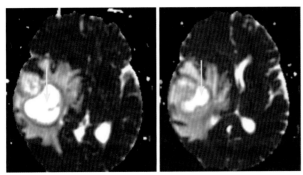

图 3.6.49　头颅 MRI DWI 显示病灶弥散受限，周围组织受压显示右侧侧裂池变窄消失，右侧侧脑室体部变窄

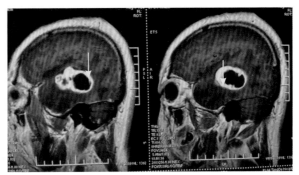

图 3.6.50　头颅 MRI 增强扫描显示病灶呈花结状强化，周边壁明显强化，壁薄厚不均

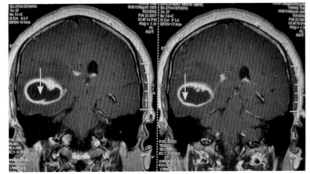

图 3.6.51　头颅 MRI 增强扫描显示病灶周边壁明显强化，其内可见壁结节强化

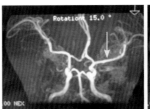

图 3.6.52　头颅 MRA 显示右侧大脑中动脉被推挤、抬高、移位

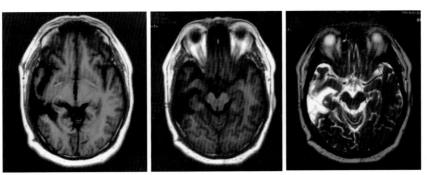

图 3.6.53　复查 MRI 平扫 + 增强可见术区残腔及软化灶形成，软化灶邻近脑膜略有强化

$C_6\sim T_2$ 棘突骨皮质不连续，断端轻度移位，余椎体形态及密度未见异常，椎间隙大小正常。左侧第 1、第 2 肋骨皮质不连续，未见明显错位征象。胸部 CT 示 $C_7\sim T_2$ 椎体棘突及左侧第 1、第 2 肋骨质断裂影，骨皮质不连续，部分断端轻度移位；左侧前上胸壁皮下软组织内可见点状气体影；肺窗示右肺尖纵隔旁见多个结节影，边缘清楚；左侧胸腔内可见斑片状气体影，余双肺纹理清晰，走行自然；纵隔窗示纵隔无偏移，心影及大血管形态正常，右侧锁骨窝内见不规则软组织密度影，边缘不清（图 3.6.54）。骨窗 + 三维重建示 $C_7\sim T_2$ 椎体棘突及左侧第 1、第 2 肋可见骨质断裂影，部分断端轻度移位（图 3.6.55）。头颅 CT 未见异常（图 3.6.56）。

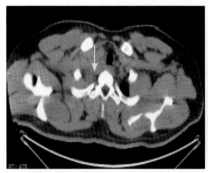 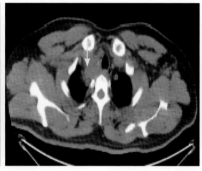 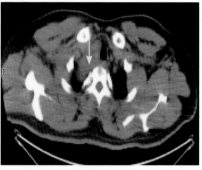

图 3.6.54 胸部 CT 示左侧前上胸壁皮下软组织内可见点状气体影；右锁骨窝内血肿

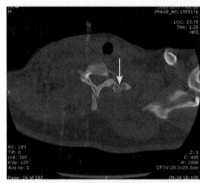 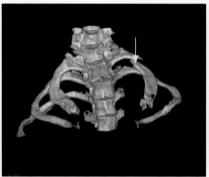 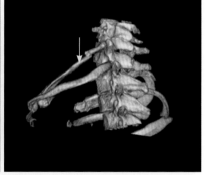

图 3.6.55 胸部 CT 骨窗 + 三维重建示 $C_7\sim T_2$ 椎体棘突及左侧第 1、第 2 肋骨断裂影，部分断端轻度移位

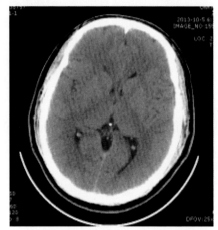

图 3.6.56 头颅 CT 示双侧大脑半球对称，灰白质对比正常，未见局灶性密度异常，各脑室、脑池大小形态正常，中线结构居中，幕下小脑、脑干无异常。骨窗示颅骨未见明显骨折

病程中出现头晕、头痛，急查头颅 CT 示双侧大脑半球对称，右侧额叶、颞叶、侧脑室体旁可见大片状低密度影，边界模糊（图 3.6.57）。胸部 CT 示胸廓对称，$C_7\sim T_2$ 椎体棘突及左侧第 1、第 2 肋可见骨断裂影，骨皮质不连续，部分断端轻度移位；肺窗示双肺纹理增多、紊乱，肺野透光度良好；纵隔窗示纵隔无偏移，右肺尖纵隔旁可见结节状软组织密度影。双侧胸腔背侧胸壁可见少许水样密度影；双侧胸膜增厚（图 3.6.58）。颅脑 MRA 示脑底动脉环不完整，右侧颈内动脉未明确显影，双侧大脑中动脉、左颈内动脉、大脑前动脉及大脑后动脉及其分支走行正常，无明显局灶性增粗或变细（图 3.6.59）。

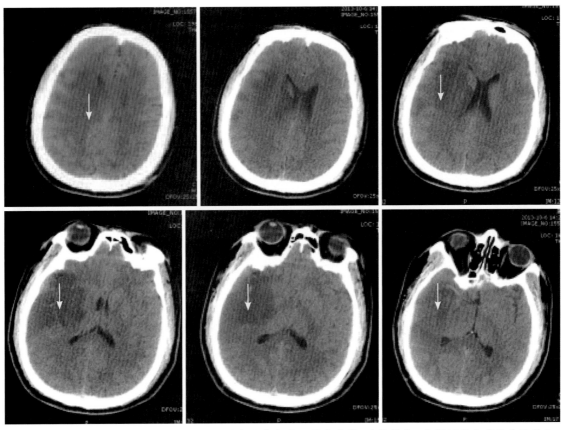

图3.6.57　头颅CT示右侧额叶、颞叶、侧脑室体旁大片状低密度影，边界模糊，右侧侧脑室明显受压移位，右侧脑池、脑沟回变浅，中线结构向左侧移位

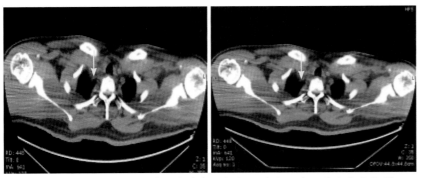

图3.6.58　胸部CT示左侧前上胸壁皮下软组织肿胀，内可见点状气体影

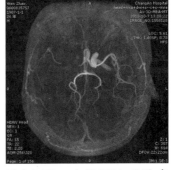

图3.6.59　头颅MRA示脑底动脉环不完整，右侧颈内动脉未明确显影

头颅MRI示右侧大脑中动脉供血区呈大片长T1、长T2信号（图3.6.60）。

最后诊断：C₇~T₂椎体棘突及左侧第1、第2肋骨骨折，右颈内动脉血栓形成，急性右侧大脑半球脑梗死。

十二、特发性基底节钙化

特发性基底节钙化（Fahr病），为罕见的常染色体隐性遗传病。患者有智力减退，抽搐，共济失调，尿崩症等。CT可见大脑皮层、基底节区、小脑、脑干广泛钙化斑。

病例 15

男性，47岁。头晕、恶心、畏光，左耳听力不适1d。既往曾有多次类似症状发作。家族史：其母曾因发作性眩晕就医，头颅CT发现颅内多

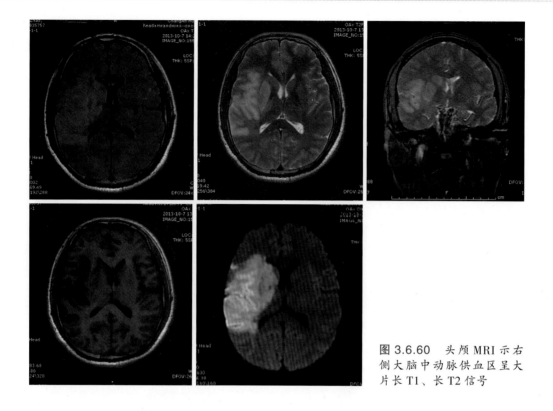

图 3.6.60　头颅 MRI 示右侧大脑中动脉供血区呈大片长 T1、长 T2 信号

发性钙化。现存兄弟姐妹 7 人，其中 5 人头颅 CT 示双侧基底节区、丘脑区及双侧小脑半球齿状核可见多发斑片状对称性钙化影。

实验室检查：血磷降低，血钙正常。

CT 示双侧大脑半球对称，双侧基底节区、丘脑区及双侧小脑半球齿状核可见多发斑片状对称性钙化影，境界清晰；余各脑室、脑池大小形态正常，中线结构居中，脑干无异常（图 3.6.61）。

诊断：双侧基底节区、丘脑区及双侧小脑半球多发钙化影，结合家族史，考虑家族性对称性大脑基底节钙化（Fahr 病）。

病例 16

男性，61 岁。发作性腹痛 2d，加重半天。间断性胸闷、气短半年，加重伴不能平卧 1 周。

CT 示胸廓双侧对称，前后径增大呈桶状胸，心影呈"烧瓶样"改变，心脏各个弧形影消失；肺窗示双肺野透亮度增高，于左肺上叶上舌段可见一软组织块样影，边界清晰，其内密度欠均匀，大小约为 2.3cm×2.1cm×2.0cm；双肺纹理稀疏，部分管壁僵硬、走行平直，双肺下叶可见纤维条索状影，双肺门无增大；心脏及各大血管结构正常，心包膜增厚，呈水样密度影，可见数个小淋巴结，双侧胸背部可见弧形胸腔积液影；左侧胸膜肥厚、粘连（图 3.6.62，图 3.6.63）。

诊断：①左肺上叶上舌段肿块影，考虑周围型肺癌；②两肺支气管炎并肺气肿；③双肺下叶纤维条索影；④心包积液（中量）。

病例 17

女性，75 岁。反复气短，不能平卧，咳嗽加重 1 周，按"急性支气管炎"治疗，咳嗽症状减轻，但胸闷、气短无改善。

胸部 CT：胸廓对称，T_1 椎体水平气管内可见团块状软组织密度影，并与气管前壁粘连；肺窗示双肺纹理增多，肺野透光度尚可，双肺支气管管壁呈"双轨"改变，双肺散在大小不等结节影，较大者位于左肺上叶前段，直径约为 3.0cm，边界清楚；双肺门不大；纵隔窗示纵隔无偏移，心影及大血管形态正常，纵隔内未见肿块及肿大淋巴结；无胸腔积液及胸膜肥厚（图 3.6.64，图 3.6.65）。诊断：①双肺支气管炎；

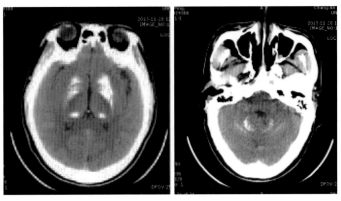

图 3.6.61　CT 图示双侧基底节区、丘脑区及双侧小脑半球齿状核多发斑片状对称性钙化影

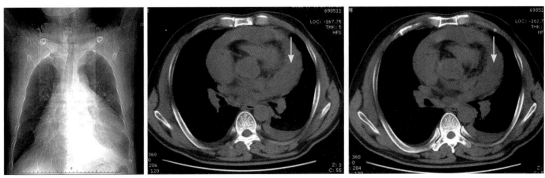

图 3.6.62　CT 示心影呈"烧瓶样"改变，心脏各个弧形影消失

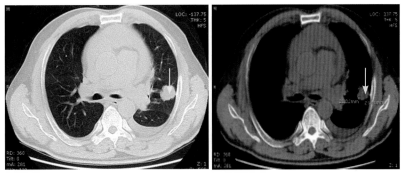

图 3.6.63　CT 示双肺野透亮度增高，左肺上叶上舌段可见一软组织块样影，边界清晰，有毛刺征，与纵隔胸膜和侧壁胸膜粘连

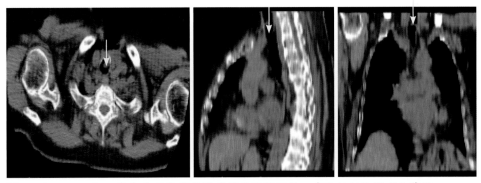

图 3.6.64　CT 示 T_1 椎体水平气管前缘管壁局限性增厚，有软组织块影突向管腔

②双肺多发结节影，并肝右后方软组织密度影，考虑转移瘤。

经支气管镜引导下手术切除，术后病理证实气管上段管腔内低分化腺癌。术后用吉非替尼靶向治疗6个月后复查，胸闷、气短症状改善。

复查胸部CT示T₁椎体水平气管前缘管壁似可见局限性增厚，管腔内软组织肿块已切除；肺窗示双肺纹理增多、紊乱，肺野透光度良好，双肺可见大小不等的类圆形高密度影，边界清，较大者位于左肺上叶前段，直径约为2.5cm；双肺门不大；纵隔窗示纵隔无偏移，心影增大，以左心室、左心房增大为著，主动脉壁可见斑片状钙化影，纵隔内未见肿块及肿大淋巴结；无胸腔积液及胸膜肥厚（图3.6.66，图3.6.67）。

术后第二次复查胸部CT示T₁椎体水平气管前缘管壁似可见局限性增厚，管腔内肿块切除术区有软组织结节影；肺窗示双肺纹理增多、紊乱，肺野透光度良好，双肺可见大小不等的类圆形高密度影，边界清，较大者位于左肺上叶前段，直径约为2.5cm；双肺门不大；纵隔窗示纵隔无偏移，心影增大，以左心室、左心房增大为著，主动脉壁可见斑片状钙化影，纵隔内未见肿块及肿大淋巴结；无胸腔积液及胸膜肥厚（图3.6.68，图3.6.69）。

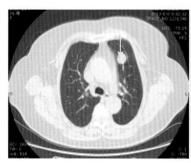
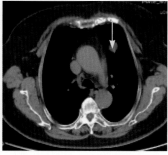

图3.6.65　CT示双肺多发结节影

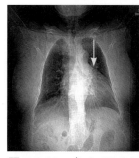
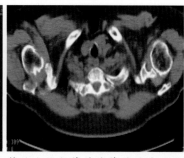
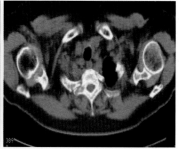

图3.6.66　术后CT示T₁椎体水平气管前缘管壁肿瘤原发灶切除，可见局限性增厚；肺窗示双肺纹理增多、紊乱，双肺可见大小不等的类圆形高密度影，边界清

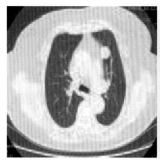
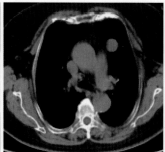
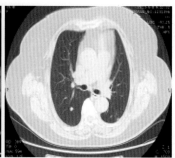

图3.6.67　术后CT示T₁椎体水平气管前缘管壁肿瘤原发灶切除，可见局限性增厚；肺窗示双肺纹理增多、紊乱，双肺可见大小不等的类圆形高密度影

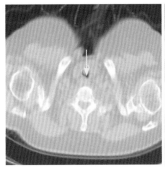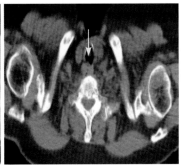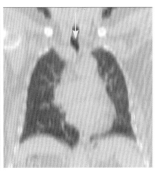

图 3.6.68　术后 CT 示 T_1 椎体水平气管前缘管壁肿瘤原发灶切除局部，又有结节样出现

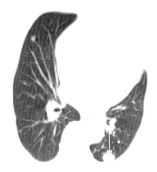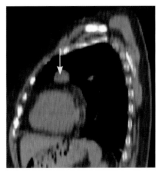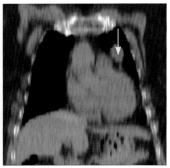

图 3.6.69　术后 CT 纵隔窗显示双肺纹理增多、紊乱，肺野透光度良好，双肺可见大小不等的类圆形高密度影，边界清，较大者位于左肺上叶尖后段，直径约为 2.5cm

第 7 节　神经纤维瘤病

神经纤维瘤病，为一种常染色体隐性或显性遗传性疾病。根据临床表现及基因定位分型：Ⅰ型，致病基因位于常染色体 17q11.2；病理特征为脊神经、脑神经、皮肤、皮下多发神经纤维瘤；临床表现为多发性皮肤咖啡牛奶斑和皮下多发性神经纤维瘤或皮赘。Ⅱ型，致病基因位于常染色体 22q8.2，该基因为肿瘤抑制基因，患者体表可有散在神经纤维瘤结节或皮赘。

1. 诊断标准

Ⅰ型：①咖啡牛奶斑检出 6 处，均大于 5cm；②丛状神经纤维瘤 1 个或 2 个以上任何类型；③腋窝或腹股沟区雀斑；④视神经角质瘤；⑤明显的骨改变；⑥裂隙灯检查到 2 个或以上 Lisch 结节；⑦在正常组织中具有等位基因变体数达 50% 的致病杂合子 *NF1* 变异体。凡符合 2 个或 2 以上条件，可诊断。

Ⅱ型：影像检查确诊双侧听神经瘤患者的一级亲属中有Ⅱ型神经纤维瘤病或存在脑膜瘤及胶质瘤。

2. 鉴别诊断

要与结节性硬化、脊髓空洞症、骨纤维结构不良综合征进行鉴别。

病例 1

女性，46 岁。头痛、头晕加重，步态不稳 2 个月。28 年前确诊皮肤神经纤维瘤。

查体：躯干可见多发皮肤小结节，高出皮面，质硬、无压痛。颈部、躯干部多个皮赘、质软，散在分布小片咖啡牛奶斑，面积约 3cm，腋窝可见"雀斑集聚"。

头颅 CT 平扫 + 增强扫描显示左侧桥小脑角、鞍区、前颅底、双侧颞枕顶、大脑镰旁有 15 个大小不等的明显增强的结节影，大脑镰左旁为最大者约 17mm。

诊断：①颅内多发占位强化，考虑神经纤维瘤Ⅱ型；②体表多发皮疹、神经纤维瘤；③神经纤维瘤术后。

病例 2

男性，29 岁。颈、腰部不适伴肢体疼痛 1 年。有颈胸段神经纤维瘤切除术史。

头颅 MRI 示脑内两侧大脑实质、小脑正常，其内未见异常信号；第五、第六脑室形成；各脑池及脑室未见扩大和闭，塞脑、沟脑裂无增宽，中线结构无移位；鼻窦区未见异常信号，鼻中隔无偏曲，右侧乳突信号异常（图 3.7.1）。

MRI 示颈胸段部分椎体棘突显示欠佳，$C_7 \sim T_{11}$ 椎体水平脊髓形态欠规整，局部变细，脊髓内信号欠均匀，可见多发长 T1、长 T2 信号影；腰椎椎管内见数个大小不等的等 T1、稍短 T2 信号影，较大者位于 $L_3 \sim L_4$ 椎间隙水平，大小约为 13mm×8.6mm，边缘光整，与马尾终丝关系紧密；胸腰背部皮下见数个斑片状等 T1、长 T2 信号影，界清，较大者平 T_8 椎体水平，大小约为 13mm×6mm×28mm，L_3 椎体右侧附件旁及 S_1 椎体右旁见类圆形长 T1、长 T2 信号影；

STIR 呈高信号，各椎间盘信号未见明显异常，L_4/L_5 椎间盘向周围轻度膨隆，余椎间盘未见明显突出或膨隆征象，后纵韧带及黄韧带未见增厚，椎管无狭窄，L_2 椎体下缘局部骨皮质凹陷，邻近椎间盘嵌入（图 3.7.2）。

诊断：①神经纤维瘤病 I 型并脊髓空洞症；②颈胸段术后改变；③L_3 椎体右侧附件旁及 S_1 椎体右侧囊性灶；④L_4/L_5 椎间盘轻度膨出；⑤L_2 椎体下缘施莫尔结节。

病例 3

男性，52 岁。腰痛 5d，弯腰、坐位起立时明显，平躺时前症减轻，间断性右臀部麻木。感觉左下肢发凉，针灸后有所缓解。翻身疼痛时轻时重，影响睡眠。

MRI 平扫 + 增强扫描示 T_{11}/T_{12} 水平椎管内脊髓左后方可见一大小约为 10mm×9mm×6mm 的小梭形等 T1、混杂 T2 信号影，界清，其内

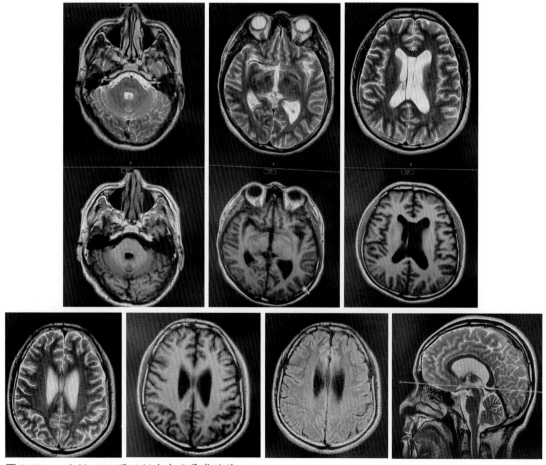

图 3.7.1　头颅 MRI 图示颅内未见异常结节

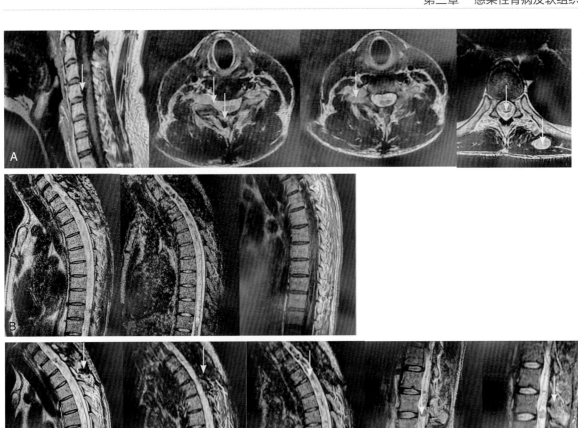

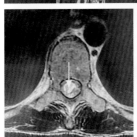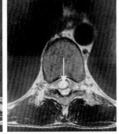

图 3.7.2　胸腹部 MRI 图。A. 椎管内右神经根多个神经纤维瘤。B. 脊髓串珠样空洞症。C. 胸腰段脊髓空洞症，皮下软组织间隙术后改变（箭头）。D. 脊髓空洞症

信号欠均匀，相应水平脊髓受压、移位，另于 T_{11}/T_{12} 水平双侧椎间孔区见小圆形长 T1、长 T2 信号影，直径约为 7.5mm；增强扫描示椎管内病灶显著欠均匀强化，边界清晰，双侧椎间孔病灶无明显强化；$T_1\sim T_3$ 水平背部皮下脂肪间隙内见一大小约为 46mm×37mm×26mm 的团块状稍长 T1、混杂 T2 信号影，病灶边界清晰，其内信号不均匀；病灶内周围见多发线样及细条样短 T2 信号影，病灶中央有片状长 T1、长 T2 液化坏死区；病灶呈不均匀轻度强化，病灶边缘光整、清晰，胸椎生理曲度存在，序列整齐，

椎管通畅无梗阻；蛛网膜下腔无受压，椎旁软组织未见明显异常；T_9/T_{10} 水平双侧黄韧带增厚（图 3.7.3，图 3.7.4）。

诊断：神经纤维瘤病Ⅰ型。

病例 4

女性，47 岁。确诊神经纤维瘤病Ⅱ型 3 年，中药治疗 1 年。近期头痛、头晕加重，步态不稳。查体：躯干可见多发、大片咖啡牛奶斑，直径大于 6cm（图 3.7.5）。

MRI 示右侧桥小脑角、鞍区、前颅底、大

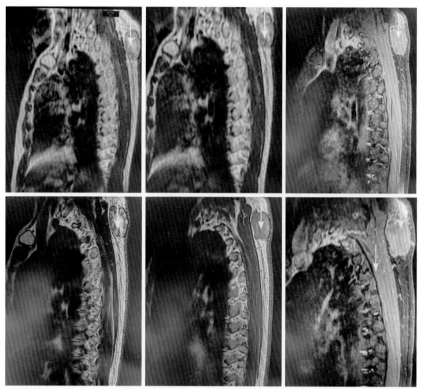

图 3.7.3　MRI 平扫 + 增强扫描示 T_1~T_3 水平背部皮下脂肪间隙内有一大小约为 46mm×37mm×26mm 的团块状稍长 T1、混杂 T2 信号影，病灶边界清，其内信号不均，病灶中央有片状长 T1、长 T2 液化坏死区

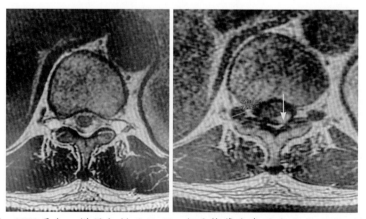

图 3.7.4　MRI 平扫 + 增强扫描示 T_{11}/T_{12} 水平椎管内脊髓左后方可见一大小约为 10mm×9mm×6mm 的小梭形等 T1、混杂 T2 信号影，界清，其内信号欠均匀，相应水平脊髓受压、移位；T_{11}/T_{12} 水平双侧椎间孔区见小圆形长 T1、长 T2 信号影

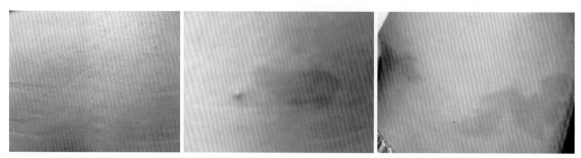

图 3.7.5　躯干可见多发、大片咖啡牛奶斑，直径大于 6cm

脑大静脉池旁、双侧颞枕顶、大脑镰旁有 20 个大小不等的脑膜瘤、神经纤维瘤（图 3.7.6，图 3.7.7）。诊断：神经纤维瘤Ⅱ型。

男性，39 岁。神经纤维瘤病Ⅱ型、C_6 椎体椎管内外神经鞘瘤术后，左侧肢体活动障碍。

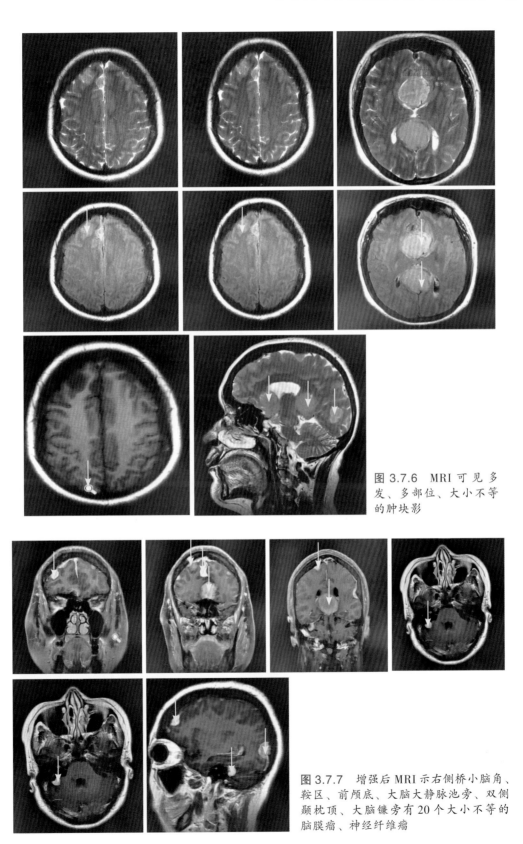

图 3.7.6 MRI 可见多发、多部位、大小不等的肿块影

图 3.7.7 增强后 MRI 示右侧桥小脑角、鞍区、前颅底、大脑大静脉池旁、双侧颞枕顶、大脑镰旁有 20 个大小不等的脑膜瘤、神经纤维瘤

查体：全身皮肤散在小片色素脱失。右侧耳廓旁、乳突、右手第3掌骨、尺桡骨远端屈侧、躯干胸背部脊柱旁可及条索状、质地较硬的结节，不易活动，无压痛（图3.7.8）。C$_6$椎体右侧可见4cm手术瘢痕。需用单拐辅助行走。

MRI平扫＋增强示双侧桥小脑角区可见类圆形长T1、长T2混杂信号影，T2 FLATR呈混杂稍高信号，右侧形态较大，大小约为22mm×16mm，界清，双侧内耳道扩大；增强后可见双侧桥小脑角区有不对称性明显强化的瘤体，界清，呈均匀一致强化；双侧大脑半球对称，灰白质分界清，双侧侧脑室旁及额叶皮层下可见小片状等T1、长T2信号影，T2 FLAIR呈高信号，脑沟、脑池未见增宽，脑室系统未见扩大，中线结构居中，幕下小脑、脑干无异常（图3.7.9～图3.7.11）。

诊断：①神经纤维瘤病Ⅱ型并腔隙性脑梗死；②C$_6$椎体水平神经鞘瘤术后左侧肢体轻度偏瘫。

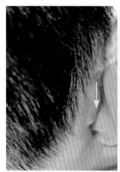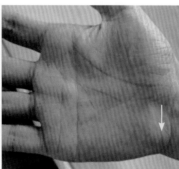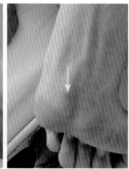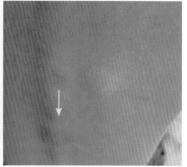

图3.7.8　右耳后、右手第2/3掌骨、手腕部屈侧、胸椎脊柱旁有高出皮肤表面、质地较硬的结节

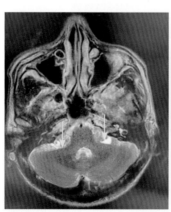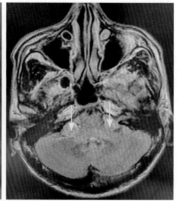

图3.7.9　MRI平扫示双侧桥小脑角区对称性听神经瘤

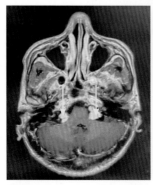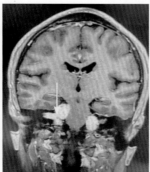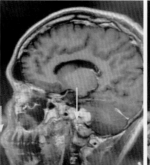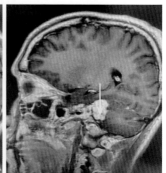

图3.7.10　MRI增强扫描示双侧桥小脑脚明显强化的肿瘤（左侧小，右侧大），且右侧肿瘤侵入内耳道

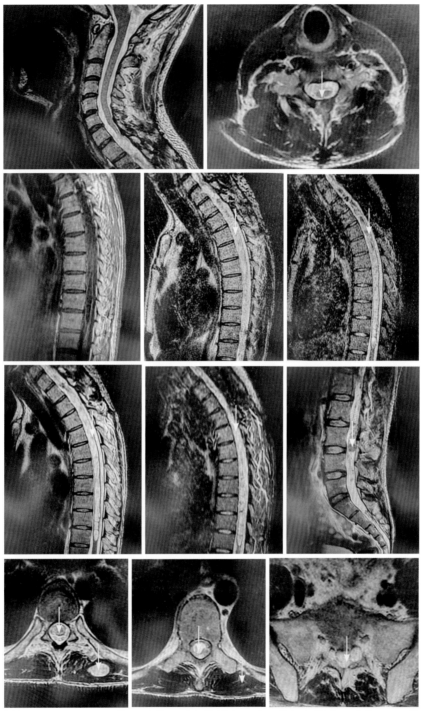

图 3.7.11 MRI 示颈椎、胸椎、腰骶椎管内、皮下软组织间隙可见长 T2 斑驳状占位，椎管扩大，部分脊髓中央管扩张

第四章

关节疾病

第1节　髋关节疾病

一、发育性髋关节脱位

发育性髋关节脱位 (DDH)，是儿童较常见的髋关节畸形，发病率为 3.8‰。病变累及髋臼、股骨头、关节囊及髋关节周围的韧带和肌肉。出生时体征不明显，如果延误诊治，最终将导致不可逆的创伤性骨关节炎或残疾。

1. 病因及发病机制

病因包括遗传、产后损伤和机械损伤。这些因素之间的因果关系目前仍未明确。本病为单基因或多基因遗传。文献报告同胞兄弟姐妹中发病率为 7.1%，高于普通人群发病率的 7 倍。

母体内雌激素水平过高，胎儿关节韧带松弛，导致新生儿髋关节松弛。患儿雌酮及雌二醇水平明显高于健康婴儿，雌激素有很强的致骨盆、关节囊、韧带松弛作用。胎儿在宫内由于胎位异常或承受机械压力可能导致髋关节正常解剖关系被破坏，从而影响髋关节发育，如臀位产、羊水过少、胎盘位置异常。

2. 病　理

髋关节脱位前期仅有关节囊松弛、股骨头及髋臼发育不良，脱位后髋部各组织将发生明显变化。随着年龄增加及负重行走，病变将日趋加重。

（1）**髋臼**　变浅呈碟形、拉长。后缘、上缘及前上缘较平坦，致髋臼深度不够、斜度增加，臼面软骨凹凸不平，失去正常光滑度，臼窝内由脂肪组织填充，圆韧带肥厚变长，关节盂唇肥厚、内翻，臼窝内横韧带肥厚、位置上移。

（2）**股骨头**　病侧头骺骨出现较晚，发育异常，由于失去与臼窝的相互刺激而发育小，一部分由于失去臼窝的制约而发育过大，形状不规则，呈锥形或半锥形，部分软骨面变性脱落。

（3）**股骨颈**　正常儿童股骨颈与股骨干形成的前倾角为 25°~30°，该病患儿此角度增加，甚至可达 80°。

（4）**关节囊**　由于股骨头脱位上移，导致松弛的关节囊进一步拉长、肥厚，进而与髂骨翼粘连，其形状为葫芦状，甚至哑铃状。

（5）**髂骨翼**　由于长期的脱出及行走，在脱出的股骨头处，髂板形成一凹性浅窝，即"假臼"或"继发性髋臼"。

（6）**肌肉**　髋关节周围肌肉随着股骨的上移而发生继发性挛缩，髂腰肌、内收肌群挛缩尤为明显。

3. 临床表现

婴儿期，患侧肢体喜屈曲，活动少。足蹬踩时力量低于对侧。会阴部增宽，臀纹增深。髋屈曲时外展受限，髋关节脱出试验（BarLow 征）及复入试验（Ortolani 征）均为阳性。双髋、双膝关节屈曲，双腿并拢及双足跟对齐时，患侧膝平面较健侧短。

站立、行走后臀部增宽，股骨大粗隆突出，如双侧脱位，表现为臀部后耸，腰前突增大。

臀中肌阳性步态，双侧脱位者行走呈"鸭步"步态，股三角空虚，股动脉搏动减弱。内收肌群紧张，髋关节外展受限，Allis征阳性。

4.影像学特点

（1）X线检查　髋臼发育不良，髋臼变浅，髋臼角增大，股骨头骺骨化中心出现晚且发育小，股骨头骺向外移位，位于Perkin方格的外下、内上或外上象限中；CE角小于20°，ShenTon线及髂颈线连续性中断，脱臼侧Kohler泪点征象消失。

（2）CT　可显示双侧或单侧髋关节发育不良的全貌。测量方法同X线平片。髋臼、股骨头骺与髋臼窝关系紊乱，向前平行或稍向外上移位，其夹角≥90°。股骨头骨骺小，密度不均。髋臼与股骨头的间隙增宽，由脂肪密度影填充，CT值为7~20HU。三维重建图像可显示股骨头骺与髋臼的关系。将股骨头骺移位、游离后观察单纯髋臼，臼窝呈浅盘状改变。

病例 1

女性，3岁5个月。学步时呈"鸭步"步态，关节弹响，经蛙式石膏固定，右侧复位，左侧复位欠佳。CT示左侧髋臼盂浅，股骨头向前外上移位，头骺形态小，密度不均（图4.1.1）。术中由左侧髋臼窝内切除块状增生脂肪组织，将股骨头还纳正常位。

诊断：左侧发育性髋关节脱位。

病例 2

女性，13岁。跛行10余年。CT示左侧髋臼变浅变窄，呈内收畸形，臼窝与关节间隙较对侧增宽，股骨头骺被挤向前外下方，呈脱位状（图4.1.2）。诊断：左侧髋关节发育性脱位。

病例 3

女性，8岁。跛行，髋部疼痛7年，第一次手术右侧股骨头回纳。术后复查，左侧股骨头骺又脱出。行左侧髋关节第二次手术。CT示

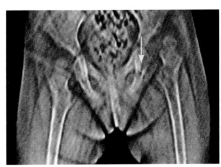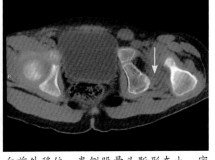

图 4.1.1　CT图示左侧髋臼盂浅，股骨头向前外移位，患侧股骨头骺形态小、密度不均，左侧髋臼与股骨头的间隙增宽，其内为脂肪密度影填充

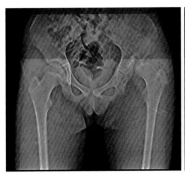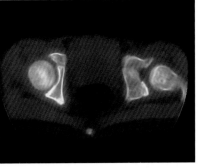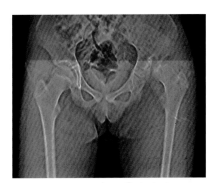

图 4.1.2　CT图示左侧髋臼变浅，髋臼前后柱内收畸形，髋臼窝呈锥形，关节间隙较对侧增宽，股骨头被挤向前外下脱位

图 4.1.3　CT示左股骨头位于Perkin方格外的左前方

左股骨头位于 Perkin 方格左外前方（图 4.1.3~图 4.1.6）。诊断：双侧发育性髋关节脱位，术后并左侧发育性髋关节再脱位。

病例 4

　　女性，2 岁 8 个月。家人发现其左髋关节有明显弹响声，从出生一直持续至今。查体：双侧臀纹不对称，左髋关节内收、外展、屈曲、回旋活动时"弹响征"明显。行蛙式石膏外固

定术。

　　DR 示构成骨盆的各骨及软组织正常；左侧股骨头骺较对侧小，关节盂变浅；现已建立股骨头骺与关节盂的对应关系（图 4.1.7~ 图 4.1.12）。诊断：发育性髋关节脱位石膏外固定术后。

　　转归：经连续石膏外固定术，1 年后左髋关节脱位恢复正常。

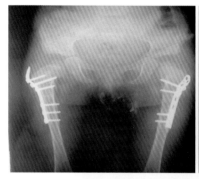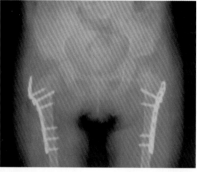

图 4.1.4　第一次术后 6 个月复查示双侧股骨头已回纳，股骨头骺位于 Perkin 方格内，且与髋臼窝的对应关系已建立

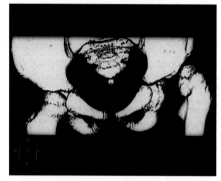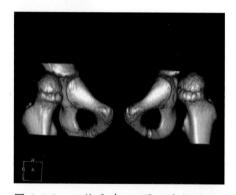

图 4.1.5　三维重建 CT 图示左侧股骨头骺与髋臼间距增大，向外上移位

图 4.1.6　三维重建 CT 图示左侧髋臼形似浅盘状，股骨头骺与髋臼窝未见对应吻合，与术中 DR 对比，又向外上方移位

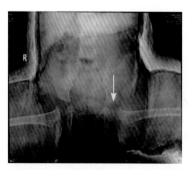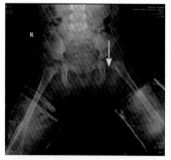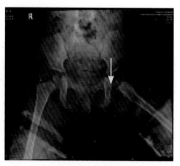

图 4.1.7　固定术后第一次复查 DR 示已建立股骨头骺与关节盂的对应关系，左侧股骨头骺较对侧小，关节盂变浅

图 4.1.8　固定术后第二次复查 DR 示左股骨头骺较右侧略小、欠规则；髋臼略变浅，关节间隙较对侧增宽，股骨头骺略向外上方移位，位于 Perkin 方格内下象限内；ShenTon 线尚连续

图 4.1.9　固定术后第三次复查 DR 示左股骨头骺较右侧略小、欠规则；髋臼略变浅，关节间隙较对侧增宽，股骨头骺位于 Perkin 方格内下象限内；ShenTon 线尚连续

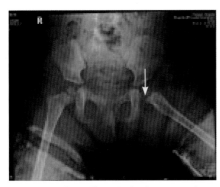

图 4.1.10　固定术后第 4 次复查 DR 示左股骨头骨骺较右侧略小、欠规则，髋臼略变浅，关节间隙较对侧增宽，股骨头骺位于 Perkin 方格内下象限内；ShenTon 线尚连续

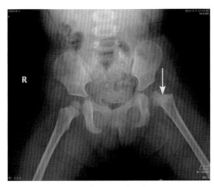

图 4.1.11　固定术后第 5 次复查 DR 示左股骨头骨骺较右侧略小、欠规则，髋臼略变浅，关节间隙较对侧增宽，股骨头骺位于 Perkin 方格内下象限内；ShenTon 线尚连续

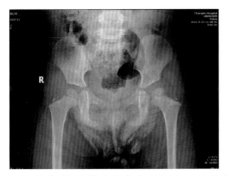

图 4.1.12　固定术后第 6 次复查 DR 示双侧股骨头骨骺形态正常，髋臼深度对称，关节间隙等宽，双侧股骨头骺位于 Perkin 方格内下象限内；ShenTon 线尚连续

二、成人髋关节发育不良致创伤性骨关节病

成人髋关节发育不良致创伤性骨关节病，是因儿童期发育性髋关节脱位未经矫形治疗，导致关节面的应力增高，关节软骨退变、髋臼缘骨质增生引起继发性创伤性骨关节炎，导致

髋关节功能障碍。本病的发生率为 1%~2.3%，男女之比为 1：4。大部分患者在 35 岁左右出现临床症状，首发症状为髋关节隐性疼痛，于劳累后加重，休息后可缓解。多数就诊不及时，发展成髋关节骨性关节病后才首次检查。

影像学特征：股骨头脱位，形态异常，甚至股骨头缺血坏死；髋臼唇缘骨质增生；关节间隙变窄，骨端硬化，关节边缘骨赘形成，关节腔内有游离体；畸形肢体关节周围软组织内钙化或骨化。

病例 5

女性，40 岁。跛行近 40 年，疼痛 3 年伴行走困难。查体：双下肢不等长，相差达 6cm，术后双下肢差异缩至 0.5cm，无血管神经损伤体征。临床诊断：左侧髋关节发育不良并创伤性骨关节病。

术前 DR 示左侧髋臼窝拉长变浅，股骨头形态畸变，较右侧变小，且有向内旋转，滑向左侧髋臼外上缘 1/4（位于 Perkin 方格），股骨颈变宽短，股骨大粗隆也向内旋转。术后 DR 示左侧全髋置换术后左侧股骨头固定于髋臼窝内，内固定器未见移位滑脱（图 4.1.13）。

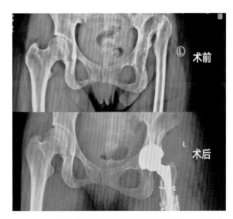

图 4.1.13　DR 图示术前左侧髋臼变浅、拉长，股骨头向外上移位，且与髋臼缘形成假关节面。行全髋置换术后，人工关节未见滑脱移位

病例 6

男性，89 岁。自幼跛行，左髋疼痛 40 年。现出现肉眼血尿，DR 示骨盆倾斜畸形，双侧闭孔不对称，左侧髋臼拉长，臼窝变浅，臼缘骨质增生，左侧股骨头明显向 Perkin 方格外上 1/4

移位，股骨颈短宽（图4.1.14）。诊断：左侧髋关节发育不良并左侧股骨头脱位，创伤性骨关节病。

病例7

女性，45岁。右髋关节疼痛1年余，冬季加重。CT示双侧髋关节不对称，左侧股骨头形态正常；右侧股骨头形态小、轻度变扁，其内似见类圆形略低密度影，边缘密度略高，边界清楚；其旁局限性骨密度增高，股骨颈短宽，右侧股骨头与同侧髋臼间距增大，髋臼形态变浅；右侧髂骨髋关节面处可见斑片状高密度影，关节面毛糙，关节间隙不窄，周围软组织无明显异常（图4.1.15）。

诊断：右侧髋关节发育不全半脱位并创伤性关节炎。

病例8

男性，67岁。腰腿疼痛，活动不便10年，加重2周。CT示右侧股骨头向前移，髋臼窝拉长、变浅，臼缘骨质增生、变尖；股骨颈旋转，变短宽（图4.1.16）。诊断：①右侧髋关节发育不良并股骨头半脱位；②右侧创伤性骨关节病。

病例9

女性，53岁。左髋疼痛、冬季加重，持续13年，间断跛行。CT示左侧髋关节增大，关节间隙变窄，左髋臼前缘可见唇样骨质增生，髋臼与股骨头对应关系欠佳；股骨头增大，呈蘑菇头状，骨盆倾斜，不对称，左侧股骨头向外上移位，股骨颈增宽、短缩，颈干角缩小（图4.1.17，图4.1.18）。

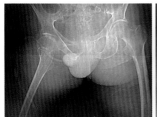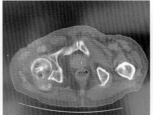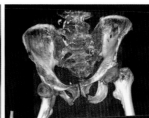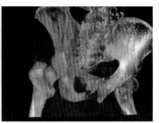

图4.1.14　DR+CT多序列重建图像示骨盆倾斜畸形，双侧闭孔不对称，左侧髋臼窝拉长，臼窝变浅，左侧股骨头明显向臼窝的外上移位

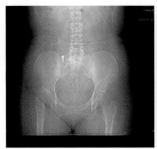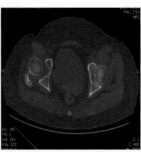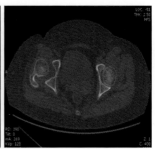

图4.1.15　CT图示双侧髋关节不对称，右侧髋臼变浅，股骨头形态小、轻度变扁，向外前方移位，股骨头内似见类圆形略低密度影，边界清楚

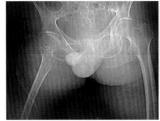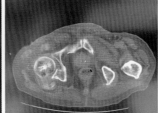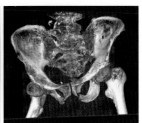

图4.1.16　CT图示右侧股骨头前移，同侧髋臼窝拉长、变浅，臼缘骨质增生，股骨颈旋转，变短宽

诊断：①左侧髋关节发育不全并半脱位、内翻畸形，创伤性骨关节病；②骨盆倾斜，骨质疏松症。

病例 10

男性，53 岁。自幼跛行。外伤后就医，CT 平扫 + 三维重建图像示右侧股骨头向髋关节外上移位，位于 Perkin 方格外上 1/4，ShenTon 线不连续；股骨头增大畸形，持重面可见多个低密度囊性变，灶周缘骨硬化；臼缘骨质增生（图 4.1.19，图 4.1.20）。

诊断：右侧发育性髋关节脱位并创伤性骨关节病、股骨头缺血坏死。

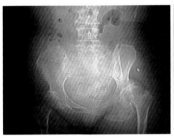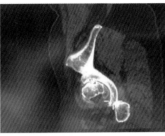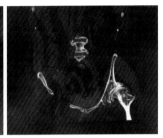

图 4.1.17　CT 平扫 +MPR+ 三维重建图像示左侧髋关节增大，关节间隙变窄，左髋臼前缘可见唇样骨质增生

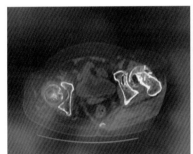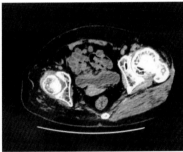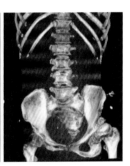

图 4.1.18　CT 图示左侧髋关节增大，关节间隙变窄；股骨头增大，呈蘑菇头状，骨盆倾斜；左侧股骨头向外上移位

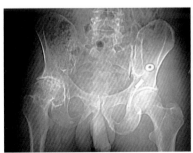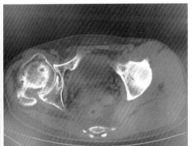

图 4.1.19　CT 图示右侧股骨头向髋关节外上移位，股骨头增大、畸形，持重面可见多个低密度囊性变

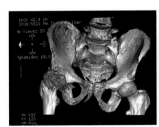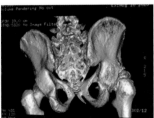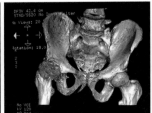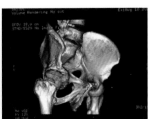

图 4.1.20　CT 三维重建图像示右侧股骨头向髋关节外上移位，股骨头增大畸形，持重面可见多个低密度囊性变

病例 11

女性，71 岁。7 岁时诊断为左侧发育性髋关节脱位，曾行手术复位，术后再发脱位并股骨头缺血坏死。

行左侧人工关节置入术后复查，DR 示左侧髋臼变浅拉长，髋臼窝前柱骨质增生，与方形股骨粗隆形成假关节；原股骨头位于 Perkin 方格外上方 1/4，且见股骨头持重面低密度囊性变，周边骨密度增高，人工金属股骨头未见移位滑脱（图 4.1.21）。

诊断：发育性左髋关节脱位并创伤性骨关节病，股骨头缺血坏死，人工股骨头置入术后改变。

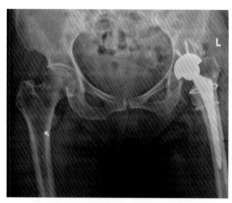

图 4.1.21　DR 图示左侧髋臼变浅拉长，臼窝前柱骨质增生，与方形股骨粗隆形成假关节；人工关节未见移位滑脱

病例 12

女性，52 岁。跛行 50 余年。DR 示左侧髋臼位置上缘抬高，臼窝拉长且浅；左侧全髋关节置换术后（图 4.1.22）。诊断：左侧发育性髋关节脱位并创伤性骨关节病，左髋关节全髋置换术后。

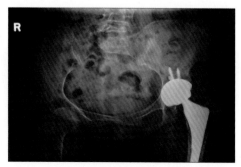

图 4.1.22　DR 图示左侧髋臼位置上缘抬高，臼窝拉长且浅；左髋关节全髋置换术后未见移位滑脱

三、强直性脊柱炎

病例 13

男性，77 岁。确诊前列腺癌并骨转移 3 年。复查 DR 示双侧髋关节全髋置换术后未见移位、滑脱（图 4.1.23）。CT 示椎体序列正常，胸腰段脊柱呈"竹节状"改变，脊柱强直，生理曲度消失；S_1 椎体左侧横突可见虫蚀样、溶骨样骨破坏（图 4.1.24）。诊断：①强直性脊柱炎，双侧股骨头置换术后；②前列腺癌并左侧横突、耻骨、坐骨结节骨转移。

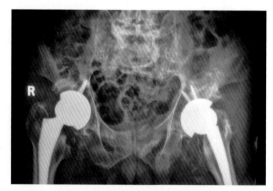

图 4.1.23　DR 图示全髋置换术后未见移位、滑脱

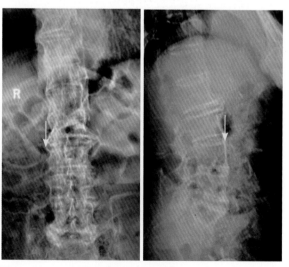

图 4.1.24　CT 图示脊柱无侧弯畸形。脊柱椎体周缘骨质增生、钙化，呈"竹节样"增生

四、股骨头骨骺缺血性坏死

股骨头骨骺缺血性坏死，也称骨股头骨骺骨软骨病，是指股骨头骨骺血供中断引起的软骨缺血坏死。临床特征：跛行，患侧髋关节或膝关节疼痛，双下肢不等长。

本病在 1910 年分别由美国的 Legg、法国的 Calve 和德国的 Perthes 医生报道，故称为 Legg-Calve-Perthes 病。本病为自愈性疾病，发病率为 1%~3%。本病多发于男性，男女之比为 4：1~5：1。发病年龄为 3~10 岁，以 5~9 岁高发，偶见于 12 岁。80% 的病例为单侧，20% 则表现为双侧均可受累。女孩发病预后较差。

1. 病 因

股骨头骨骺缺血坏死。股骨颈表面以网状相互吻合式的血管床被膜内供血，如果血管床先天发育异常，腹泻、炎症或外伤后，致使血供中断，侧支循环尚未建立，可导致软骨缺血坏死。

2. 病 理

本病主要为骨坏死与骨修复交替进行。早期肉眼所见患肢股骨头骨骺、关节腔黏膜充血、肿胀，股骨头骨骺变小，骨骺下有微小骨折、塌陷。镜检：骨骺变性、充血、水肿、坏死。坏死区内骨细胞固缩，细胞核消失。骨隐窝空虚。髓腔溶解、液化和萎缩，并有少量炎症细胞浸润。晚期肉眼所见股骨头骨骺畸形，密度增高。镜检：骨骺广泛的肉芽组织增生，修复后钙盐沉积。

3. 临床表现

起病缓慢，病程长。患者常诉股前区或髋部隐痛，或间歇性疼痛，向膝部或下腰部放射。初行走步态不稳，间歇性跛行或无痛性跛行，后持续性跛行，劳累后加重。

查体：双下肢不等距，患肢稍短。髋关节肌肉紧张伴轻度活动受限。屈曲内收畸形，伸直时外展、内旋、内收均受限。晚期臀部、股骨近端的肌肉萎缩。

4. 影像学特点

（1）**X 线检查** 早期为股骨头骨骺较健侧小，伴有皮质下骨折或半脱位。变性期可见骨骺嵌塞、硬化或骨骺呈碎骨片状的扁平髋。晚期股骨头呈蘑菇头样变，股骨颈增宽变短。

（2）**CT** 高分辨率 CT（HRCT）显示患侧股骨头骨骺形态小，呈方形、杵状或扁平状，边缘不光滑，有花边或细齿状的凹凸不平。骨密度不均，或畸形的头骺密度增高，呈斑点状、条块状或斑片状骨化，骨硬化区内有碎片状、圆形或类圆形囊变，病灶周边有硬化缘。坏死囊变多位于皮质下区。骺内有微小骨折。股骨头骨骺与髋臼之间距离增宽，髋臼盂变浅，产生继发性骨骺半脱位。股骨颈增粗变短。

（3）**MRI** T1WI 呈扇形或楔形血管分布区的低信号，T2WI/STIR 则呈高信号。病灶缺血，水肿。中晚期可见股骨头骨骺内信号不均匀，呈低信号、稍高信号改变，即"双边征"，并有继发性软骨下骨折及关节腔内积液。

5. 诊断与鉴别诊断

（1）**诊断要点** 起病隐匿，髋部疼痛，跛行。DR+CT 显示早期股骨头骨骺形态正常，密度不均、增高，囊变。晚期股骨头形态异常、骨骺碎裂，颈增粗变短，髋臼变浅而宽。

（2）**鉴别诊断** ①短暂性滑膜炎：多见于 3~9 岁的儿童。近期有上呼吸道或消化道病毒感染后，髋关节肿胀、疼痛、功能活动受限。DR+CT 均显示关节间隙增宽，关节面光滑，关节囊肿胀。关节囊内滑膜液增多，关节内压力增高。MRI 检查可见髋关节内呈长 T1、长 T2 的积液信号。②髋关节结核：髋关节间隙变窄，髋臼非持重关节面骨质破坏，骨骺疏松。血沉增快，C 反应蛋白阴性，PPD 试验阳性、T 细胞斑点试验阳性。③化脓性髋关节炎：起病急。早期髋关节积液，骨膜反应，髋臼窝破坏；晚期则有关节强直。

病例 14

男性，7 岁。左髋不适，跛行 10 月余。CT 示左侧股骨头骨骺增大，大部分密度增高；骨皮质不光滑，皮质下有斑点状低密度囊变（图 4.1.25，图 4.1.26）。诊断：左侧股骨头骨骺缺血性坏死。

病例 15

女性，8 岁。右侧髋关节疼痛，跛行 3 年。CT 示右股骨头呈近方形，右髋臼外缘皮质下有囊变，右侧股骨颈增粗变短（图 4.1.27，图 4.1.28）。诊断：右侧股骨头骨骺缺血性坏死。

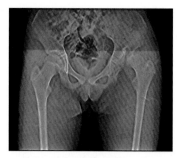

图 4.1.25　CT 图示左侧股骨头骨骺增大，骨皮质不光滑，皮质下有斑点状低密度囊变

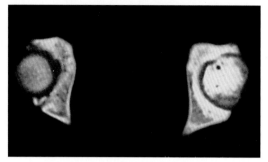

图 4.1.26　CT 图示左侧股骨头骨骺增大，骨皮质不光滑，皮质下有斑点状低密度囊变

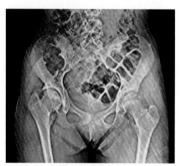

图 4.1.27　CT 图示右侧股骨头呈近方形，右髋臼外缘皮质下有囊变，右侧股骨颈增粗变短

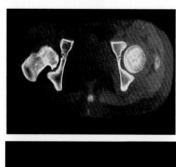

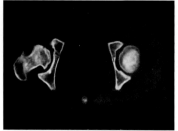

图 4.1.28　CT 图示右侧股骨头骨骺呈方形，皮质下区密度增高，其内可见坏死、囊变

病例 16

男性，6 岁。右髋疼痛 1 年，跛行 8 个月。CT 示右侧股骨头骨骺呈方形，股骨颈较左侧增粗变短（图 4.1.29，图 4.1.30）。诊断：右侧股骨头骨骺缺血性坏死。

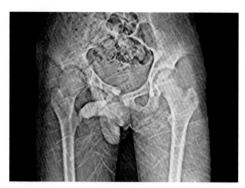

图 4.1.29　CT 图示右侧股骨头骨骺呈方形，股骨颈较左侧增粗变短

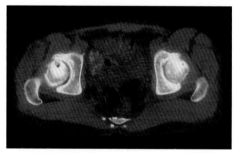

图 4.1.30　CT 图示右侧股骨头骨骺形态失常，边缘毛糙，股骨头骨骺持重面密度增高，其内低密度囊性变

病例 17

男性，11 岁。右侧髋部疼痛，行走困难 4 年。CT 示右侧股骨头骨骺变小，密度增高，骨骺前缘皮质下可见大的低密度囊变区，其旁皮质下骨折，骨碎片游离；同时可见右侧股头骨骺与髋臼间距增宽（图 4.1.31）。诊断：右侧股骨头骨骺缺血性坏死并关节腔积液。

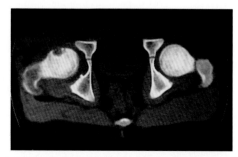

图 4.1.31　CT 图示右侧股骨头骨骺密度增高，骨骺前缘皮质下可见大的低密度囊变区及微小骨折

病例 18

男性，14 岁。跛行，腘窝部疼痛 6 年。CT 示双侧股骨头变形，股骨颈增粗（图 4.1.32，图 4.1.33）。诊断：右侧股骨头骨骺缺血性坏死。

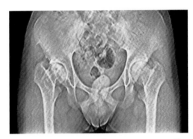

图 4.1.32 CT 图示双侧股骨头变形，股骨颈增粗

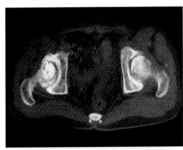

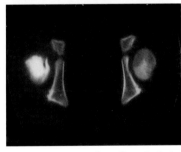

图 4.1.33 CT 图示双侧股骨头骨骺皮质毛糙，皮质下有低密度的囊变区，其周边骨密度增高

五、股骨头骨骺滑脱

股骨头骨骺滑脱，是指股骨头骨骺近端由于骺软骨板分离而滑掉、脱落，或发生 Salter Harris Ⅰ型骺骨折。多见于 9~14 岁青少年，平均年龄 13 岁。发病部位：80% 为单侧，20% 为双侧患病。

1.病 因

原因不明确，与以下因素有关：创伤，肥胖，骨骺短期内生长迅速，内分泌原因（甲状腺功能减退、肾性营养不良）。

2.临床表现

急性发病或起病隐匿，患儿自觉臀部、腹股沟或膝关节疼痛，后者仅有 20% 不适。跛行，患肢足尖向外，呈"八"字形。

查体：患肢仅能外旋，外展，不能内旋。当屈髋时，外旋加重。

3.影像学特点

（1）X 线检查 患侧骺软骨板旋转、增宽，骺软骨板与干骺端接触面为不规则形。股骨头骨骺从中心向内后下方移位，或翻转位于股骨颈的前外缘。慢性期可见股骨头骨骺滑脱后有溶解、吸收。

（2）CT 患侧髋关节畸形，股骨头骨骺外形异常，双侧不在同一水平线。股骨头骨质与干骺端不在一条垂线上，成角改变。骨骺向干骺端的内下方或外上方滑脱、移位。慢性病例可见滑脱的股骨头骨骺变小，部分溶解、吸收。软组织间隙在急性期有渗出、水肿，或仅见骨骺，干骺端位置异常。

病例 19

男性，14 岁。左腹股沟疼痛半年，活动受限。CT 示左侧股骨头骨骺增大，密度增高，干骺端与股骨头骨骺间有半弧形密度降低区，骨骺向髋臼内后下方滑脱（图 4.1.34）。诊断：左侧股骨头骨骺滑脱。

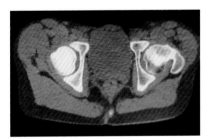

图 4.1.34 CT 图示左侧股骨头骨骺密度增高，干骺端与股骨头骺间有半弧形密度降低区

病例 20

男性，12 岁。右臀部疼痛、跛行 1 年。CT 示右侧股骨头骨骺形态异常，并向髋臼内下滑落（图 4.1.35）。诊断：右侧股骨头骨骺滑脱。

六、股骨头下疝窝

股骨颈疝窝，股骨颈前上部的纤维囊性改变，发生于股骨头基底和股骨颈中轴线外侧位，

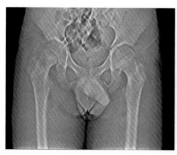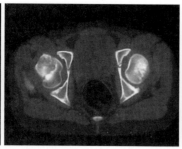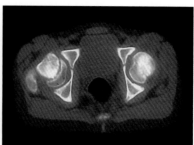

图 4.1.35　CT 示右侧股骨头骨骺形态异常，并向髋臼内下滑落

呈圆形、卵圆形透亮区，周边有硬化缘，股骨颈少见病变。1982 年由 Pitt 首先报告。临床表现：髋部、臀部、膝部隐痛，向下肢放射，持续时间长。当手术切除疝窝后，临床症状消失。可能为髋关节撞击综合征。病因不明，多见于年长儿。

病例 21

男性，35 岁。右下肢不适月余。CT 示右髋关节股骨头非持重面骨膜下可见一类圆形低密度囊性灶，边界清晰，周边可见骨硬化缘；所见关节结构完整，关节面光滑，关节间隙不窄，关节周围软组织无明显肿胀征象（图 4.1.36）。CT 多层面重建图像示右髋关节右股骨颈骨膜下可见类圆形囊性密度影，边界清晰，周边有骨硬化缘。诊断：右股骨头下疝窝。

七、股骨头缺血性坏死

股骨头缺血性坏死，是指股骨头血供障碍导致股骨头内骨组织坏死，是临床常见的疾病。病因：①创伤，发生于股骨头下、股骨颈骨折后；②慢性酒精中毒；③长期大量糖皮质激素治疗后；④长期吸毒。病理改变：病初发生在股骨头持重面股骨头塌陷、变形，股骨头下可见囊性变，周围可见骨硬化缘。临床症状包括髋关节、股内侧、膝关节疼痛，髋关节屈曲、内收、外展均受限。

病例 22

男性，70 岁。右髋关节疼痛 1 年，活动受限。MRI 示双侧股骨头形态失常，表面毛糙，以右侧为著。双侧股骨头及头下关节持重面信号不均匀，其内有多发线条状、斑片状 T1WI 低信号、T2WI 混杂信号，邻近骨质信号异常，呈斑片状长 T1、长 T2 信号影，边缘模糊；右侧股骨头部分碎裂、塌陷；双侧髋关节间隙变窄，周围可见弧形长 T1、长 T2 积液信号影；双侧髋臼骨质信号不均匀，关节面下见斑片状长 T1、稍长 T2 信号影，边缘模糊；双侧股外肌形态肿胀，信号模糊增高（图 4.1.37～图 4.1.39）。

诊断：①双侧股骨头缺血性坏死，双侧髋臼创伤性骨关节炎；②双髋关节囊及邻近肌肉间隙积液；③双侧股外侧肌水肿。

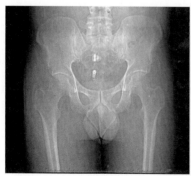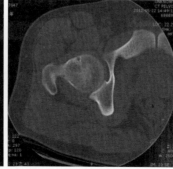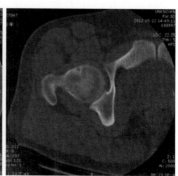

图 4.1.36　CT 图示右股骨头下骨膜囊性变，右髋关节股骨头非持重面的骨膜下可见一类圆形低密度囊性影，边界清晰，周边有骨硬化缘

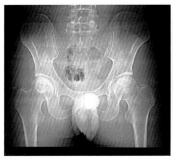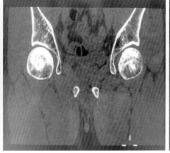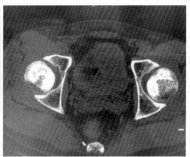

图 4.1.37　CT 图示双侧股骨头形态失常，双侧持重面骨密度增高

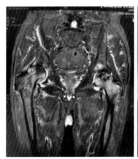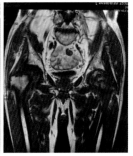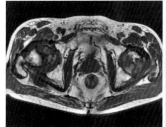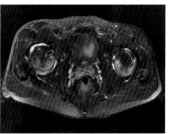

图 4.1.38　MRI 图示双侧股骨头形态失常，股骨头及头下关节持重面信号不均匀，其内有多发线条状、斑片状 T1WI 低信号，T2WI 混杂信号，邻近骨质信号异常，呈斑片状长 T1、长 T2 信号影，边缘模糊

图 4.1.39　MRI 图示双侧股骨头及头下关节持重面信号不均匀，其内有多发线条状、斑片状 T1WI 低信号，T2WI 混杂信号，邻近骨质呈斑片状长 T1、长 T2 信号影，边缘模糊；双侧髋关节周围可见弧形长 T1、长 T2 积液信号影；双侧髋臼骨质信号不均匀

病例 23

女性，66 岁。腰痛 10d，双侧髋关节疼痛，活动受限。行走、翻身等活动需要他人帮助。

DR 示双侧股骨头形态、密度异常，持重面可见多灶性低密度囊性变（图 4.1.40）。MRI 示双侧髋关节髋臼、股骨头形态未见明显异常，关节间隙轻度变窄；双侧股骨头、股骨颈、髋臼关节面下可见不规则囊片状异常信号，局部可见双边征，T1WI 呈混杂低信号，PDWI/STIR 呈高信号，边缘模糊；双侧髋关节内可见少许长 T1、长 T2 积液征象（图 4.1.41）。

诊断：①双侧髋关节改变，考虑双侧股骨头缺血性坏死；②双侧股骨颈、髋臼关节面下、髋臼局部骨髓水肿；③关节腔积液。

病例 24

男性，56 岁。右髋关节疼痛 1 年，行走加剧。

DR 示双侧股骨头形态失常，表面欠光滑，骨密度增高，塌陷，其内可见多个低密度囊性变（图 4.1.42）。CT 示双侧股骨头畸形，持重面呈多灶性囊变，部分塌陷，周边有骨硬化缘（图 4.1.43）。MRI 可见双侧髋关节髋臼、股骨头形态明显异常，关节间隙轻度变窄；双侧股骨头、股骨颈、髋臼关节面下可见不规则形囊片状异常信号，局部可见双边征，T1WI 呈混杂低信号，PDW1/STIR 呈高信号，边缘模糊（图 4.1.44，图 4.1.45）。

诊断：双侧股骨头缺血性坏死。

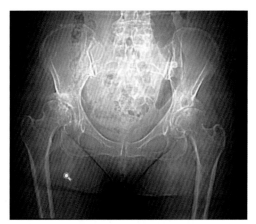

图 4.1.40　DR 示左侧髋关节关节间隙变窄，股骨头持重面密度欠均匀

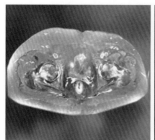
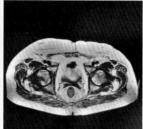
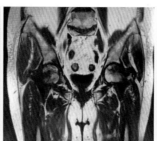
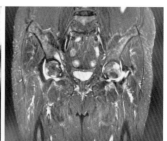

图 4.1.41　MRI 图示双侧髋关节间隙轻度变窄，双侧股骨头、股骨颈、髋臼关节面下可见不规则囊片状异常信号，局部可见双边征；双侧髋关节内可见少许长 T1、长 T2 积液征象

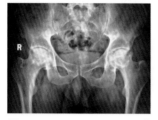

图 4.1.42　DR 示双侧股骨头形态失常，欠光滑，骨密度增高，其内可见多个低密度囊性变

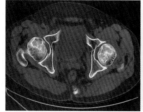
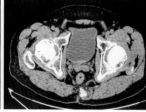
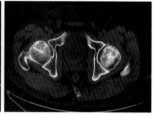

图 4.1.43　CT 图示双侧股骨头形态失常，骨密度增高，其内可见多个低密度囊性变

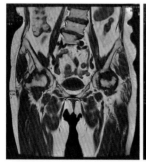
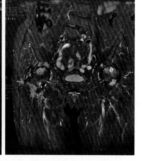

图 4.1.44　MRI 图示双侧髋关节髋臼、股骨头形态明显异常；双侧股骨头、股骨颈、髋臼关节面下可见不规则囊片状异常信号，局部可见双边征

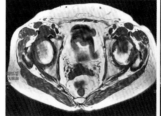
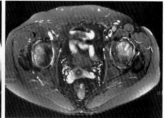

图 4.1.45　MRI 图示双侧股骨头形态失常，欠光滑，骨密度增高，其内可见多个低密度囊性变

病例 25

　　女性，21 岁。双侧股骨头缺血性坏死 2 年，髓芯减压术治疗 2 年复查。

　　DR 示双侧股骨头变扁，股骨头关节面凹凸不平，可见小囊状骨质破坏，边缘不清，周围有新骨增生；双侧股骨颈及粗隆间内可见棒状金属内固定影（图 4.1.46，图 4.1.47）。诊断：双侧股骨头缺血性坏死Ⅲ期髓芯减压术后。

病例 26

　　女性，29 岁。因双侧股骨头缺血性坏死行髓芯减压术后疼痛缓解，近日左侧髋关节疼痛再现。

　　MRI 示双侧股骨头形态尚可，骨性关节面局部毛糙不整；左侧股骨头可见数个类圆形及斑片状异常信号，呈长 T1、长 T2 信号，局部边缘清楚，周围可见线样双低信号影环绕；双侧股骨头、股骨颈内可见管状双低信号影；双侧髋臼关节面不光滑，双侧关节间隙稍变窄；周围软组织间隙未见异常信号影（图4.1.48，图4.1.49）。

诊断：双侧股骨头缺血性坏死髓芯减压术后改变；左侧股骨头轻度水肿、囊变。

病例27

男性，38岁。间断呕吐、腹泻1月余，双下肢疼痛，行走困难。有头部外伤手术史。吸食毒品13余年，间断戒毒，多次复吸，现用美沙酮部分替代治疗。血压、血脂、血糖正常。

CT可见双侧大脑半球结构对称，灰白质对比自然，双侧大脑半球脑沟回增宽加深，脑

实质内未见明显异常密度灶，大脑皮质各叶、基底节、丘脑和小脑放射性分布大致对称（图4.1.50）。PET/CT示双侧股骨头关节持重面下可见多发囊性低密度影，周围骨质硬化，以左侧为著，髋臼缘骨硬化，无放射性核素异常分布（图4.1.51~图4.1.53）。

诊断：①脑萎缩（皮层型）；②双侧股骨头缺血性坏死。

病例28

男性，48岁。左髋疼痛1年余，于阴雨天和冬季加重。此次因车祸伤行DR/CT检查，未见骨折，意外发现左侧股骨头病变。

DR示左侧股骨头变扁，关节间隙变窄，其

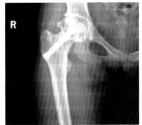
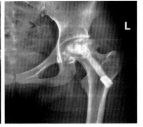

图4.1.46 DR（正位）图示双侧股骨头变扁，股骨头关节面凹凸不平，可见小囊状骨质破坏；双侧股骨颈及粗隆间可见棒状金属内固定影

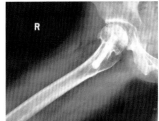
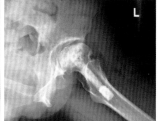

图4.1.47 DR（髋关节蛙式位）图示双侧股骨头变扁，股骨头关节面凹凸不平，周围有新骨增生；双侧股骨颈及粗隆间内可见棒状金属内固定影

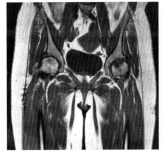
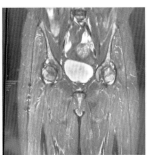
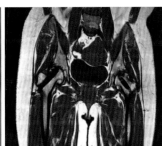
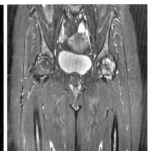

图4.1.48 MRI图示骨性关节面局部毛糙，左侧股骨头可见数个类圆形及斑片状异常信号，周围可见线样双低信号影环绕；双侧股骨头、股骨颈内可见管状双低信号影

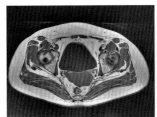
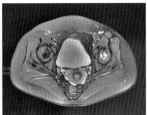
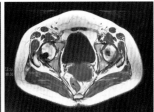
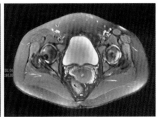

图4.1.49 MRI图示骨性关节面局部毛糙，左侧股骨头可见数个类圆形及斑片状异常信号，周围可见线样双低信号影环绕；双侧髋臼关节面不光滑，双侧关节间隙稍变窄

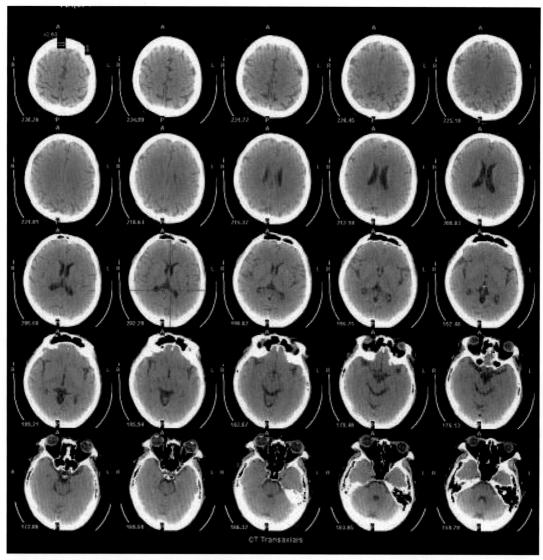

图 4.1.50　CT 图示双侧大脑半球脑沟回增宽加深

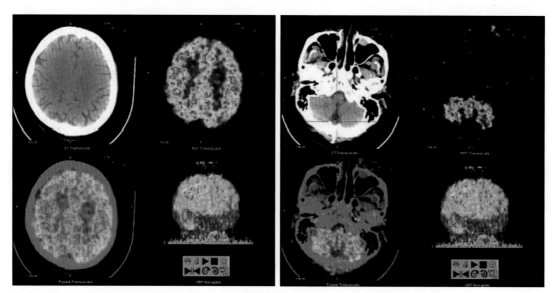

图 4.1.51　PET/CT 图示双侧大脑半球脑沟回增宽加深，放射性核素分布均匀

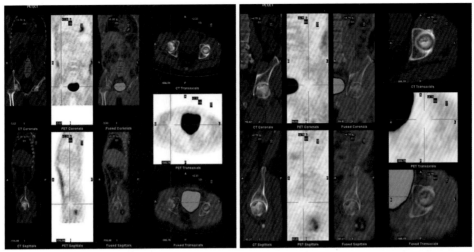

图 4.1.52　PET/CT 图示右侧股骨头关节持重面下多发的低密度囊性灶影，周围骨质硬化

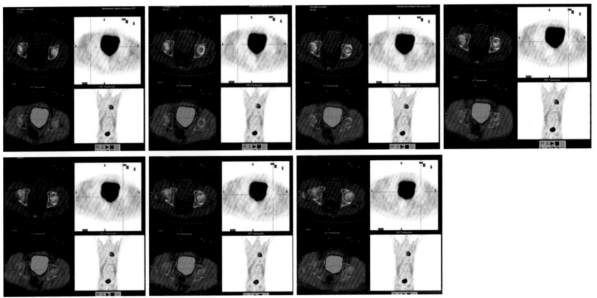

图 4.1.53　PET/CT 图示双侧股骨头关节持重面下呈碎裂状多发的低密度囊性灶影，周围骨质硬化，无放射性核素摄取

内可见囊性改变，余骨盆组成骨骨质结构完整，骶髂关节骨质未见明显异常，双侧髋关节关节面光滑，右侧关节间隙未见明显异常，右侧股骨头、颈未见明显异常（图 4.1.54）。CT 示双髋关节对称，未见明显骨折征象；左侧股骨头变扁、塌陷，呈蘑菇头样变，并见扇形骨质缺损区，边缘密度增高，左侧股骨头稍前旋，股骨颈短宽；左侧髋臼可见多个囊状低密度区，其内未见骨纹理，臼缘可见花边状骨质增生，关节间隙变窄，关节腔内可见细条状水样密度影（图 4.1.55，图 4.1.56）。

　　诊断：右侧股骨头缺血性坏死。

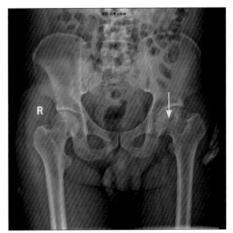

图 4.1.54　DR 图示左侧股骨头变扁，关节间隙变窄，其内可见囊性改变

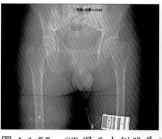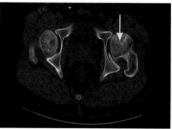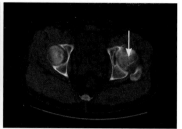

图 4.1.55　CT 图示左侧股骨头变扁、塌陷，并见扇形骨质缺损区，边缘密度增高，左侧股骨头稍前旋，股骨颈宽短，左侧髋臼可见多个囊状低密度区，臼缘可见花边状骨质增生

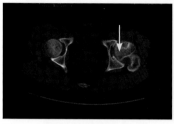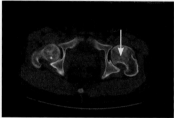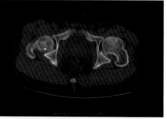

图 4.1.56　CT 图示左侧髋臼可见多个囊状低密度区，其内未见骨纹理，臼缘可见花边状骨质增生，关节间隙变窄，关节腔内可见细条状水样密度影

病例 29

男性，83 岁。右髋关节疼痛，屈曲、外展活动受限 10 个月，加重 3 周。DR 示右侧髋臼与对应股骨头呈斑片状骨密度增高，股骨头变扁平（图 4.1.57）。MRI 示右侧股骨头持重面形态、信号异常，T1WI 呈混杂低信号，PDWI/STIR 呈高信号，边缘模糊，并见碎裂改变（图 4.1.58，图 4.1.59）。

诊断：右侧股骨头缺血性坏死。

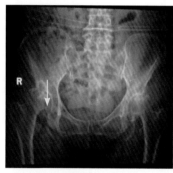

图 4.1.57　DR 图示右侧髋臼与对应股骨头呈斑片状骨密度增高

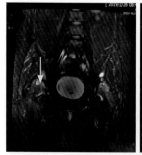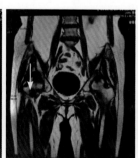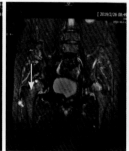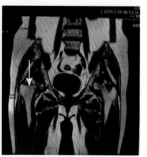

图 4.1.58　MRI 图示右侧股骨头持重面形态、信号异常，呈碎裂状改变

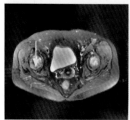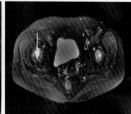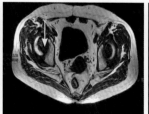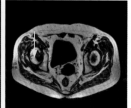

图 4.1.59　MRI 图示右侧股骨头持重面呈碎裂状改变，T2WI/PDWI 呈高信号

病例 30

男性，30 岁。右髋关节痛伴活动障碍 6 个月。CT 示右侧股骨头形态尚可，持重面及髋臼前内缘可见多发小类圆形囊状改变，周围可见骨质硬化改变（图 4.1.60，图 4.1.61）。

诊断：右侧髋关节创伤性关节炎并股骨头缺血坏死。

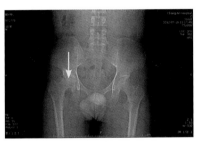

图 4.1.60　CT 图示右侧股骨头形态尚可，髋臼缘骨质增生，右侧股骨头持重面及髋臼前内缘可见多发小类圆形囊状改变，周围可见骨质硬化改变

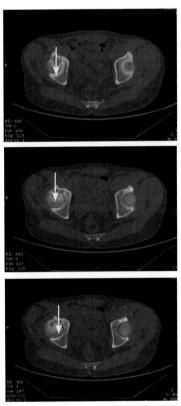

图 4.1.61　CT 图示右侧股骨头持重面及髋臼前内缘可见多发小类圆形囊状改变，周围可见骨质硬化改变

病例 31

女性，72 岁。持续性腰腿疼痛 6 个月，加重 3d，疼痛向左下肢外侧放射至外踝。活动需辅助，平卧翻身受限，夜间睡眠不佳。

DR 示骨盆倾斜、不对称，右髋关节间隙消失并见骨性融合强直；右侧股骨头向上移位，股骨颈增宽、短缩，颈干角缩小（图 4.1.62）。

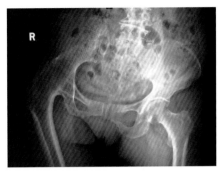

图 4.1.62　DR 图示骨盆倾斜，右髋关节间隙消失并见骨性融合强直，右侧股骨头向上移位

病例 32

女性，74 岁。左侧髋关节疼痛、行走不便 2 年。查体：步态不稳，左侧拖曳。

DR 示左侧髋关节抬高，高于健侧约 3cm；髋臼形态异常，可见多个囊性变灶影，臼窝外缘，髋关节前柱不能包裹患侧股骨头，且见股骨头畸形、增大，持重面不光滑，骨皮质下多个低密度囊性变，股骨颈增宽、短缩（图 4.1.63）。

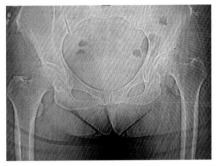

图 4.1.63　DR 图示左侧髋关节抬高，髋臼形态异常，可见多个囊性变灶影

CT 示左侧髋关节较右侧髋关节明显抬高、变浅、拉长，位于 Perkin 方格外上 1/4，左侧关节部分位于臼窝外；股骨头增大，呈"蘑菇头"状，股骨颈增粗变短，股骨头持重面可见多处塌陷（图 4.1.64）。

MRI 示左侧股骨头变扁，密度欠均匀，其内见斑片状密度增高影及不规则透亮影，股骨颈较对侧粗短；关节对应欠佳，关节间隙变窄，关节面骨密度增高，关节腔见积液征象；双侧髋臼关节面下见多发小圆形透亮影，其周可见硬化缘；双侧臀部皮下见结节状等至低密度影（图4.1.65）。

诊断：①左侧髋关节改变，考虑发育异常可能；左侧股骨头缺血性坏死，伴左侧髋关节腔积液。②双侧髋关节退行性改变。

八、股骨头（全髋）置换术后

股骨头（全髋）置换术在临床常见，技术成熟，成功率高。近年随生物工程技术改进、材料学多样化，人工股骨头置换术后关节活动

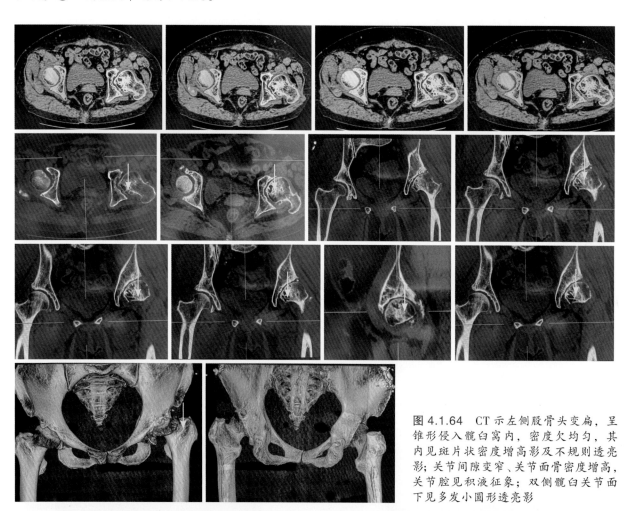

图4.1.64 CT示左侧股骨头变扁，呈锥形侵入髋臼窝内，密度欠均匀，其内见斑片状密度增高影及不规则透亮影；关节间隙变窄、关节面骨密度增高，关节腔见积液征象；双侧髋臼关节面下见多发小圆形透亮影

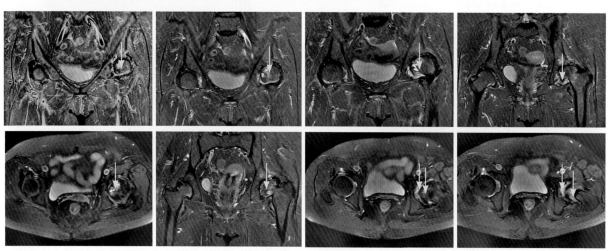

图4.1.65 MRI示左侧股骨头变扁，其内见斑片状密度增高影及不规则透亮影，股骨颈较对侧粗短；关节面骨密度增高，关节腔见积液征象，双侧髋臼关节面下见多发小圆形透亮影

度越来越好，术后第二天患者即可在康复师的指导下进行康复训练，有效减少了术后合并症（疼痛、髋臼磨损、髋臼中心脱位），降低了死亡率。

1.DR 评估

术后即刻与术后5年对比，可见全髋置换术后假体滑脱移位（图4.1.66）。

假体松动 假体移位

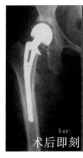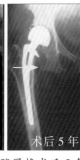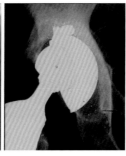

术后即刻 术后5年

图4.1.66 全髋置换术后5年DR图示假体松动，假体的髋臼窝移位，向髋关节内下滑脱

病例33

女性，64岁。双侧股骨头置换术后。高血压，2型糖尿病。双侧股骨头置换术后无不适感，髋关节活动功能未受限。DR示双侧全髋股骨头置换术后未见移位、头下沉，关节间隙未增宽（超过4mm）（图4.1.67）。

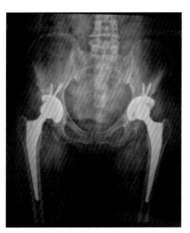

图4.1.67 DR图示双侧全髋股骨头置换术后改变

病例34

男性，59岁。10年前因C₅椎体骨折并脊髓损伤行C₅椎体骨折切开复位减压植骨融合内固定，伤口愈合良好。术后双上肢感觉稍好转，下

肢感觉减退，无运动功能。多次进行康复治疗。

骨盆DR示双侧髋关节对称，骨质结构完整，双侧臼缘骨质增生，臼窝骨密度增高；双侧股骨头形态失常，密度欠均，持重面可见囊性变，左侧关节面欠光滑，双侧关节间隙外缘变窄（图4.1.68）。

诊断：①脊髓损伤后遗症致双侧骨盆臼缘病变，考虑神经性骨关节病；②双侧股骨头缺血性坏死可能。

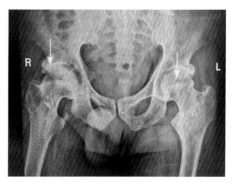

图4.1.68 DR示双侧臼缘骨质增生，臼窝骨密度增高，双侧股骨头形态失常，持重面可见囊性变

病例35

男性，76岁。外伤后股骨颈骨折，行左侧全髋置换术后，未见移位、头下沉，关节间隙未变宽（图4.1.69）。

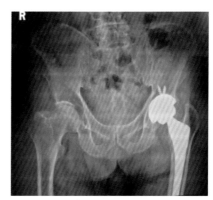

图4.1.69 全髋置换术后DR图

病例36

女性，73岁。腹痛。CT示双侧髋关节缘骨质增生，右侧髋关节置换术区可见假体内下方与髋臼间距略增大；右侧股骨大粗隆较左侧抬高约5mm；骨盆略有倾斜（图4.1.70）。

诊断：右侧全髋置换术后假体略有移位。

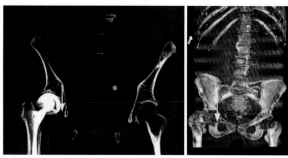

图 4.1.70 CT 图示假体内下方与髋臼间距略增大；右侧股骨大粗隆较左侧抬高；骨盆略有倾斜

病例 37

男性，94 岁。6 个月前摔倒后行左侧全髋置换术，术后可站立，扶助步器行走。16h 前扶助步器行走时突然摔倒，右臀部疼痛，右下肢不能屈伸，卧床休息未缓解。

DR+CT 示左侧股骨颈骨皮质连续性中断，断端移位（图 4.1.71~ 图 4.1.74）。

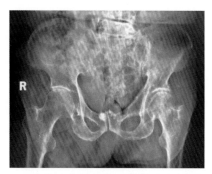

图 4.1.71 DR 图示左侧股骨颈骨皮质中断，断端移位，患侧股骨颈变宽短，骨盆倾斜，双侧闭孔不对称

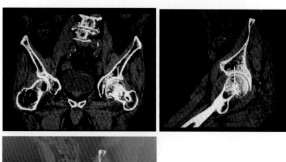

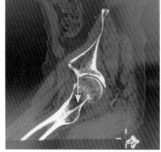

图 4.1.72 CT 多层面重建图像示左侧股骨颈骨皮质中断，断端略有移位

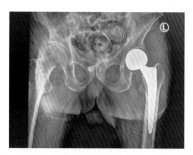

图 4.1.73 DR 图示左侧全髋置换术后未见移位滑脱

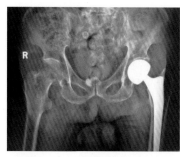

图 4.1.74 DR 图示右侧股骨颈骨皮质中断，断端移位；左侧全髋置换术后未见移位滑脱

病例 38

男性，56 岁。1 年 3 个月前因右侧股骨颈骨折行髓内固定手术，术后复查。DR 示内固定器未见滑脱、移位（图 4.1.75）。MRI 示右侧内固定器在股骨颈－股骨头下呈"窦道样"低信号，未见移位滑脱，股骨头持重面未见异常信号（图 4.1.76）。

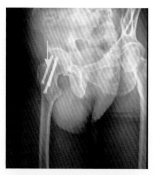

图 4.1.75 DR 图示内固定器未见滑脱、移位

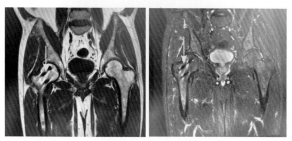

图 4.1.76 MRI 图示右侧内固定器在股骨颈－股骨头下呈"窦道样"低信号，未见移位、滑脱

2.PET/CT 评估

PET/CT 或 SPECT 的优点：一次成像不但能够全面显示全身的骨骼，依次判断单骨病变或多骨病变，还可以了解人体活体组织骨代谢与血供。SPECT 为单光子发射计算机断层成像，是一种放射性同位素断层成像技术，常将 ^{99m}Tc 标记的放射性药物静脉注射，经代谢后在脏器或病变部位和正常组织间形成放射性浓度差异，通过探测这些差异，经计算机处理再成像。

PET/CT 是正电子发射计算机体层成像，将人体代谢必需的物质标记上能发射正电子而半衰期很短的核素制成显示像剂（如 $^{18}F\text{-}FDG$），注入人体后，正电子遇到电子发生 / 湮灭并释放出一对 γ 光子，由探测器接收 γ 光子，再经计算机重建出体层图像。

病例 39

男性，86 岁。咳嗽、咳痰月余。经抗感染治疗前症改善。胸部 X 线片发现右侧胸腔积液，抽取后反复增多，且呈淡红色血性积液。既往史：糖尿病 11 年，多发肝囊肿，曾患胆囊炎，20 年前因左股骨颈骨折行左侧股骨头置换术（图 4.1.77，图 4.1.78），术后局部无疼痛及活动障碍。

病例 40

女性，50 岁。宫颈癌术后放化疗后 5 年。9 个月前因车祸致左股骨颈骨折，先行髓内固定术，因失败又行人工股骨头置换术。术后无弹向、无疼痛，坐便无困难，行走时轻微跛行。

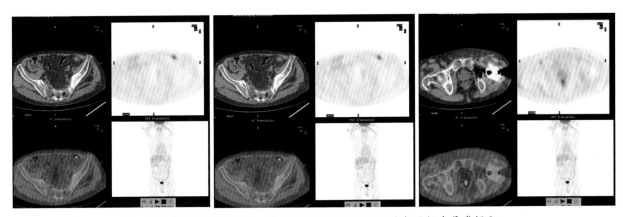

图 4.1.77　PET/CT 图示左侧髋关节白窝抬高，术区及周围肌肉间隙无放射性核素异常摄取

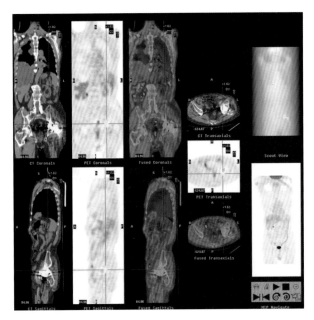

图 4.1.78　PET/CT 图示左侧股骨头置换后与髋臼仅见左侧髋关节的白窝抬高，左侧髂骨局部隆起，骨密度增高，假体及周围肌肉间隙无放射性核素异常摄取

PET/CT：子宫术后缺如，术区无放射性核素异常分布；延迟扫描后腹腔、腹膜后结构未见明显异常表现（图4.1.79）；双侧肾脏正常，包膜完整连续，肾实质内未见异常密度影，肾窦、肾门结构清晰，输尿管未见扩张积水，双侧肾内收集系统可见少许放射性核素滞留；颈椎反曲，椎体边缘轻度唇样增生，项韧带钙化（图4.1.80）。

诊断：①宫颈癌术后放化疗后；②双侧上颌窦炎；③双肺尖陈旧灶；④颈椎病；⑤左侧股骨头置换术后。

病例41

男性，72岁。左侧股骨颈骨折行股骨头置换3年。行走时略跛行，下蹲无任何不适。PET/CT发现左侧髋关节股骨头置换处人工假体位置较健侧略高，假体周围无放射性核素摄取（图4.1.80）。

病例42

女性，72岁。左侧股骨头置换术后2年7个月，术后活动后疼痛，下蹲、坐便时有困难，双下肢骨质疏松。

CT：左侧髋臼呈不规则囊性变，周边有骨硬化缘，假体与髋臼间隙5.8mm（正常关节间隙4mm）。PET：植入人工假体股骨头、股骨颈周边均有放射性核素分布，且不均匀，放射性核素轻度摄取（SUVmax：4.7）。PET/CT：

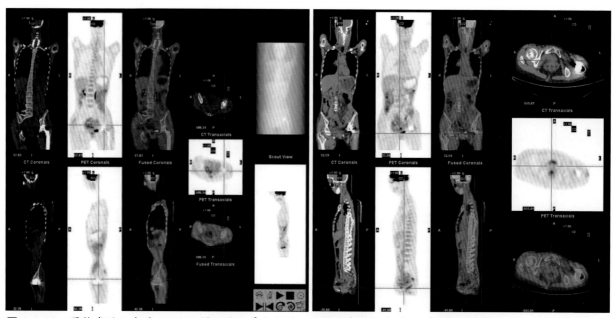

图4.1.79　置换术后9个月PET/CT图示髋臼骨盆倾斜，左低右高，假体周围无放射性核素分布

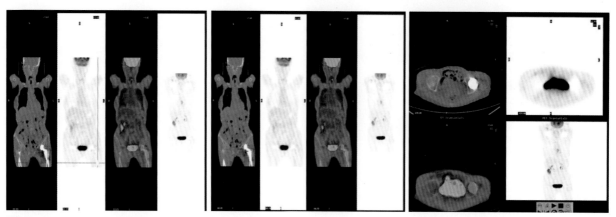

图4.1.80　PET/CT图示假体周围无放射性核素摄取

髋臼窝囊性变,核素摄取不规则分布(图4.1.81)。

PET/CT 提示:左侧人工假体股骨头植入后假体略下沉及周围无菌性炎症反应。

病例 43

女性,81岁。19年前因左侧股骨颈骨折行股骨头置换手术。术后行走时自觉股骨头置换部位有上下滑动、弹响感,劳累后术区不适。8年前行左肾癌手术。术后2年因咳嗽、痰中带血,怀疑左肾癌并肺转移,行PET/CT评估(图4.1.82,图4.1.83)。

诊断:①股骨头松动致股骨颈周围软组织间隙炎症;②左侧肾癌术后并肺内、L$_2$~L$_3$椎体附件骨转移。

病例 44

女性,65岁。曾患肺结核,治疗后好转。18d前行人工假体股骨头置入术,术后生活不能自理,疼痛难忍,夜间尤甚。

骨盆平片示左侧股骨颈片状溶骨样破坏灶,灶周无骨硬化缘。PET/CT 示右肺门支气管分叉处可见一大小约 3.9cm×3.0cm×3.2cm 的不规则形软组织密度影,密度不均,放射性核素浓聚(SUVmax:21.6);下叶背段支气管受压,远端可见一楔形高密度影,密度不均,基底较宽与胸膜相连,边界清楚,尖端指向肺门,放射性核素不均匀性浓聚(SUVmax:16.1);右肺中叶可见一浅淡高密度结节影,无异常核素浓聚;两肺尖、左肺下叶后基底段条索状高密

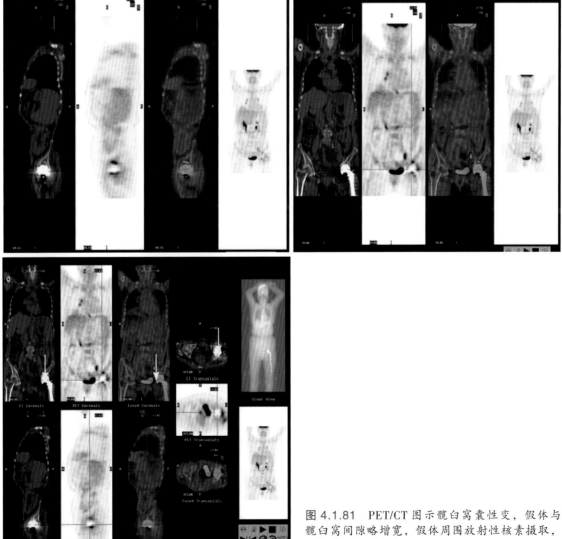

图 4.1.81 PET/CT 图示髋臼窝囊性变,假体与髋臼窝间隙略增宽,假体周围放射性核素摄取,且核素不规则分布

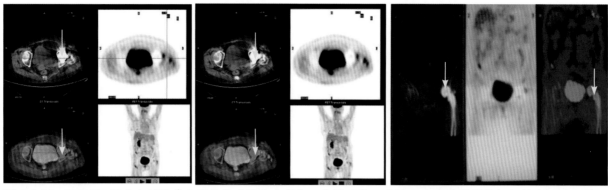

图 4.1.82　PET/CT 图示左侧股骨头置换术后股骨头形态、位置正常，术区及左外缘周围软组织间隙可见斑片状放射性核素摄取

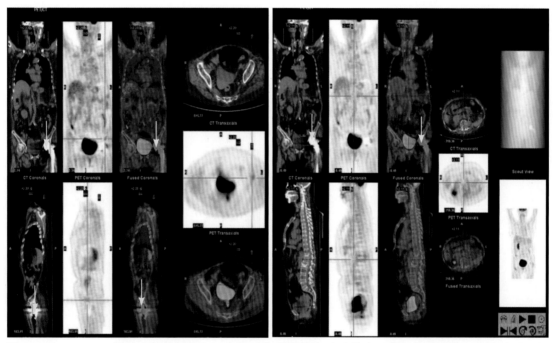

图 4.1.83　PET/CT 图示左侧肾脏缺如，左侧股骨头置换术后股骨头形态、位置正常，左外缘周围软组织间隙可见斑片状放射性核素摄取

度影，右肺上叶前段、左肺下叶后基底段无肺纹理透光区，均无放射性核素异常分布；右侧后壁近斜裂处胸膜结节样增厚，放射性核素浓聚（SUVmax：16.9）；左腋窝、髂总动脉及左髂外动脉旁淋巴结肿大，左髂外动脉旁淋巴结融合成团，放射性核素高度摄取（SUVmax：5.4~19.5）；右锁骨近端骨密度增高，放射性核素浓聚（SUVmax：8.3）；左股骨头置换术后改变，放射性核素轻度摄取（图 4.1.84）。

诊断：①右肺中心型肺癌并肺内、胸膜、淋巴结及骨转移；右肺下叶背段阻塞性肺炎。②左

股骨头置换术后改变。

病例 45

女性，76 岁。人工假体股骨头植入术后 2 年 6 个月，持续性疼痛，夜晚尤甚，睡眠差。活动不便，生活不能自理。

PET/CT 示全身组织脏器未发现放射性核素异常代谢；左侧髋臼呈不规则囊性变，周边有骨硬化缘；左侧髋臼与股骨颈周围有斑点状核素分布（SUVmax：4.7）（图 4.1.85~图 4.1.88）。

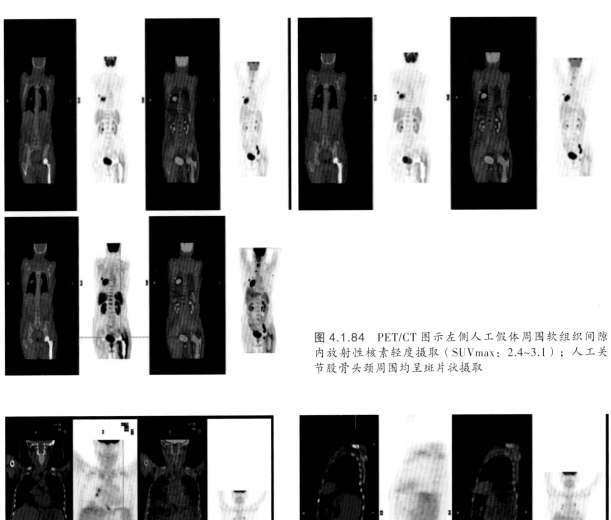

图 4.1.84　PET/CT 图示左侧人工假体周围软组织间隙内放射性核素轻度摄取（SUVmax：2.4~3.1）；人工关节股骨头颈周围均呈斑片状摄取

图 4.1.85　PET/CT 图示左侧髋臼呈不规则囊性变，周围有斑点状核素分布

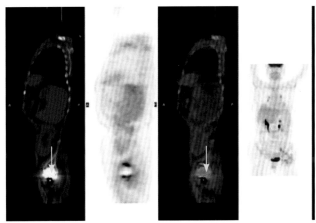

图 4.1.86　PET/CT 图示左侧髋臼与股骨颈周围有放射性核素轻度摄取

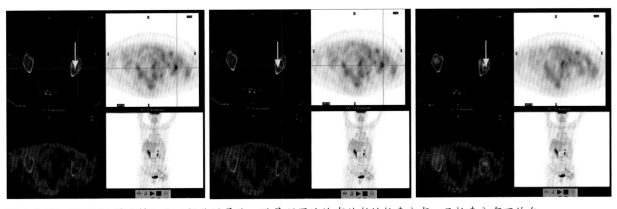

图 4.1.87　PET/CT 图示植入人工假体股骨头、股骨颈周边均有放射性核素分布，且核素分布不均匀

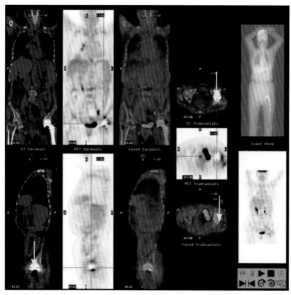

图 4.1.88　PET/CT 图示左侧髋臼与股骨颈周围有放射性核素轻度摄取

3. 全髋及股骨头置换术后不良事件

在人工假体置入后 5 年，假体与髋臼窝吻合差，或松动、感染、移位。持续存在局部疼痛，夜晚加重。PET/CT 显示股骨头与髋臼之间周围软组织间隙内呈放射性核素摄取，甚至术区持续存在放射性核素摄取（图 4.1.89~ 图 4.1.91）。此发现与临床症状、体征吻合。

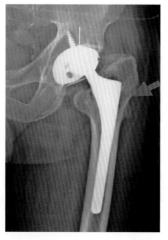

图 4.1.89　DR 图示全髋置换术后，髋臼窝内的内固定螺钉、髋臼由固定点脱出，髋关节间隙增大（> 9mm），全髋置入的内固定器移位、脱出、下沉

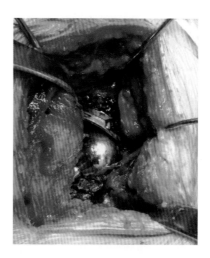

图 4.1.90　全髋置换术后翻修术中直视下可见假体移位，由固定点滑脱

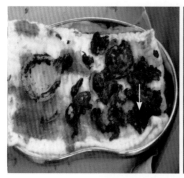
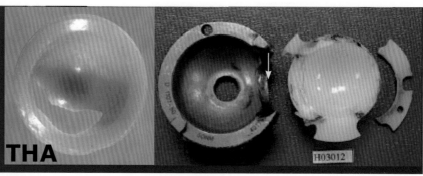

图 4.1.91　左侧股骨头置换术后假体磨损

第2节 肩关节疾病

肩关节是人体最灵活的球窝关节，在退行性病变中，受损韧带附着点增生钙化。临床表现为疼痛、活动受限。在脑卒中患者中，颅内基底节区缺血性或出血性病变波及上运动神经原或传导纤维束，后遗症期可见对侧神经支配的肢体运动、感觉障碍，肩关节脱位。

一、肩关节退行性改变

肩关节退行性改变，是指随患者年龄增加，肩关节骨质增生，韧带附着处钙化（图4.2.1），关节功能不稳，关节滑脱、创伤增加。

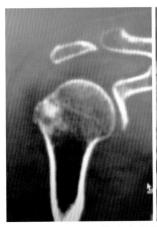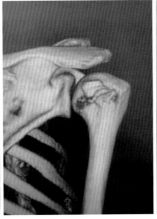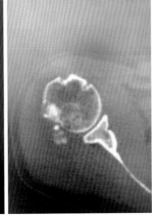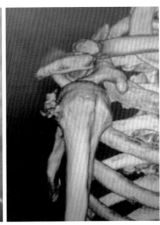

图 4.2.1　CT+ 三维重建图像可见右侧肩关节大结节韧带附着处增生钙化，旋转角度显示呈碎片状

二、脑卒中后遗症并肩关节脱位

病例 1

女性，49岁。高血压脑出血（左侧基底节区），颅内血肿清除术后、右额颞部颅骨修补术后并右侧肩关节脱位。

CT 示左侧基底节区可见条片状低密度影，边缘清楚，密度均匀；左侧侧脑室前后角被牵拉扩张，前后角旁可见云雾样低密度影，脑沟回增宽加深；左侧额颞部颅骨修补置入金属板（图4.2.2）。

术前 DR 示右侧肱骨头位于肩关节盂下，关节间隙变宽（图4.2.3）。右肩关节康复后，DR 示右侧肱骨头回纳，位于肩关节盂，对应关系存在（图4.2.4）。

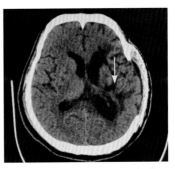

图4.2.2　CT图示左侧基底节区可见条片状低密度影，左侧侧脑室前后角被牵拉扩张，旁边可见云雾样低密度影；左侧额颞部颅骨修补置入金属板

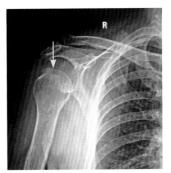

图 4.2.3　DR 图示右侧肱骨头位于肩关节盂下，关节间隙变宽（＞24mm）

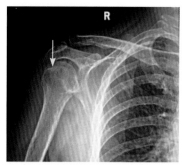

图 4.2.4　康复后 DR 图示右侧肱骨头回纳，位于肩关节盂，对应关系存在，关节间隙恢复

病例 2

男性，67 岁。左侧基底节区出血（约 70mL）。血肿清除术后 3 年，右侧肢体失能，右肩关节不能上抬，右手指不能握持，右下肢不能负重。

康复前 DR 示右侧肱骨头位于肩关节盂下，关节间隙变宽（图 4.2.5）。康复训练后 DR 示右侧肱骨头位与肩关节盂对应，关节间隙变窄，约 4mm（图 4.2.6）。

头颅 CT 可见左侧基底节区原出血灶形成条索状低密度影，边界清楚，其内密度均匀，左侧侧脑室后角旁被牵拉扩张（图 4.2.7）。

诊断：左侧基底节区出血性脑卒中、血肿清除术后软化灶形成。

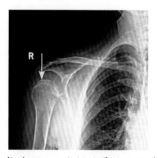

图 4.2.5　康复前 DR 示右侧肱骨头位于肩关节盂下，关节间隙变宽（＞20mm）

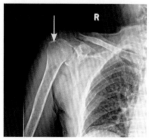

图 4.2.6　康复后 DR 示右侧肱骨头回纳，位于肩关节盂，对应关系存在，关节间隙部分恢复

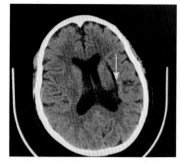

图 4.2.7　CT 图示左侧基底节区原出血灶形成条索状低密度影，左侧侧脑室后角旁被牵拉扩张

病例 3

女性，78 岁。脑梗死后遗症伴右肩活动无力、疼痛，不能上举 3 个月。

CT 示右侧基底节区大片低密度影，边缘清楚；双侧侧脑室前后角旁可见云雾样低密度影，脑沟回增宽加深（图 4.2.8）。诊断：①右侧基底节区缺血性脑梗死恢复期；②大脑白质脱髓鞘改变；③脑萎缩。

DR 示左侧肩关节间隙变宽（＞14mm），向内下脱位（图 4.2.9）。

诊断：脑梗死后伴左侧肩关节脱位。

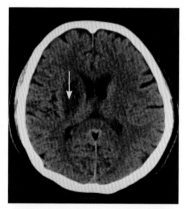

图 4.2.8　CT 图示右侧基底节区可见大片低密度影，双侧侧脑室前后角旁可见云雾样低密度影

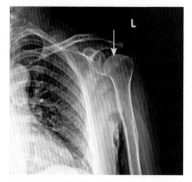

图 4.2.9　DR 图示左侧肩关节间隙变宽且向内下脱位

病例 4

女性，75 岁。左侧脑梗死后右侧肢体活动受限，右侧肩关节下垂、无力，不能上抬 6 个月。既往有心房颤动，置入心脏起搏器。

DR 示右侧肩关节间隙变宽（> 37mm），肱骨头向外下脱出；右前胸壁可见心脏起搏器置入术后改变，电极板、电源、导线未见移位滑脱（图 4.2.10）。诊断：①左侧缺血性脑卒中并右侧肩关节脱位；②右前胸壁心脏起搏器置入术后。

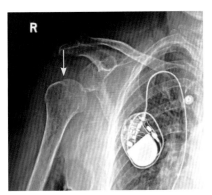

图 4.2.10 DR 图示右侧肩关节间隙变宽，肱骨头向外下移位

病例 5

女性，81 岁。脑出血后遗症伴右肩关节脱位，被碰撞后，右肩关节下垂更明显。

复位前 DR 示右肩关节向右下内侧脱位（图 4.2.11）。复位后 DR 示关节对应关系恢复，关节间隙正常（图 4.2.12）。诊断：脑卒中后遗症并右肩关节脱位。

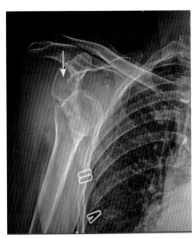

图 4.2.11 DR 图示右肩关节向右下内侧脱位，关节间隙变宽

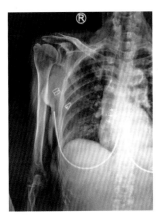

图 4.2.12 复位后 DR 图示右肩关节恢复对应关系，关节间隙正常

三、多囊肾、多囊肝并出血性脑卒中后遗症（右肩关节脱位）

病例 6

男性，47 岁。高血压 10 余年，未规律服药。3 个月前突然嘴歪、流涎，右侧肢体无力。急诊行头颅 CT 示左侧基底节脑出血（约 38mL）。开颅血肿清除术后，遗留右侧肢体轻瘫、无力，行走"画圈"，右上肢不能抬举。

腹部 CT 可见肝脏、双侧肾脏增大、异常，有浅分叶，肝内各叶散在大小不等的低密度囊性灶；双侧肾脏实质内低密度囊性灶，其内间以大小不一的点状高密度影，左肾已失去正常轮廓；右肾实质密度仍见，但被充满液体的囊性灶挤压变薄（图 4.2.13）。诊断：多囊肝、多囊肾并肾内出血、钙化。

头颅 CT 示左侧基底节区可见混杂密度影，周边有低密度水肿带，左侧侧脑室被牵拉扩张；右侧基底节区可见斑点状低密度影，边缘清晰，密度均匀；双侧侧脑室前后角旁可见云雾样低密度影；双侧额颞叶颅骨内板下可见弧形低密度积液影（图 4.2.14）。头颅 MRI T2WI+FLAIR 示左侧基底节区有条索状、斑片状高－混杂信号影，左侧侧脑室被牵拉扩张，双侧颅骨内板下可见弧形长 T2 信号影（图 4.2.15）。

MRA 示颅内血管管壁无结节样隆起。

右肩关节 DR 示右侧肩关节间隙增宽，肱骨头向外下方脱出（图 4.2.16）。诊断：多囊肝、多囊肾并出血性脑卒中后遗症（右肩关节脱位）。

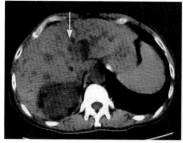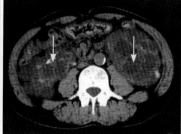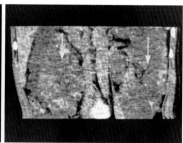

图 4.2.13 腹部 CT 示肝、肾形态异常，肝内各叶散在可见大小不等的低密度囊性灶；双侧肾实质被低密度囊性灶占据，其内间以大小不一的点状高密度影，右肾实质被挤压变薄

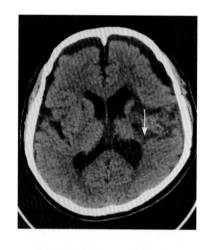

图 4.2.14 头颅 CT 示左侧基底节区可见混杂密度影，周边有低密度水肿带，右侧基底节区可见斑点状低密度影，双侧侧脑室前后角旁可见云雾样低密度影

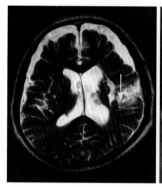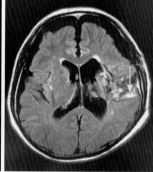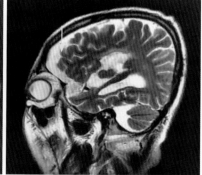

图 4.2.15 头颅 MRI T2WI+FLAIR 示左侧基底节区有条索状、斑片状高-混杂信号影，双侧颅骨内板下可见弧形长 T2 信号影

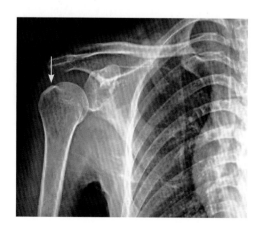

图 4.2.16 DR 图示右侧肩关节间隙增宽（＞15mm），肱骨头向外下方脱出

第3节 膝关节疾病

一、膝关节退行性变

膝关节发生退行性改变的一种慢性、进展性关节病。女性多于男性。病理特点：关节软骨变性、破坏，软骨层变薄，软骨下骨质硬化，关节边缘及软骨下反应性增生，骨赘形成。查体：双下肢"O"形腿，在轻微或意外扭伤中牵拉韧带附着点易发生急性或隐性骨折。

1.影像学特点

（1）DR 膝关节骨结构完整，各骨边缘变尖，呈唇样变骨质增生。髁间嵴、髌骨上下缘明显，内侧关节、髌骨间隙变窄。关节髓腔内骨密度降低，骨小梁稀疏，骨质疏松症。

（2）CT 膝关节股骨远端、胫腓骨及髌骨上下缘、骨边缘骨质增生，呈唇样改变。内侧关节间隙变窄。偶尔可见股四头肌韧带附着处增生钙化。关节间隙低密度积液。

（3）MRI 髌骨及股骨关节面下可见斑片状、小圆形异常信号，边缘模糊，T1WI低信号，PDWI/STIR高信号。关节面下软骨局部变薄；膝关节诸骨骨缘、胫骨髁间嵴及髌骨上缘骨质增生变尖，关节面尚光滑。前交叉韧带连续性存在，其内可见斑点状高信号；外侧半月板前角变薄，其后角内见斑点状稍高信号。髌上囊、关节腔及腘肌下隐窝可见少许积液征象。膝关节内股四头肌韧带周围的脂肪垫可见片絮状异常信号，边缘模糊，T1WI低信号，PDWI/STIR高信号。

病例1

男性，60岁。右膝关节不适3月余。DR示右膝关节骨边缘变尖，呈唇样变，髁间嵴、髌骨上下缘尤为明显，内侧关节、髌骨间隙变窄（图4.3.1）。诊断：右膝关节退行性骨关节病。

病例2

女性，62岁。双膝关节钝痛5年。病初休息可缓解，现疼痛固定，下蹲、上下台阶尤著1年余，以左膝明显。CT示膝关节骨边缘变尖，

呈唇样变，髁间嵴、髌骨上下缘明显，内侧关节、髌骨间隙变窄（图4.3.2~图4.3.4）。软组织间隙未见渗出积液。

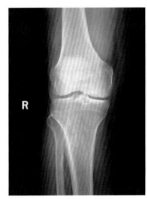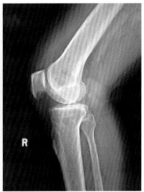

图4.3.1 DR图示右膝关节骨边缘变尖，呈唇样变；内侧关节、髌骨间隙变窄

病例3

女性，63岁。右膝关节疼痛，行走不便，屈伸不利，久行加重。

MRI示右膝关节髌骨及股骨关节面下可见斑片状及小圆形异常信号，边缘模糊，T1WI低信号，PDWI/STIR高信号；关节面下软骨局部变薄；膝关节骨缘、胫骨髁间嵴及髌骨上缘骨质增生变尖；关节面尚光滑；前交叉韧带连续性存在，其内可见点状高信号；外侧半月板前角变薄，其后角内见斑点状稍高信号；髌上囊、关节腔及腘肌下隐窝可见少许积液征象。膝内局部脂肪层可见片絮状异常信号，边缘模糊，T1WI低信号，PDWI/STIR高信号（图4.3.5，图4.3.6）。

诊断：①右膝关节退行性改变伴髌骨及股骨关节面下水肿、囊变；②外侧半月板前角轻度变薄，后角损伤；③前交叉韧带损伤；④髌上囊、关节腔及腘肌下隐窝积液；⑤右膝关节软组织轻度水肿。

病例4

男性，78岁。外伤后左膝关节疼痛。

MRI示左膝关节髌骨及股骨关节面下可见

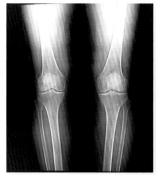
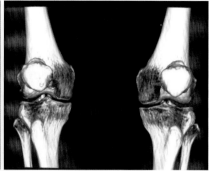
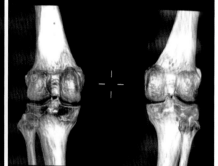

图4.3.2　CT三维重建图像示膝关节骨边缘变尖，呈唇样变，内侧关节间隙变窄

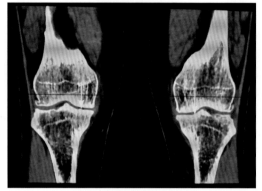
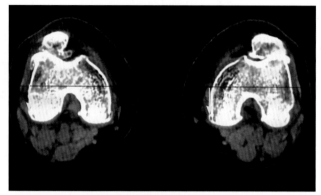

图4.3.3　CT+MPR重建图像示膝关节骨边缘变尖，呈唇样变，内侧关节间隙变窄

图4.3.4　CT图示膝关节骨边缘变尖，呈唇样变，髌骨关节间隙变窄

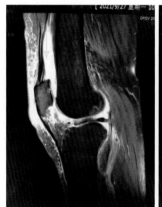
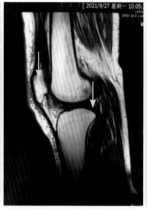
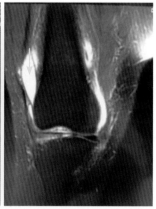

图4.3.5　MRI图示髌骨及股骨关节面下可见斑片状及小圆形异常信号，T1WI低信号，PDWI/STIR高信号；前交叉韧带连续存在，其内可见斑点状高信号

斑片状异常信号，边缘模糊，T1WI低信号，PDWI/STIR高信号；关节面下软骨局部变薄；膝关节周围见结节状游离影；膝关节骨缘、胫骨髁间嵴及髌骨上缘骨质增生变尖，关节面尚光滑；前、后交叉韧带及内侧副韧带连续性存在，其内可见点状高信号；内侧半月板前角变薄，后角内见斑点状稍高信号，外侧半月板缺如；髌上囊、关节腔可见少许积液征象；髌下脂肪

垫内可见片絮状异常信号，边缘模糊，T1WI低信号，PDWI/STIR高信号（图4.3.7，图4.3.8）。

诊断：①左膝关节退行性骨关节病并髌骨及股骨关节面下水肿、囊变；②前、后交叉韧带及内侧副韧带损伤；③内侧半月板前角变薄，后角变性；④髌上囊、关节腔积液；⑤髌下脂肪垫损伤。

病例5

女性，73岁。双膝关节疼痛、活动不便20余年。右膝关节扭伤1d，疼痛加重。

MRI示右髌骨骨皮质中断，呈"竖形"骨折线，断端对位立线尚可，右髌骨软骨变薄；右股骨远端内侧髁髓腔可见斑片状PDWI/STIR高信号；右膝内、外侧半月板后角小片状STIR高信号，未达关节面；右前交叉韧带连续，走行区内见斑片状PDWI/STIR高信号影；右膝外侧副韧带走行区见斑片状PDWI/STIR高信号；右膝髌韧带走行区见斑片状STIR高信号；髌下脂肪垫见斑片状PDWI/STIR高信号；右膝关节周围软组织间隙见斑片状PDWI/STIR高信号；右膝髌上囊及膝关节见大量长T1、长T2积液信号（图4.3.9~图4.3.11）。

诊断：①右髌骨骨折并骨髓水肿；②右髌骨软化，右股骨远端内髁骨髓水肿；③右膝关节内外半月板前后角退变；④右膝前交叉韧带、外侧副韧带及髌韧带损伤；⑤右膝髌下脂肪垫损伤水肿；⑥右膝关节周围软组织部分水肿。

病例6

女性，67岁。双膝关节疼痛不适5年，右膝为著，深蹲、上下楼梯加重3年。

DR示双侧关节呈"X"形，股骨远端、胫骨平台、髌骨周缘骨质增生，可见轻度移位（图4.3.12）。MRI示右侧膝关节髌骨、股骨远端、胫骨关节面下可见斑片状及类圆形异常信号。边界不清，T1WI呈低信号，PDWI/STIR呈高信号；关节面下软骨局部变薄；膝关节缘、胫骨髁间嵴及髌骨上缘骨质增生变尖，关节面尚

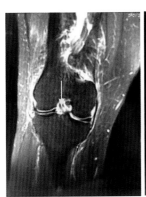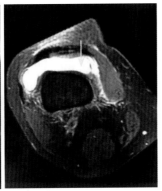

图4.3.6 MRI图示膝关节骨缘、胫骨髁间嵴及髌骨上缘骨质增生变尖；前交叉韧带连续存在，其内可见点状高信号；膝内局部脂肪层可见片絮状异常信号，边缘模糊

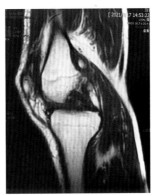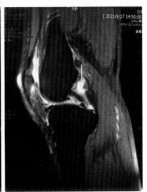

图4.3.7 MRI图示左膝关节髌骨及股骨关节面下可见斑片状异常信号

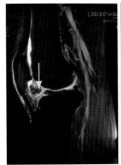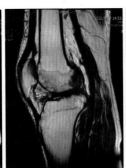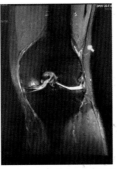

图4.3.8 MRI图示左膝关节髌骨及股骨关节面下可见斑片状异常信号；前、后交叉韧带及内侧副韧带连续存在，其内可见点状高信号；内侧半月板前角变薄，后角内见斑点状稍高信号；髌下脂肪垫内可见片絮状异常信号

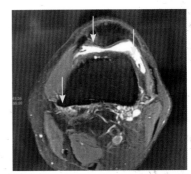

图4.3.9 MRI图示髌上囊、关节腔可见少许积液征象；胫骨平台内缘骨质增生变尖，髌骨呈"竖形"高信号骨折线

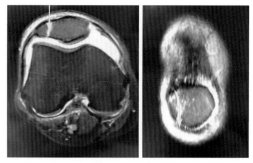

图 4.3.10　MRI 图示右髌骨（轴位＋冠状位）骨皮质中断，呈"竖形"高信号骨折线

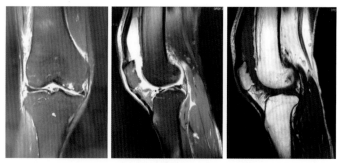

图 4.3.11　MRI 图示右股骨远端内侧髁髓腔可见斑片状 PDWI/STIR 高信号，髌上囊及关节腔内见大量长 T1、长 T2 积液信号

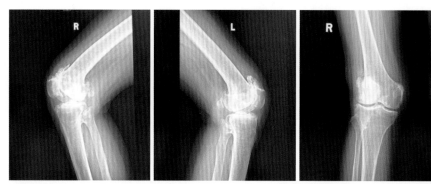

图 4.3.12　DR 图示 DR 双侧关节呈"X"形，股骨远端、胫骨平台、髌骨周缘骨质增生，可见移位

光滑；前交叉韧带连续，其内可见点片状高信号；内侧半月板后脚，外侧半月板见斑点状高信号；后交叉韧带、双侧副韧带结构完整，信号未见异常；髌上囊及关节腔内可见少量积液影；腘窝内可见囊性异常信号影，边缘清，膝关节周围肌肉间隙少许絮状异常信号，边缘模糊，T1WI 呈低信号，PDWI/STIR 呈高信号（图

4.3.13~ 图 4.3.15）。

诊断：①右膝关节退行性改变伴髌骨、股骨远端、胫骨关节面下水肿、囊变；②前交叉韧带损伤 I°；③内侧半月板后角及外侧半月板前角变性；④髌上囊及关节腔少许积液；⑤腘窝囊肿、软组织间隙水肿。

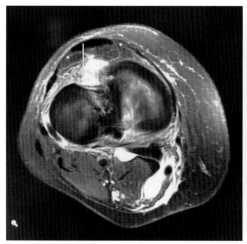
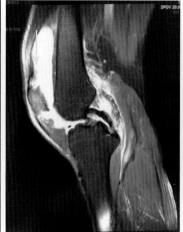
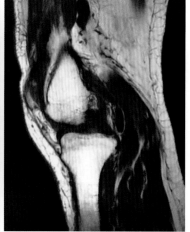

图 4.3.13　MRI 图示右侧膝关节髌骨、股骨远端、胫骨关节面下可见斑片状及类圆形异常信号，边界不清；腘窝内可见囊性异常信号影，边界清，膝关节周围肌肉间隙少许絮状异常信号，边缘模糊

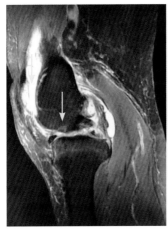
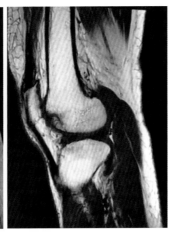

图4.3.14　MRI图示髌上囊及关节腔内可见少量积液影；腘窝内可见囊性异常信号影，边缘清，膝关节周围肌肉间隙少许絮状异常信号

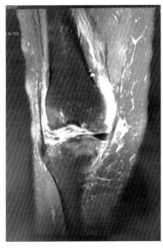
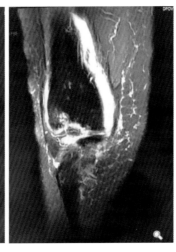

图4.3.15　MRI图示右侧膝关节髌骨、股骨远端、胫骨关节面下可见斑片状及类圆形异常信号，边界不清

二、膝关节置换术后改变

病例7

女性，76岁。双膝疼痛29年，行走困难1年，行双膝关节人工假体置换术后仍疼痛。DR示双侧膝关节置换术后人工关节未移位滑脱；关节周围骨质增生（图4.3.16）。

病例8

男性，60岁。双膝关节进行性疼痛，跛行，活动受限10余年。

双膝关节呈内翻畸形，内翻约15°，负重下内翻可达约30°（图4.3.17）。左膝关节内侧间隙压痛阳性，左髌骨研磨试验阳性，左下肢纵向叩击痛阴性。左膝关节屈伸活动受限，左膝关节活动度100°—5°—0°，左侧浮髌试验阴性。左下肢肌力Ⅴ级。右膝关节前上方可见一长约

4cm的陈旧性瘢痕，愈合良好，无压痛。右膝关节内侧间隙压痛阳性，右髌骨研磨试验阳性，右下肢纵向叩击痛阴性。右膝关节屈伸活动受限，右膝关节活动度90°—5°—0°，右侧浮髌试验阴性。右下肢肌力Ⅴ级。双侧足背动脉及胫后动脉搏动正常，末梢血运良好。

术前CR图示双膝关节广泛增生，退行性改变，关节面及其周围广泛骨质增生、骨赘形成，胫骨、股骨内侧软骨下骨硬化，内侧关节间隙变窄，双膝关节呈内翻畸形，内翻约15°；双膝关节髌上囊处可见大量不规则骨样组织形成（图4.3.18）。术后CR图示双侧膝关节置换术后假体植入吻合形态正常（图4.3.19）。

术后恢复期双侧膝关节置换术后平卧位可见双侧膝关节内翻可达约5°，站立位内翻不足10°（图4.3.20）。

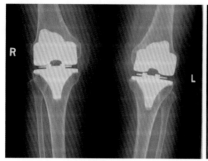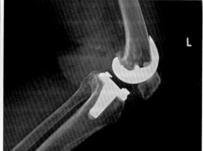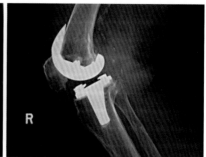

图 4.3.16　DR 图示人工关节未移位滑脱

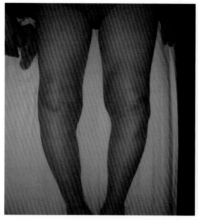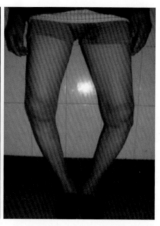

图 4.3.17　术前平卧双侧膝关节内翻可达约 15°，站立位可达约 30°

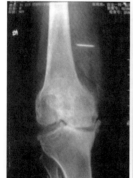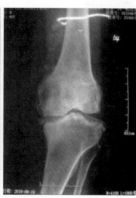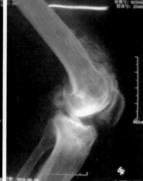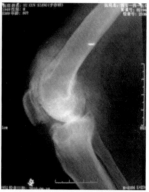

图 4.3.18　术前 CR 图示双膝关节广泛增生，关节面及其周围广泛骨质增生，胫骨、股骨内侧软骨下骨硬化，内侧关节间隙变窄，双膝关节呈内翻畸形

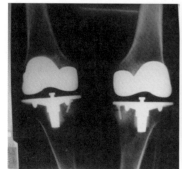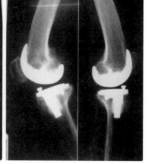

图 4.3.19　矫形后 CR 图示双侧膝关节人工关节植入

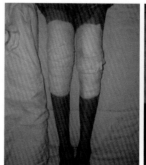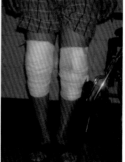

图 4.3.20　术后平卧双侧膝关节内翻可达约 5°，站立位内翻不足 10°

三、膝关节置换术后并发症

（一）缺血性脑卒中

为预防膝关节置换术后并发症，膝关节置换术前要客观评估患者的基本病情。患者有如下情况应暂缓手术，等待临床症状改善再择期手术。

（1）**中枢神经系统**　术前询问有无智力减退、卒中后遗症，以及患侧肢肌力情况。

（2）**高血压**　服药血压控制良好，对重度高血压且急需手术的，围手术期采用硝普钠静脉滴注。

（3）**冠心病**　术前询问有无近期反复发作的心绞痛。如心绞痛发作后3个月病情稳定，无症状且心电图正常，可行手术。

（4）**心肌梗死**　术前3个月患心肌梗死，33%的病例可再发病；术前4~6个月患心肌梗死，再发生率约为16%。尽可能选择在病情平稳后，发病6个月后进行手术，

（5）**心律失常**　术前纠正，如难以纠正，术前可安装临时心脏起搏器，以保障手术安全顺利进行。

（6）**呼吸系统疾病**　文献报告老龄患者术后肺部并发症占全部手术并发症的40%，占术后死亡率的20%。因此，术前应评估患者的呼吸系统功能状态；围手术期监测肺功能，减少术后平卧，定时拍背。

（7）**糖尿病及并发症**　控制血糖。

（8）**术后下肢血栓形成**　术前后穿戴、适应下肢弹力袜。

病例9

男性，74岁。左膝疼痛、活动不便6年，下蹲时疼痛明显。查体：左侧膝关节屈曲腘窝夹角<90°。研磨试验（+）。双下肢活动正常、肌力、肌张力均正常。

术前X线平片（双下肢正位+左膝关节正侧位）示左侧膝关节关节间隙变窄，股骨远端内外髁、髌骨、胫骨平台骨皮质边缘不光滑，局部骨质增生变尖或唇样改变，骨密度增高（图4.3.21）。术前CT示双侧侧脑室体旁散在小的缺血灶，双侧侧脑室后角旁云雾样低密度影，脑室略增宽（图4.3.22）。诊断：①多发性腔隙性脑梗死；②大脑白质脱髓鞘改变。

术后DR图示左膝关节置换后假体与股骨远端、胫骨平台吻合良好（图4.3.23）。在重症监护病房（ICU）监护12h，家属发现患者左侧肢体不能活动。查体：左侧肢体肌张力降低，肢体无自主活动。左侧上下肢坠落试验阳性。疼痛试验：肢体不能回缩，无躲避反应。左侧巴宾斯基征（+）。

在ICU初次查头颅CT示右侧基底节区大片低密度影，内囊前后肢均显示不清（图4.3.24）。24h后复查头颅CT示右侧基底节区仍见大片低密度影，内囊前后肢均显示不清（图4.3.25）。

诊断：左膝关节置换术后致右侧基底节区缺血性脑卒中。

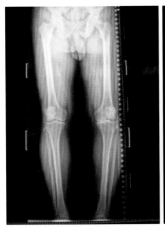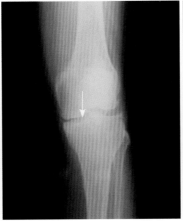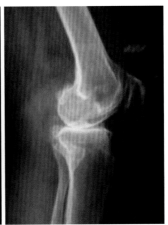

图4.3.21　术前CR图示左侧膝关节关节间隙变窄，股骨远端内外髁、髌骨、胫骨平台骨皮质边缘不光滑

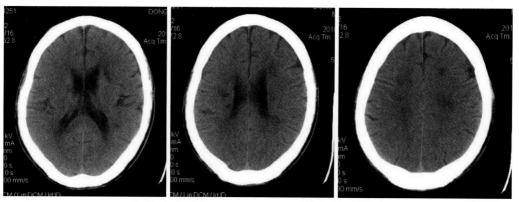

图 4.3.22　CT 图示双侧侧脑室体旁散在小的缺血灶，双侧侧脑室后角旁云雾样低密度影

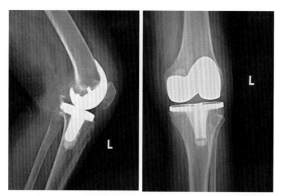

图 4.3.23　术后 DR 图示假体与股骨远端、胫骨平台吻合良好

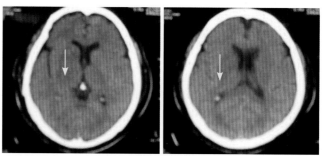

图 4.3.24　术后首次头颅 CT 图示右侧基底节区大片低密度影，内囊前后肢均显示不清

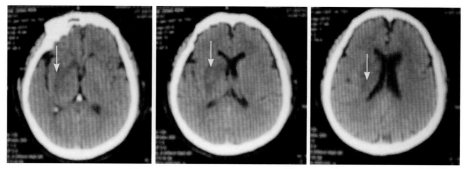

图 4.3.25　术后 24h 复查 CT 图示右侧基底节区大片低密度影，内囊前后肢均显示不清，右侧侧脑室前后角受压变形

病例 10

女性，69 岁。双膝关节肿痛，行走、下蹲困难，以左膝疼痛为著，前症加重 3d。糖尿病 15 年，近期血糖控制尚好。查体：左膝肿胀，浮髌试验（＋），屈膝、伸直活动受限明显。

术前 DR 示左膝关节面边缘变尖，呈唇样改变，髁间嵴骨质增生，髌骨上下缘变尖；股骨外缘及髌骨骨皮质欠连续，似见线样透光影，关节内缘间隙变窄；关节面下骨密度增高；髌

骨上缘软组织肿胀（图 4.3.26）。

术前头颅 CT 可见双侧侧脑室旁、半卵圆中心多发斑点状、片状低密度影，边界部分清楚；双侧基底节区可见多发斑点状低密度影，边界清楚；双侧侧脑室、第三脑室轻度对称性扩大，中线结构居中；脑沟扩大，脑池增宽（图 4.3.27）。

术前 MRI：左膝关节髌骨及股骨关节面下可见斑片状异常信号，边缘模糊，T1WI 呈低信号，PDWI/STIR 呈高信号，关节面下软骨局部

变薄；膝关节周围见结节状游离体影；膝关节骨缘、胫骨髁间嵴及髌骨上缘骨质增生；前、后交叉韧带及内侧副韧带连续存在，其内可见点状高信号；内侧半月板前角变薄，后角内见斑点状稍高信号，外侧半月板缺如；髌上囊、关节腔可见少许积液征象；髌下脂肪垫内可见片絮状异常信号，边缘模糊，T1WI呈低信号，

PDWI/STIR呈高信号（图4.3.28，图4.3.29）。

诊断：①左膝关节退行性骨关节病并髌骨及股骨关节面下水肿、囊变；②前、后交叉韧带及内侧副韧带损伤；③内侧半月板前角变薄，后角变性；④髌上囊、关节腔积液。

行左膝关节置换术，术中DR显示关节位置尚好（图4.3.30）。术后麻醉复苏阶段一直意

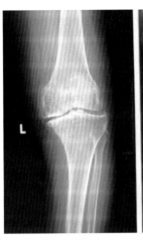
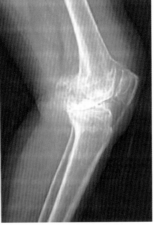

图4.3.26　术前DR图示左膝关节面边缘变尖，呈唇样改变，关节内缘间隙变窄

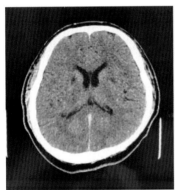
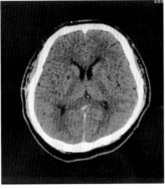
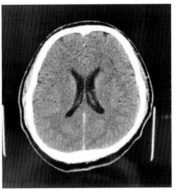

图4.3.27　术前头颅CT图示双侧侧脑室旁、半卵圆中心多发斑点状、片状低密度影，边界部分清楚，双侧基底节区可见多发斑点状低密度影，边界清楚

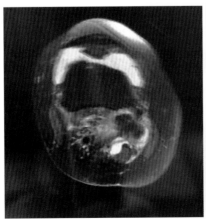
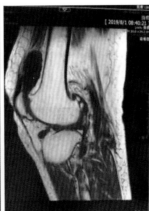
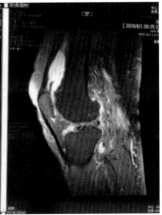

图4.3.28　术前MRI图示左膝关节髌骨及股骨关节面下可见斑片状异常信号，边缘模糊，关节面下软骨局部变薄；膝关节周围见结节状游离体影

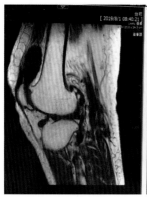
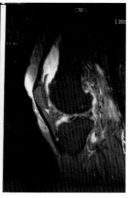

图 4.3.29　术前 MRI 图示膝关节骨缘、胫骨髁间嵴及髌骨上缘骨质增生；前、后交叉韧带及内侧副韧带连续存在，其内可见点状高信号；内侧半月板前角变薄，后角内见斑点状稍高信号，外侧半月板缺如

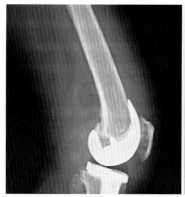
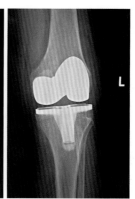

图 4.3.30　术后 DR 图示股骨远端、胫骨平台相互吻合面及术中被动屈曲活动尚好

识不清，急诊行头颅 CT 检查。CT 示双侧大脑半球不对称，右侧大脑半球及左侧基底节区可见片状低密度影及斑点状更低密度影，边界不清，右侧侧脑室受压变小，中线向左偏移约 1.2cm，幕上脑室系统轻度扩大；脑沟、脑池蛛网膜下腔稍增宽，其内可见少量高密度影填充；双侧脑沟、脑回变小、模糊，双侧侧脑室旁脑白质密度降低，呈片状模糊影（图 4.3.31）。术后复查头颅 CT 示与术后首次 CT 比较双侧大脑半球不对称，右侧大脑半球的低密度影范围增大，边界不清；右侧侧脑室受压变小，中线向左偏移也增大；双侧脑沟、脑回变小、模糊，双侧侧脑室旁脑白质密度降低，呈片状模糊影（图 4.3.32）。

　　术后 MRI+MRA+DWI 检查：可见双侧大脑半球不对称，右侧大脑半球及左侧基底节区仍见大片状信号异常，边界清，信号不均匀，右侧侧脑室受压消失，中线向左偏移范围较前增大（>1.5cm），幕上左侧脑室后角轻度扩大，右侧大

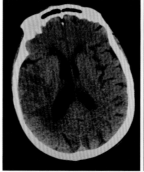
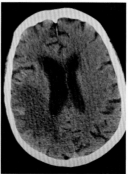

图 4.3.31　术后首次头颅 CT 图示双侧大脑半球不对称，右侧大脑半球可见大片状低密度影及斑点状更低密度影，边界不清，中线结构轻度移位

脑半球大片信号异常，较 CT 显示范围大；DWI 显示新鲜病灶；MRA 可见颅底动脉环不完整，右侧大脑前动脉、大脑中动脉、后交通动脉未显示，右侧颈内动脉及大脑后动脉显示模糊，部分未显示，左侧大脑中动脉、颈内动脉、大脑前动脉及大脑后动脉及其分支走行僵直，可见局灶性狭窄及窄后扩张（图 4.3.33，图 4.3.34）。

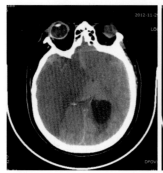
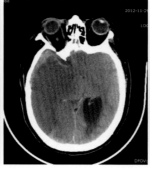
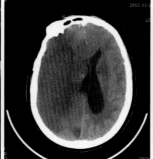
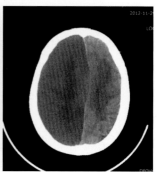

图 4.3.32　术后复查头颅 CT 图示双侧大脑半球不对称，右侧大脑半球仍见大片状低密度影，边界不清，右侧侧脑室受压消失，中线向左偏移范围较前增大

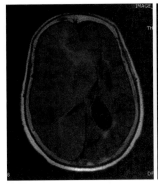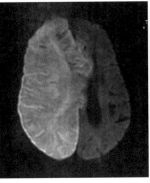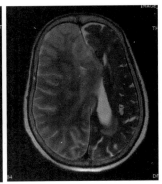

图 4.3.33 复查头颅 MRI 图示双侧大脑半球不对称，右侧大脑半球及左侧基底节区仍见大片状信号异常，边界清，信号不均；右侧侧脑室受压消失，中线向左偏移范围较前增大，幕上左侧脑室后角轻度扩大

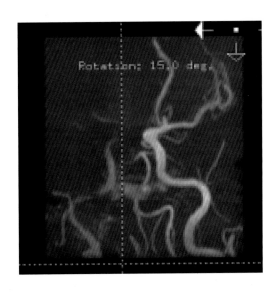

图 4.3.34 MRA 图示颅底动脉环不完整，左侧大脑中动脉、颈内动脉、大脑前动脉及大脑后动脉及其分支走行僵直，可见局灶性狭窄及窄后扩张

（二）膝关节置换术后不良事件

病例 11

男性，44 岁。右膝关节假体置入术后 11 年，出现持续性疼痛，活动障碍。X 线平片可见置入假体与周围骨间隙增宽（图 4.3.35，图 4.3.36）。一期手术后 6 个月，进行二期修复手术（图 4.3.37），术后临床症状消失。

病例 12

男性，56 岁。左膝关节假体置入术后 3 年，一次活动中突然疼痛难忍，随后活动受限。进行左膝关节假体置入术后修复术（图 4.3.38）。

四、滑膜囊肿

滑膜囊肿，是指附着于关节囊、腱鞘或滑液囊的局限性囊性包块。最常见于 51~60 岁，儿童罕见。病因不明，可能与关节的创伤、退行性病变有关。

病例 13

男性，9 岁。膝关节疼痛。MRI 示关节屈侧腘窝内有一长 T1、长 T2 贝壳状囊肿影，同时发现滑膜囊与关节腔内有 T2 高信号管道影（图 4.3.39）。诊断：膝关节腔内滑膜囊肿。

（感谢江西省景德镇市第五医院影像科胡俊华副主任医师提供病例）

五、右膝胫骨结节轻度水肿

病例 14

男性，13 岁。右胫骨粗隆疼痛 2 年，活动后明显。MRI 示右膝诸骨骨骺未见异常，生长板未见明显分离；胫骨结节局部可见絮状异常信号，边缘模糊，T1WI 呈低信号，PDWI/STIR 呈稍高信号；髌上囊可见少许积液征象（图

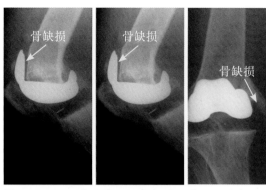

图 4.3.35　X 线平片示假体与周围骨间隙增宽

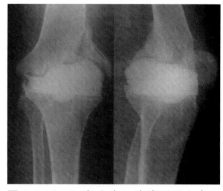

图 4.3.36　X 线平片示关节间隙变宽处骨水泥填充

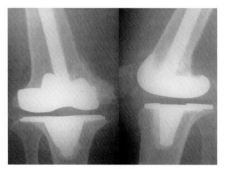

图 4.3.37　X 线平片示二期修复手术

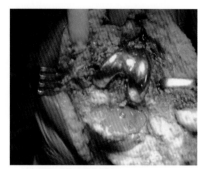

图 4.3.38　左膝关节置入重修术中所见置入假体断裂

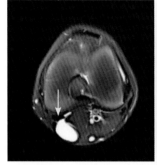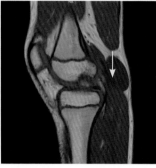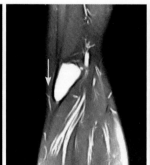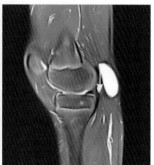

图 4.3.39　MRI 图示关节腔外可见长 T1、长 T2 信号的贝壳状囊肿影，滑膜囊与关节腔内外间隙有细线状 T2WI/PDWI 高信号管道影

4.3.40，图 4.3.41）。

诊断：①右膝胫骨结节轻度水肿；②右侧腓肠肌内侧头滑膜囊肿。

六、青少年运动损伤

病例 15

男性，16 岁。在足球赛中摔倒致左膝关节疼痛、活动受限 5 周，制动休息后未缓解。MRI 示左膝关节组列可，关节间隙正常，关节面光滑，关节腔内未见积液信号；内侧半月板后角见条状稍长 T2 高信号影，达关节面缘（图 4.3.42）。前交叉韧带胫骨附着处及内侧副韧带走行区可见 T2WI 高信号（图 4.3.43）。

诊断：①左膝内侧半月板后角损伤（Ⅱ ~ Ⅲ级撕裂）；②左膝前交叉韧带、内侧副韧带损伤。

七、幼年特发性关节炎

幼年特发性关节炎（JIA），是指 16 岁以前发病，持续 6 周以上，无明确病因，累及多系统的慢性炎症性疾病，是儿童期常见的自发炎症性骨骼肌肉系统疾病。膝关节、髋关节、

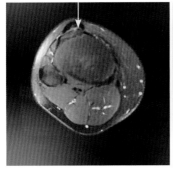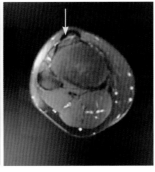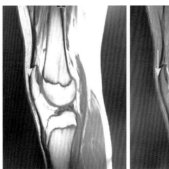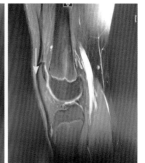

图 4.3.40 MRI 图示胫骨结节局部可见小片絮状异常信号，T1WI 呈低信号，PDWI/STIR 呈稍高信号

图 4.3.41 MRI 图示胫骨结节局部可见絮状异常信号，边缘模糊

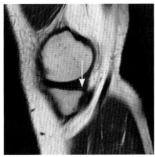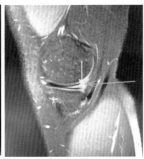

图 4.3.42 MRI 图示内侧半月板后角见条状稍长 T2 高信号影，达关节面

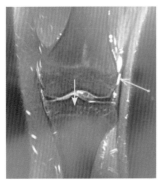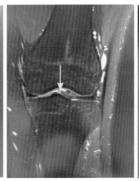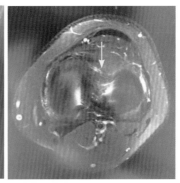

图 4.3.43 MRI 图示前交叉韧带胫骨附着处及内侧副韧带走行区可见 T2WI 高信号

腕关节、踝关节、颞下颌关节都可受累，膝关节最常见。病理：关节受累表现为滑膜增生伴炎症细胞浸润，继而滑膜渗出增多、血管翳形成。滑膜持续炎症可导致关节软骨和骨受损，最终引起关节破坏和功能丧失。

MRI 检查：JIA 是最常见的儿童关节炎症，致残率高且缺乏特效治疗，MRI 无电离辐射，软组织分辨率高，能够全面评估关节损伤。对滑膜增生和幼稚软骨受损敏感，增强后滑膜强化明显。因此可观察：

（1）**滑膜增生** 膝关节滑膜增生。T1WI呈低或等信号，T2WI/PDWI为高信号，很难与关节积液区分。PDWI 增强炎性滑膜明显强化，髌上囊滑膜受累明显。

（2）**关节积液** 关节腔内 T1WI 呈低信号，T2WI/PDWI 为高信号，增强扫描早期无强化。髌上囊受累。有的患者仅有膝关节积液。

（3）**骨髓水肿** 松质骨内 T1WI 呈稍低信号，T2WI/PDWI 呈高信号，病变边界模糊。

（4）**软骨损伤** 关节软骨变薄，边缘不光滑或中断。

（5）**骨侵蚀** 在反复发作的慢性病例可出现骨侵蚀征象。

病例 16

男性，9 岁。反复发作右膝关节疼痛 1 年，剧烈活动时明显。查体：右膝关节略肿胀，功能活动无明显障碍。

MRI 示右膝关节股骨髁远端及胫骨近端滑膜、软骨增厚水肿，厚度约为 7mm，关节间隙如常；右股骨外髁、胫骨平台骨骺内可见斑片状 T1WI 低信号、T2WI/PDWI 高信号（图 4.3.44，图 4.3.45）；关节面光滑，内外半月板未见异常信号；前、后交叉韧带结构完整、连续，关节腔未见异常，周围肌肉软组织未见异常。

诊断：①滑膜炎；②右膝关节股骨外髁、胫骨平台骨骺内骨髓水肿。

病例 17

男性，30 岁。患者于 14 岁时确诊垂体瘤。放疗后 1 年，垂体瘤复发，行手术切除。术后逐渐出现双侧视野、视力减退，双下肢肿胀，

步态不稳，曾有右膝关节外伤骨折一次。

实验室检查：①血常规，白细胞计数升高，中性粒细胞百分比为 53%。②尿常规，隐血(++)。③肝功，谷草转氨酶、谷丙转氨酶、胆碱酯酶升高。④肾功，尿酸升高。⑤凝血功能正常。⑥总胆固醇、甘油三酯、低密度脂蛋白升高，高密度脂蛋白减少。⑦电解质检查，氯离子、钠离子升高。

DR 示双侧髋臼前柱可见骨皮质变薄，骨小梁稀疏，骨密度降低，骨内低密度囊性变；右足第 2~4 跖骨基底部低密度囊性灶（图 4.3.46，图 4.3.47）。头颅 CT 示蝶鞍区未见明确占位性病变，脑干、脑桥、双侧大脑脚、丘脑、基底节区可见对称性、多发斑片状钙化（图 4.3.48，图 4.3.49）。双侧侧脑室前角旁可见小片状低密度影，边缘模糊。MRI 示右髌骨局部骨皮质毛糙、不连续，周边有斑片状异常信号，T1WI 呈低信号，STIR/PDWI 呈稍高信号，边缘模糊；右股

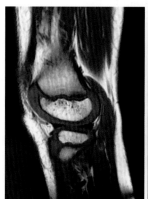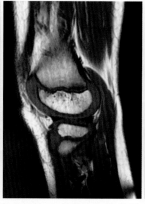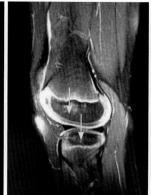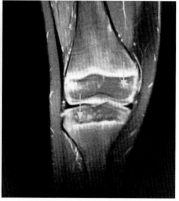

图 4.3.44 MRI 图示股骨髁及胫骨近端滑膜、软骨增厚水肿；右股骨外髁、胫骨平台骨骺内可见斑片状长 T1、长 T2 信号（T1WI 低信号、T2WI/PDWI 呈高信号）

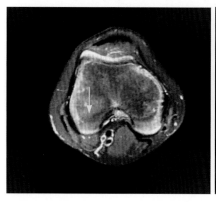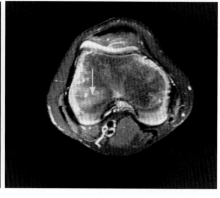

图 4.3.45 MRI 图示胫骨平台骨骺内可见斑片状 T2WI/PDWI 高信号

骨远端及胫骨近端，髓腔内斑片状异常信号，T1WI呈中间等、周边低信号环绕，STIR/PDWI呈低信号；右膝滑囊内见絮状、结节状异常信号，STIR/PDWI呈低信号（图4.3.50，图4.3.51）。

诊断：①右髌骨陈旧性骨折伴骨髓轻度水肿；②右股骨远端及胫骨近端骨髓水肿并多发性骨梗死；③前交叉韧带损伤（I°）；④关节周围滑膜炎、滑膜增生，髌上囊及关节腔少量积液；⑤股外侧肌及右膝局部软组织肿胀。

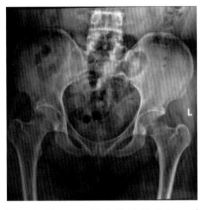

图4.3.46 DR图示骨结构完整，骨皮质变薄，骨密度降低，骨小梁稀疏

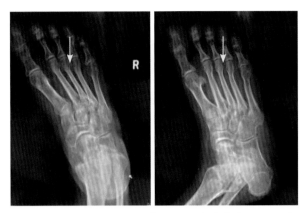

图4.3.47 DR图示右足第2~4跖骨基底部可见低密度囊性灶，边缘清楚，密度均匀

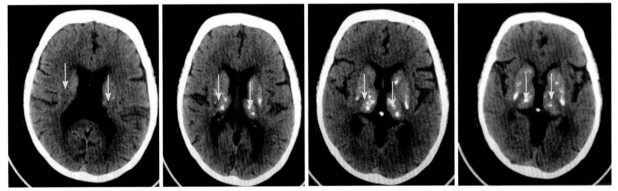

图4.3.48 CT图示丘脑、基底节区可见对称性、多发斑片状钙化；双侧侧脑室前角旁可见小片状低密度影，边缘模糊

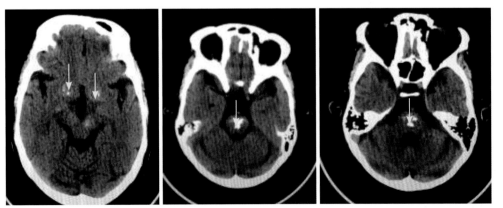

图4.3.49 CT图示蝶鞍区未见占位性病变，脑干、脑桥、双侧大脑脚、丘脑多发斑片状钙化

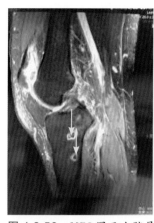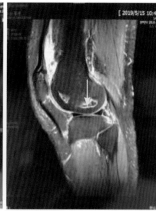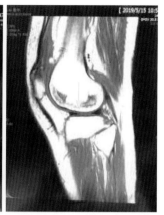

图 4.3.50 MRI 图示右髌骨局部骨皮质毛糙，周边有斑片状异常信号，边缘模糊；右股骨远端及胫骨近端髓腔内斑片状异常信号；右膝滑囊内见絮状、结节状异常信号

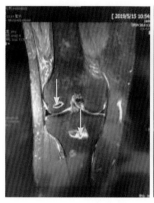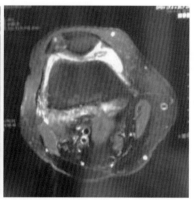

图 4.3.51 MRI 图示前交叉韧带连续，内见絮状异常信号；股外侧肌及右膝局部脂肪层见少许絮状异常信号

第 4 节 足踝关节退行性变

DR 可见正常跖趾关节双侧跖骨对称，关节间隙等距，骨密度正常（图 4.4.1）。

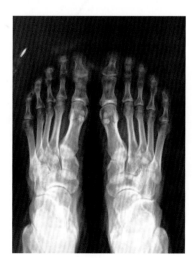

图 4.4.1 正常跖趾关节 DR 图

病例 1

女性，64 岁。右踇趾隐痛、弹响 5 年。尿酸检查正常。DR 示第一跖趾关节呈踇趾外翻畸形、成角，跖趾关节间隙变窄（图 4.4.2）。诊断：第一跖趾关节退行性改变。

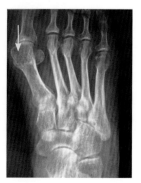

图 4.4.2 DR 图示踇趾外翻畸形、成角

病例 2

男性，67 岁。因出血性脑卒中后遗症、左侧肢体偏瘫，长期卧床（5 年）。左足趾屈曲畸形。DR 示左侧足趾及爪粗隆内屈，足部骨皮质变薄，骨密度降低，骨小梁稀疏（图 4.4.3）。

诊断：出血性脑卒中后遗症、偏瘫、足失用性骨质疏松症（神经营养不良性改变）。

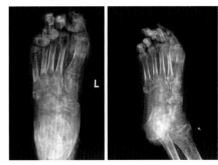

图 4.4.3　DR 图示左侧足趾及爪粗隆内屈，足部骨皮质变薄，骨密度降低

第 5 节　痛风性关节炎

痛风性关节炎是指体内嘌呤代谢紊乱，尿酸盐结晶沉积于关节囊、滑囊、软骨、骨质等处引起病理损害和无菌性炎症。发病年龄 > 40 岁，男性多于女性，根据最新数据，男女发病比是 20∶1。实验室检查：尿酸升高（男性 > 416μmol/L，女性 > 357μmol/L）。临床表现：受累关节不适、疼痛，首次急性发作第一跖趾关节皮肤充血水肿、活动受限；全身关节均可累及，脊柱痛风结节多见腰椎小关节突骨质破坏伴痛风小结节沉积。

病例 1

女性，24 岁。右足第一跖趾关节隐痛 2 周，红、肿、热、痛 3d，加重半天。产后为催乳经常进食煮黄豆、炖猪蹄或炖鸡。查体：右足第一跖趾关节周围软组织肿胀，皮肤充血，跖趾关节轻度成角外突。

右足平片示右足第一跖趾关节周围软组织肿胀；跖趾关节骨质疏松，关节面模糊，见斑点状及小囊状密度降低骨质破坏区；关节间隙狭窄。

诊断：急性痛风性关节炎。

病例 2

男性，59 岁。（急性关节炎期）高尿酸血症。

X 线平片示右手指间关节周围软组织肿胀；关节邻近骨质疏松，关节面模糊，见斑点状及

小囊状密度降低骨质破坏区；关节间隙狭窄；以食指近侧指间关节明显，呈半脱位状；各腕骨骨质疏松，边缘不清，见斑点状及小囊状密度降低骨质破坏区（图 4.5.1）。右足平片可见右足趾间关节周围软组织肿胀；关节邻近骨质疏松，关节面模糊，见斑点状及小囊状密度降低骨质破坏区；关节间隙狭窄；以第一跖趾关节为著，呈半脱位状；见斑点状及小囊状密度降低骨质破坏区（图 4.5.2）。

诊断：痛风性关节炎。

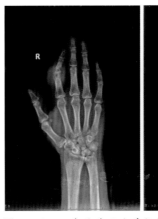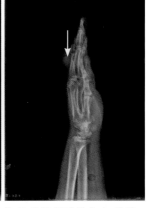

图 4.5.1　X 线平片示右手指间关节周围软组织肿胀；关节邻近骨质疏松，见斑点状及小囊状密度降低骨质破坏区；各腕骨骨质疏松，见斑点状及小囊状密度降低骨质破坏区

病例 3

男性，43 岁。左足第一跖趾关节肿痛，行走疼痛加剧 1d。血尿酸 670μmol/L。DR 示左

足第一跖趾关节肿胀，边缘骨皮质断裂，内有低密度影骨破坏区（图4.5.3）。诊断：左足第一跖趾关节急性痛风性关节炎。

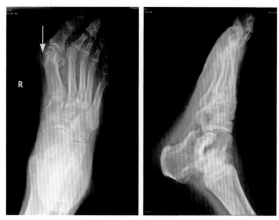

图4.5.2　X线平片示右足趾间关节周围软组织肿胀；关节邻近骨质疏松，见斑点状及小囊状密度降低骨质破坏区；关节间隙狭窄；以第一跖趾关节为著，呈半脱位状

病例4

男性，49岁。反复发作性双足第一跖趾关节红、肿、热、痛10余年（图4.5.4）。尿酸持续增高。诊断：痛风性关节炎伴急性发作。

DR示左足第一跖趾关节软组织肿胀，第一跖趾关节、左跟骨骨皮质断裂，内可见溶骨样

破坏；左跟骨后缘呈钱币状破坏，周边有骨硬化缘（图4.5.5）。

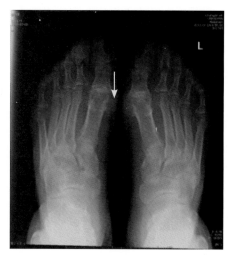

图4.5.3　DR图示左足第一跖趾关节肿胀，边缘骨皮质断裂，内有低密度影骨破坏

病例5

男性，38岁。反复右肘部疼痛3月余。尿酸476.0μmol/L。多层螺旋CT示右肘关节局部呈云雾状高密度影，呈悬垂状改变（图4.5.6）。双功能CT可见绿色痛风结石（图4.5.7）。

诊断：右肘关节痛风结石沉着。

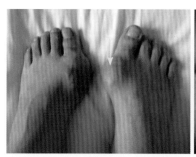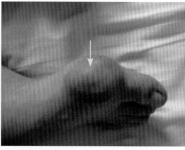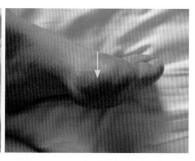

图4.5.4　反复发作性双足第一跖趾关节红、肿、热、痛表现

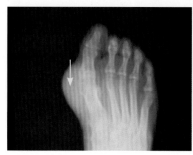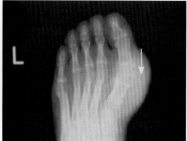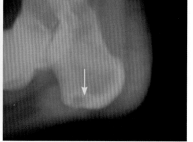

图4.5.5　DR图示左足第一跖趾关节软组织肿胀，第一跖趾关节、左跟骨骨皮质断裂，内可见溶骨样破坏

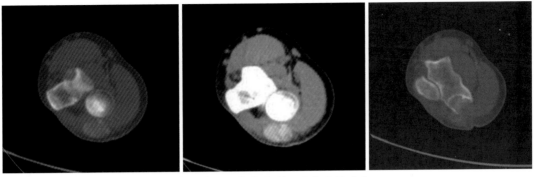

图 4.5.6　CT 图示右肘关节局部有云雾状稍高密度影，呈悬垂状改变

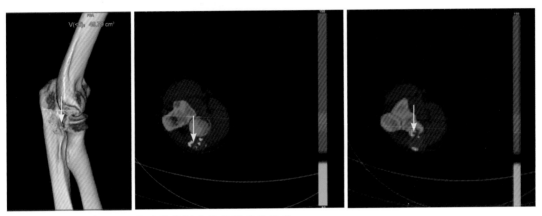

图 4.5.7　双功能 CT 示右肘关节侧后绿色的痛风结石

病例 6

　　男性，36 岁。腰部隐痛多年，聚餐后前症加重，活动受限。尿酸 487.0 μmol/L。

　　多层螺旋 CT 示 L_3 水平双侧椎小关节间隙变窄，关节面毛糙，见骨质破坏区，周围软组织内见云雾状高密度影（图 4.5.8）。MRI 示 L_3 双侧附件区骨质结构紊乱，可见片状长 T1、长 T2 信号，同水平椎管内背侧硬膜外见局限片状稍短 T1、长 T2 信号（图 4.5.9）。双功能 CT 示绿色的痛风结石（图 4.5.10）。诊断：脊柱（L_3 水平双侧椎小关节及 L_4 棘突、右侧椎小关节）痛风。

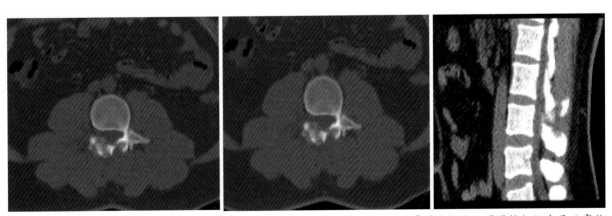

图 4.5.8　多层螺旋 CT 示 L_3 水平双侧椎小关节间隙变窄，关节面毛糙，见骨质破坏区，周围软组织内见云雾状高密度影

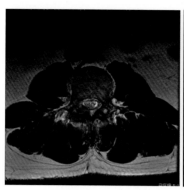
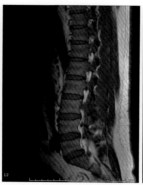
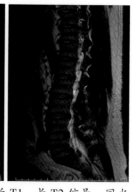
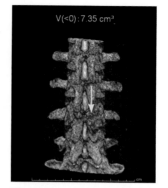

图 4.5.9　MRI 示 L$_3$ 双侧附件区骨质结构紊乱，可见片状长 T1、长 T2 信号，同水平椎管内背侧硬膜外见局限片状稍短 T1、长 T2 信号

图 4.5.10　双功能 CT 示绿色的痛风结石

第 6 节　色素沉着绒毛结节性滑膜炎

色素沉着绒毛结节性滑膜炎，以滑膜增生、棕黄色绒毛结节突出及含铁血黄素沉着为特点，是一种起源于腱鞘和关节滑膜的良性肿瘤。

1. 病　因

目前病因尚不明确。可能与炎症反应、创伤、脂质代谢紊乱或遗传因素等有关。

2. 病理改变

肉眼所见：关节腱鞘的滑囊、滑膜增厚，呈葡萄状。有黄棕色绒毛结节形成，绒毛结节大小不等。关节边缘、软骨下晚期可见广泛纤维化，滑膜结节可压迫、侵蚀相邻骨质，形成大小不等的囊状骨破坏区。镜检：绒毛或结节内可见滑膜内皮细胞增生，同时伴有胶原、玻璃样变，还可见胆固醇结晶及泡沫细胞，巨噬细胞内含有大量含铁血黄素。

3. 临床表现

多见于青壮年（20~40 岁），好发于膝、髋、踝、肩、肘等大关节。病程长，发展缓慢，呈间歇性进行性发展。主要表现为关节肿痛、僵硬或关节周围痛性肿块，关节腔积液或关节软骨或骨破坏时可造成关节活动障碍、交锁或屈曲强直，部分肿块还可引起神经卡压症状。

4. 实验室检查

· 关节液呈褐黄色或血性浆液，镜检有大量胆固醇结晶。

· 合并感染时，周围血象白细胞和中性粒细胞增高。

5. 影像学特点

（1）X 线检查　病变早期可表现为正常，随着病情进展表现为关节囊肿胀，关节周围软组织肿块，肿块内无明显钙化或骨化，邻近骨质侵蚀，侵蚀边缘可有硬化缘，关节间隙正常，无明显骨质疏松。

（2）CT　关节滑膜弥漫性或结节状增厚，关节周围软组织肿块形成，密度可不均匀，无钙化或骨化，增强扫描呈明显强化。关节腔积液，其密度较一般关节腔积液高。相较于 X 线平片，CT 可更清楚地显示局部骨质受压、侵蚀的部位及形态。

（3）MRI　病变信号表现主要取决于其内含铁血黄素、液体、脂质及细胞等成分及其比例。含铁血黄素表现为 T1WI、T2WI 低信号，磁敏感加权成像（SWI）可表现为特征性的显著低信号，且由于磁敏感相位伪影可致病灶低信号范围被放大而在周围形成"晕影"；脂质或脂肪表现为 T1WI、T2WI 高信号；细胞相对密集的区域表现为 T1WI 等或稍低信号，T2WI 呈等或高信号。增强扫描一般呈明显不均匀强化，含铁血黄素聚集区域一般强化较弱或无强化，周边则呈明显强化。由于 MRI 软组织分辨力高，除清楚显示病变一般形态学特点之外，还可发现关节骨、软骨的侵蚀，表现为关节骨或软骨下斑片状水肿信号，T1WI低信号，T2WI高信号。

（4）**超声** 关节腔积液，关节滑膜呈绒毛状或结节增厚并突入关节腔，回声多不均匀，以等至低回声为主，增生的滑膜组织内可见丰富的血流信号。

6. 诊断与鉴别诊断

（1）**诊断要点** 青壮年，反复发作性关节肿胀、疼痛或轻压痛，功能活动障碍。X线平片、CT有骨破坏，软组织肿胀。关节腔穿刺呈棕褐色或浆液血性，检出胆固醇结晶即可确诊。

（2）**鉴别诊断** ①骨关节结核：临床常有低热、盗汗等结核一般表现。影像学表现为溶骨样、虫蚀样骨质破坏，骨质疏松，关节间隙狭窄，关节周围常有冷脓肿形成。PPD试验(+++)。结核T细胞抗体阳性（IgM、IgG）。②滑膜软骨瘤病：关节周围多发结节状骨性游离体，滑膜增厚不如本病明显，MRI表现无含铁血黄素沉着所致的特征性低信号改变。③血友病性关节炎：第Ⅷ因子缺乏，自幼反复皮肤、黏膜出血，发作性关节肿痛，关节假瘤畸形等。④滑膜肉瘤：关节肿痛，活动障碍。X线平片及CT显示软组织肿胀，内有不规则的钙化影及骨破坏。

病例 1

女性，52岁。右膝反复肿痛，活动不利3余年。

X线平片示右股骨外侧髁骨质内多发斑片状低密度影，边界清楚，周围骨质轻度硬化，髌上囊肿胀、密度增高（图4.6.1）。MRI平扫示膝关节腔积液，关节滑膜增厚，部分呈绒毛状突起或结节状改变，T1WI、T2WI均呈低信号；股骨外侧髁后上缘结节信号不均，内可见斑片状短T1、长T2信号，邻近骨质呈侵蚀性改变，边缘毛糙（图4.6.2）。

病理所见滑膜组织绒毛状增生，表面滑膜细胞退变，间质滑膜细胞结节状、弥漫性增生，少量多核巨细胞，其中见含铁血黄素沉着伴淋巴细胞浸润（图4.6.3）。

诊断：色素沉着绒毛结节性滑膜炎。

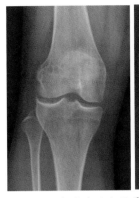
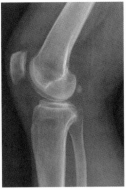

图4.6.1 X线平片示右股骨外侧髁骨质内见多发斑片状低密度影，边界清楚，周围骨质轻度硬化，髌上囊肿胀、密度增高

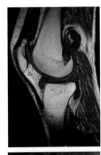
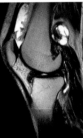
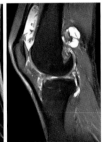
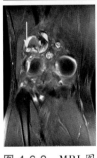
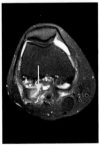

图4.6.2 MRI图示膝关节腔积液，关节滑膜增厚，部分呈绒毛状突起或结节状改变；股骨外侧髁后上缘结节信号不均，邻近骨质呈侵蚀性改变

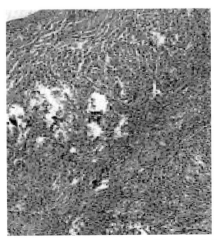

图4.6.3 病理镜检（×200）：滑膜组织绒毛状增生，表面滑膜细胞退变，间质滑膜细胞结节状、弥漫性增生，少量多核巨细胞，其中见含铁血黄素沉着伴淋巴细胞浸润

病例2

女性，33岁，左膝关节肿痛7年，加重4年。

MRI平扫示膝关节滑膜呈广泛不规则增厚，膝关节后方见多发大小不等的团状软组织信号影，边界不清，其内信号混杂，以长T1、短T2信号为主，胫骨平台局部骨质侵蚀。同层面T2WI、PDWI和SWI横断位图像示增生的关节滑膜及关节周围软组织肿块由于含铁血黄素沉着而表现为特征性的显著低信号，且由于磁敏感相位伪影可致病灶低信号范围被放大而在周围形成"晕影"，使其低信号范围较常规成像更大（图4.6.4，图4.6.5）

诊断：色素沉着绒毛结节性滑膜炎。

病例3

男性，33岁，右踝部肿痛5年。

MRI平扫示跟距关节后缘滑膜增厚，形态不规则，呈分叶状改变，其内信号混杂，内可见多发结节状、斑片状及条索状长T1、短T2信号；关节腔积液，邻近骨质边缘毛糙，骨质内见囊状及斑片状长T1、长T2信号，边界不清（图4.6.6，图4.6.7）。

术后病理：滑膜细胞增生，内散在多核巨细胞及泡沫细胞，有含铁血黄素沉着（图4.6.8）。

诊断：色素沉着绒毛结节性滑膜炎。

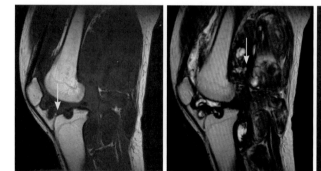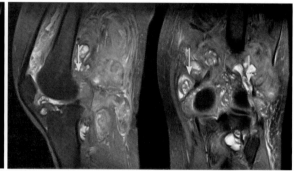

图4.6.4 MRI图示膝关节滑膜呈广泛不规则增厚，膝关节后方见多发大小不等的团状软组织信号影，边界不清，胫骨平台局部骨质侵蚀

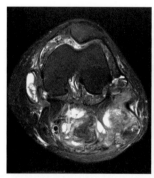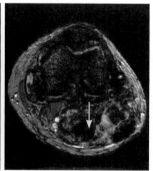

图4.6.5 MRI横断位图像同层面T2WI、PDWI和SWI示增生的关节滑膜及关节周围软组织肿块表现为特征性的显著低信号，且在周围形成"晕影"

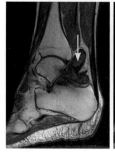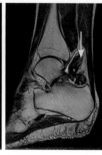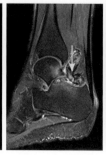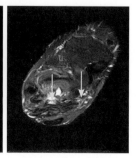

图4.6.6 MRI图示跟距关节后缘滑膜增厚，形态不规则，呈分叶状改变，关节腔积液，邻近骨质边缘毛糙

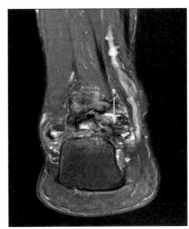

图 4.6.7　MRI 图示跟距关节后缘滑膜增厚，形态不规则

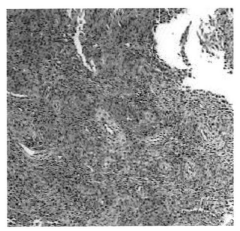

图 4.6.8　病理镜下（×200）：滑膜细胞增生，内散在多核巨细胞及泡沫细胞，有含铁血黄素沉着

拓展阅读

[1] 林果为，王吉耀，葛均波 . 实用内科学（第 15 版）[M]. 北京：人民卫生出版社，2017：1356.

[2] 刘彤华 . 诊断病理学（第 3 版）[M]. 北京：人民卫生出版社，2013：203-204.

[3] 张学军 . 皮肤性病学 [M]. 北京：人民卫生出版社，2013：18-211.

[4] 张龙江，卢光明 . 全身 CT 血管成像诊断学 [M]. 北京：人民军医出版社，2015.

[5] 白人驹，张雪林 . 医学影像诊断学（第三版）[M]. 北京：人民卫生出版社，2014：601-602.

[6] 胡亚美，江载芳，诸福棠 . 实用儿科学 .8 版 [M]. 北京：人民卫生出版社，2012.

[7] 葛均波，徐永健 . 内科学（第 8 版）[M]. 北京：人民卫生出版社 ,2013：653.

[8] 冯丰垄，陈友兰，方维，等 . 滑膜软骨瘤病的影像学表现和病理对照研究 [J]. 西南军医，2012，14（2）:2.

[9] 闫如虎，陈大庆，王前程，等 . 滑膜骨软骨瘤病的影像诊断 [J]. 中国 CT 和 MRI 杂志，2010（4）:4.

[10] 吴升华 . 朗格汉斯细胞组织细胞增生症评估与治疗指南介绍 [J]. 中华放射学杂志，2012，50（2）:155-157.

[11] 邵剑波，李欣 . 儿童朗格汉斯细胞组织细胞增生症的 CT 与 MRI 诊断 [J]. 中华放射学杂志，2016，50（4）:316-319.

[12] 刘慧，刘智俊，龙学颖，等 . 儿童朗格汉斯细胞组织细胞增生症肝脏受累的 CT 与 MRI 表现 [J]. 临床放射学杂志，2013，32（9）：1315-1319.

[13] 丁建平，姚婉贞 . 健康马拉松，影像需先行 [J]. 中华放射学杂志，2019，53（10）：801-803.

[14] 张惠娴，丁宜，梅婷婷，等 . 骨肿瘤分子病理诊断进展及 2020 版 WHO 分类变化 [J]. 中华病理学杂志，2020,49（12）：1222-1228.

[15] 孟峻菲 . 2020 年 WHO 骨肿瘤分类及其中部分少见病种示例与解析 [J]. 影像诊断与介入放射学，2020，29（5）：390-393.

[16] 【标准·方案·指南】儿童体格发育评估与管理临床实践专家共识 [J]. 中华儿科杂志 ,2021,59（3）：169-174.

[17] 李浩，张自明 . 股骨头骺滑脱的诊断与治疗相关研究进展 [J]. 中华小儿外科杂志 ,2018,39（11）：872-875 .

[18] 佟安妮，张军卫 . 儿童创伤性脊髓损伤研究进展 [J]. 中国康复理论与实践，2020, 26（4）：377-381.

[19] 刘斯润，蔡香然，邱麟 . 临床指南 . 专家共识新版（2020）WHO 骨肿瘤分类解读 [J]. 磁共振成像，2020,11（12）：1222-1228.

[20] 何斌斌，李霞，周智广 .《中国 1 型糖尿病诊治指南（2021 版）》解读 [J] . 中华糖尿病杂志，2022,14（11）：1123-1127.

[21] 中华医学会糖尿病学分会，中国医师协会内分泌代谢科医师分会，中华医学会内分泌学分会，等 . 中国 1 型糖尿病诊治指南（2021 版）[J] . 中华糖尿病杂志，2022,14(11)：1143-1250.

[22] 谢凯，孙鸿飞，林涛，等 . 影像组学中特征提取研究进展 [J]. 中国医学影像技术，2017, 33（12）:1792-1796.

[23] 陈万青，郑荣涛，张思维，等 .2013 年中国老年人群恶性肿瘤发病和死亡率分析 [J] . 中国肿瘤杂志，2017，39（2）,60-66.

[24] 周春香，孟峻菲 . 寰枢关节脱位的影像诊断 [J]. 国际医学放射学，2017,40（4）：441-449.